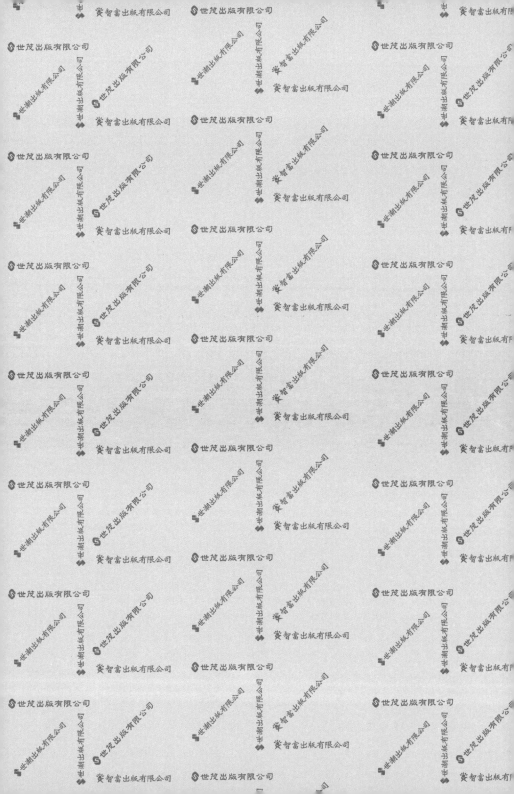

國民生活必備營養須知

營養素全書

聖德大學教授、醫學博士　中嶋洋子
醫學博士　蒲原聖可 ◎監修
林碧清 ◎譯

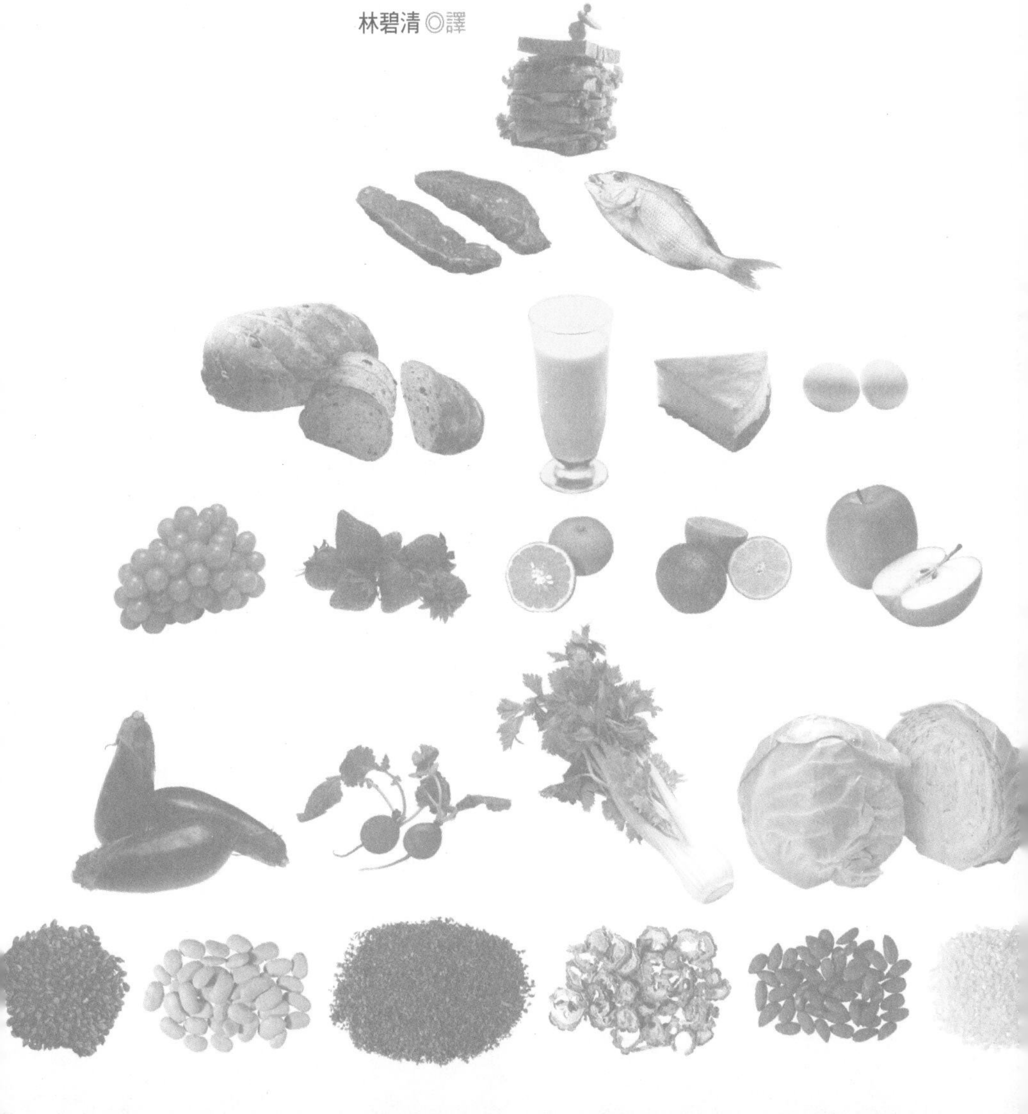

前言

爲了維持生存，我們每天都要攝取必要的營養成分。

而如何能夠有效的攝取不可或缺的營養成分，這是維持身心健康、預防疾病的重點。

由於在外用餐的機會增加，再加上偏食、利用加工食品的人口大增，使得飲食生活變得紊亂。同時，飲食生活歐美化等飲食生活的大變化，也使得近年來罹患心血管疾病、糖尿病等生活習慣病的人口激增。

現代人的飲食方式很隨興，根本無視於飲食的內容、時間及攝取量。這樣當然會造成營養過剩或不足的問題，而這也是導致身體機能不良的原因。然而很多人都沒有察覺其嚴重性，若無其事的度過每一天。

近年來也發現，蔬菜中所含的食物纖維和植物化學物質等非營養成分，與我們的健康有密切的關係。

對人體來說，具有重要作用的營養成分和非營養成分，到底是指哪些東西呢？何種成分存在於何種食品中？應該如何有效的攝取呢？

本書針對目前備受注目的諸多營養成分與非營養成分逐一簡單明瞭的解說。此外，也介紹能針對癌症、生活習慣病等慢性疾病發揮預防及治療威力的有效食品成分。

希望各位能夠將本書當成參考書籍加以活用，了解爲了維持健康而必須攝取的營養成分和非營養成分，以及必須要減少攝取量的營養成分與非營養成分，擁有健康的快樂生活。

中嶋洋子
蒲原聖可

目錄

《營養成分篇》

對身體有益的營養成分最新知識 …… 007

營養飲食生活的正確知識 …… 008

各種「營養成分」 …… 010

維他命是什麼樣的營養素？ …… 012

維他命A 014／維他命D 017／維他命E 019／維他命K 021／維他命B_1 023／維他命B_2 026／維他命B_6 028／菸鹼酸（維他命B_3）030／泛酸（維他命B_5）032／生物素（維他命B_7）033／葉酸（維他命B_9）034／維他命B_{12} 035／維他命C 037

維他命的同類・具有類似維他命作用的物質 041

維他命P（類黃酮化合物）042／維他命Q（泛醌、輔酶Q）043／維他命U 044／膽鹼 045／肌醇 046／芸香苷 045／對胺基苯甲酸（PABA）048／維他命B_{13} 049／維他命B_{15} 049／維他命B_{17} 049

礦物質是何種營養素？ …… 051

鈣 052／磷 056／鎂 058／鐵 061／鈉 064／鉀 066／氯 068／硒 069／鋅 071／碘 073／錳 075／硫磺 077／銅 078／鉻 079／鉬 080／鈷 081／氟 082／硅（矽）082／釩 082／鎳 083／鋰 083／鍺 083

醣類是何種營養素？ …… 084

葡萄糖 086／蔗糖 086／麥芽糖 086／果糖 087／乳糖 088／寡糖 089／代糖 091／脂肪、脂肪酸 094／飽和脂肪酸 096／油酸（單元不飽和脂肪酸，n-9系）098／亞油酸（多元不飽和脂肪酸，n-6系）102／γ-亞麻油酸（多元不飽和脂肪酸，n-6系）104／二十碳四烯酸（多元不飽和脂肪酸，n-6系）106／α-亞麻油酸（多元不飽和脂肪酸，n-3系）107／EPA（多元不飽和脂肪酸，n-3系）（二十碳五烯酸）110／DHA（多元不飽和脂肪酸，n-3系）（二十二碳六烯酸）113／膽固醇 116／角鯊烯 119／蛋白質 120／穀胺酸 122／色胺酸 124／天門冬胺酸 126／精胺酸 127／白胺酸 128／異白胺酸 128／賴胺酸 128／苯丙胺酸 129／胱胺酸 129／酪胺酸 129／蛋胺酸 130／蘇胺酸 130／纈胺酸 130／組胺酸 131／甘胺酸 131／瓦姆（胺基酸混合

目錄

營養液）131／膠原蛋白132／牛磺酸（2-胺基乙烷磺酸）134／酪蛋白135／CPP（酪蛋白磷酸肽）135／黑色素135／紅血球生成素136／乳酰肝褐質136／植物凝血素136／穀胱甘肽137／肉鹼137／藻胺酸137

食物纖維……138

非溶性食物纖維……140

纖維素142／半纖維素142／果膠143／木素143／葡聚糖145／藻酸145

水溶性食物纖維……146

果膠147／木聚糖148／黏蛋白149／藻酸149／墨角藻聚糖150／甘露聚糖151／甲殼質殼聚糖152／人造纖維156／硫酸軟骨素158

植物性化學物質……160

類胡蘿蔔素163／**類黃酮**……169

十字花科蔬菜中所含的植物性化學物質……176

百合科蔬菜中所含的硫磺系列的植物性化學物質……178

硫化丙烯及其化合物179／蒜素179／丙基硫磺179／環蒜胺酸180／硫代硫化物180／S-甲基半胱胺酸硫氧化物180／S-甲基半胱胺酸硫化物180／6-甲基亞硫酰己基芥子油180／環蒜胺酸180

皂角苷類……181

多酚同類的植物性化學物質……182

可可多酚184／蘋果酚184／烏龍茶多酚184／鞣花酸185／阿魏酸185／綠原酸185／咖啡酸185／副香豆酸185

兒茶素類……186

丹寧類……187

萜類……188

木聚糖類……189

泛醌……190

植物脂醇……191

其他的植物性化學物質……192

聖草檸檬素192／丁基苯肽192／薑黃色素193／β-卡波林化合物193／瓜柯脂194／鴉蔥194／甲基磺酰甲烷195／二十八烷醇195／香菇嘌呤196／金雞納酸196／可可鹼197／辣椒辣素197／蘑菇素197／D-葡糖二酸197／脱氧腎上腺素198／N-甲基菸鹼酸內鹽198／葫蘆素198／異葎草酮198

以營養輔助食品形態利用的植物性化學物質……199

匙羹藤酸199／OPC（寡苯六前花色素）200／銀杏苦內酯200／PYCNOGENOL（一種水溶性類黃酮）200／橄欖葉201／諾麗果201／前血清晶質201／藤黃201／桑葉精202／草木樨202／巴拿巴202／鬱金202／蝦青素203／蔓越莓203／鋸齒椰精203

其他的營養成分……204

乳酸菌204／雙歧乳桿菌205／檸檬酸206／核酸207／甘草苦質酸208／胱硫醚208／蘋果酸208／酒石酸208／γ-胺基酪酸（GABA）208／肌醇六磷酸209／IP6 209／鳥苷酸209／醋酸209／糖醛酸209／葉綠素210／麥角脂醇210／咖啡因210／多巴210／多巴胺210／硫醇211／蛋白黑素211／鵝肌肽211／激肽211／γ-穀維素211／生育三烯酚211／MTBI 212／MMSC212／MMTS212／褪黑激素212／嘌呤體212／黏多糖-肽複合體213／菠蘿蛋白酶213／抗壞血酸氧化酶213／納豆激酶213／溶菌酶213／胰蛋白酶抑制劑214／胰凝乳蛋白酶抑制劑214／過氧化物酶214／過氧化氫酶214／澱粉酶214／氧化酶215／木瓜酶215／蛋白酶215／獼猴桃鹼215／脂肪酶215／薑酶216

《營養療法篇》

對於疾病有效的營養成分……217

腦·神經的疾病與症狀……218

眼·耳·鼻·口的疾病與症狀……220

呼吸器官的疾病與症狀……222

循環器官的疾病與症狀……224

消化器官的疾病與症狀……226

內分泌的疾病與症狀……228

腎臟的疾病與症狀……230

男性泌尿系統的疾病與症狀……232

癌症及其症狀……234

足·腰的疾病與症狀……236

過敏性的疾病與症狀……238

心理的疾病與症狀……240

女性的疾病與症狀……242

老人的疾病與症狀……244

其他的疾病與症狀……246

《各類食材》主要成分與效果·效能……248

索引……

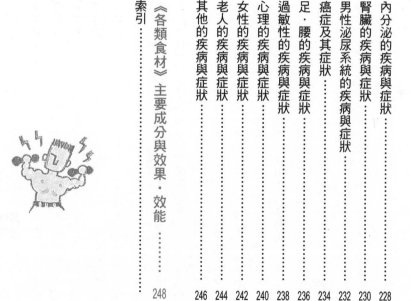

《營養成分篇》

對身體有益的營養成分最新知識

維他命、礦物質、胺基酸與最新話題——植物化學物質

營養飲食生活的正確知識

飲食是維持生存的基本，避免「孤食」或「個食」

為了維持生活，我們每天都要攝取食物。說到吃，不光是要吃飽，而且也要攝取維持生命所必需的營養。

攝取營養的目的之一，就是製造細胞。包括人類的所有生物，都是由一個細胞開始繁衍，經由攝取營養素，反覆進行細胞分裂而生成身體六十兆個細胞。

另一個目的，就是製造維持生存所需要的熱量。以車子來比喻，熱量就好比是汽油一樣，一旦汽油用盡，車子就無法發動。同理，如果沒有熱量，那麼生物也無法活動身體。

因此，飲食也可說是與家人、朋友之間溝通的一種手段。最近，家人在不同時間用餐的「孤食」或各自吃自己愛吃東西的「個食」現象明顯增加。

當然，這也是導致社會問題或兒童事件發生的要因之一。所以應該要重新評估飲食生活的價值，將餐桌當成與家人或朋友之間團聚的場所。

雖然食材選擇豐富但營養搭配卻失調

現代人只要有錢，愛吃什麼就可以吃什麼，可以說是食材豐富的時代。速食品或調理包食品充斥，外食產業也蓬勃發展。但是，在物質豐饒的現代社會中，實際上卻對大家的健康造成極大的影響。

例如不吃早餐，一天只吃兩餐，經常吃點心、飲料或速食品，下班後購買便利商店的便當當晚餐，或是在外用餐，攝取高熱量的飲食。長期持續這樣的飲食生活，導致貧血、低血壓、生活習慣病等患者增加。其中像營養失調症之一的腳氣病，甚至也發生在許多年輕人身上。

現代人根本不注意自己的健康，愛吃什麼就吃什麼，完全不遵守飲食的時間和攝取量。事實上，食物中各自含有我們身體所需要的營養素；對健康而言，均衡的攝取這些營養素是非常重要的。

擁有正確的營養知識能夠避免生活習慣病纏身

食物中一定含有創造健康身體來源的一些營養素。營養素一旦缺乏，就會引起相關併發症；相反的，一旦過剩，也很難避免健康亮起紅燈。

成長期的兒童比大人需要更多的蛋白質和鈣質。而鐵質或蛋白質攝取不足，就容易引起貧血和低血壓。

進入中老年齡期，爲了防止罹患成爲動脈硬化主因的高血脂症或高膽固醇血症，更要注意脂肪的攝取量，同時也要多攝取食物纖維。

不吃早餐的狀況

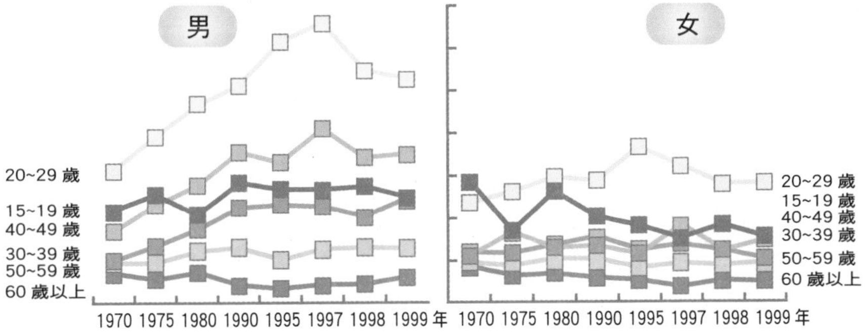

外食率的年度演變

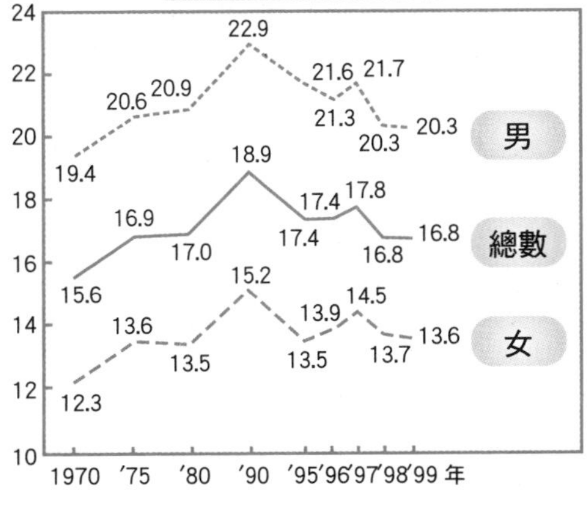

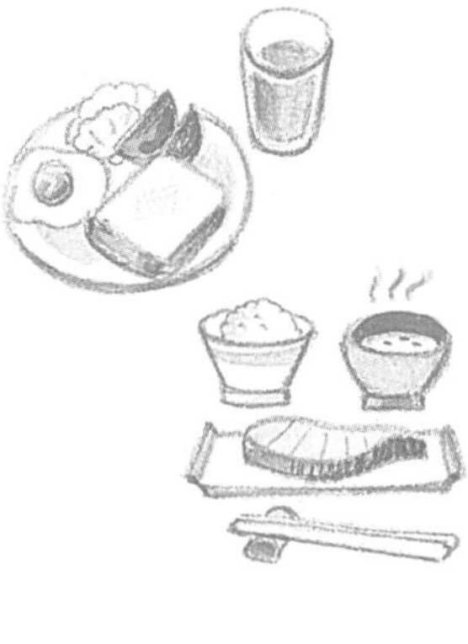

各種「營養成分」

制定攝取量的五大營養素與食物纖維

爲了維持生存，就必須要製造讓身體得到足以活動的熱量。而其所需要的物質，則必須藉著食物來加以補充。所謂營養成分，就是指食物中所含的創造身體不可或缺的成分。

營養成分中，蛋白質、脂肪、醣類（碳水化合物）是需要大量攝取的營養素，稱爲「三大營養素」。三大營養素要順暢的發揮作用，就需要微量的必需維他命和礦物質（無機質），這些加起來就稱爲「五大營養素」。而各自都擁有其需要量。

而各國政府在其國民營養需要量中，也制定了食物纖維的攝取量。

最近，多酚等抗氧化物質以及寡糖和牛磺酸等機能性物質，還有大蒜中所含的蒜素等特殊成分漸被重視。雖然不是營養素，但卻備受注目。

所以，事先了解到底食物中含有哪些營養素，以及對身體具有何種作用，非常重要。

請參考以下所列舉的六大基礎食品群，並花點工夫均衡的攝取營養素。

藉著食物的組合與調理法提高營養的吸收率

我們將食物中所含的營養素攝取到體內，但是食物中所含的營養素無法100％被體內吸收；爲了提高吸收率，因此思考出各種食品的組合及料理方法。

例如胡蘿蔔中含量較多的胡蘿蔔素是脂溶性維他命，具有易溶於油的性質，所以用油調理，就能夠提高胡蘿蔔素的吸收率。

含有較多易溶於水的水溶性維他命C的食品，長時間泡水，會使得營養素流失。

在常溫下貯藏一週的蔬菜，與新鮮蔬菜相比，維他命C的含量會減少50％。

由此可知，爲了更有效的將大量營養素攝取到體內，則擁有食品組合、調理法和保存法等的正確知識十分重要。

活用營養輔助食品有助身體健康嗎？

營養輔助食品（健康食品）不是藥，沒有受到嚴格的限制，在超市或便利商店等都買得到。

而像含有維他命C的糖果或餅乾，也算是一種營養輔助食品。

營養輔助食品和維他命劑等醫藥品不同，並不是能夠達成某種目的的營養素，可以和其他的營養素一起攝取，不喜歡吃藥的人，可以輕鬆的加以利用。

醫藥品會明白的標示成分含量、服用方式及使用上的注意事項，但是營養輔助食品就沒有這些限制。

所以過度期待營養輔助食品的效果，或是過著依賴營養輔助食品的飲食生活，都相當的危險。

基本上，每天要藉著規律正常的飲食來攝取營養，營養輔助食品僅僅只是輔助性的食品而已。

6大基礎食物群

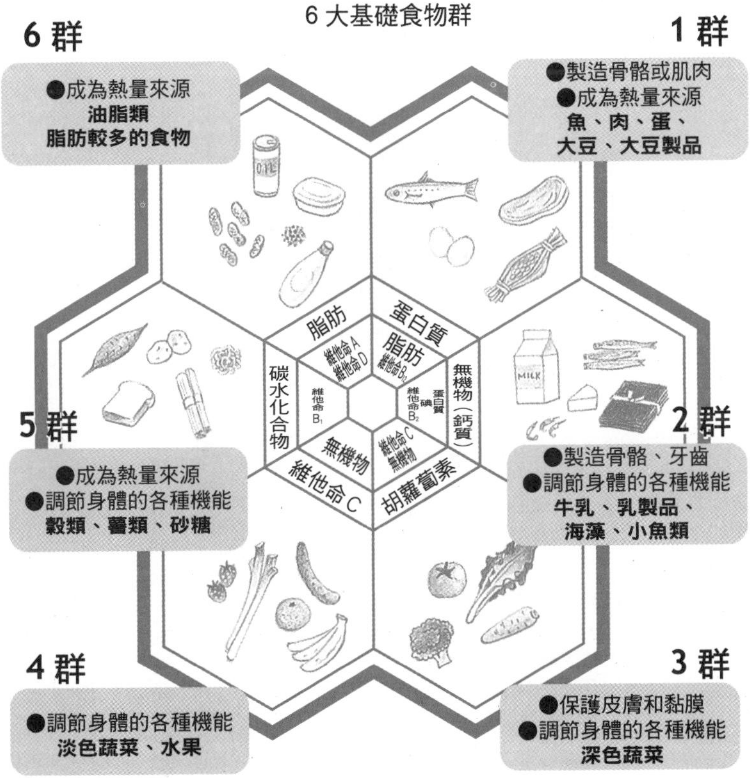

維他命是什麼樣的營養素？

使三大營養素功能順暢的潤滑油

我們平常主要是經由食物攝取各種營養素來維持身體。其中醣類、蛋白質、脂肪會成爲血和肉，是活動身體的熱量的重要營養素，稱爲三大營養素。

但是光靠這些營養素並無法維持身體的健康。被運送到細胞內的三大營養素，要充分的發揮力量，則需要具有潤滑油作用的營養素，那就是維他命和礦物質。雖然這些營養素只需要少量，但卻具有重要的作用，所以也稱爲微量營養素。

像維他命的需要量並不多，但是一旦缺乏，就會引起各種缺乏症。不過，一般人都是等到出現缺乏症以後才知道它的重要性。所以要對維他命擁有正確的認識，平常就要適量的攝取。

巧妙運用維他命的種類與特性

維他命有十三種，包括易溶於水的水溶性維他命，以及易溶於油的脂溶性維他命。

水溶性維他命包括維他命B群（B_1、B_2、菸鹼酸、泛酸、B_6、葉酸、B_{12}、生物素）以及維他命C，而脂溶性維他命則包括維他命A、D、E、K。

水溶性維他命易溶於水，不耐熱，因此要避免過度用水清洗或長時間加熱。而脂溶性維他命和油一併調理，較容易被體內吸收。總之，維他命是非常容易流失的營養素，爲了巧妙加以活用，一定要知道正確的保存方法及調理方法。

調理所造成的維他命的流失

維他命會因為調理或加工而遭到破壞、減少。維他命依種類的不同，流失量也各有不同，要掌握其特性來加以調理。

主要維他命減少率的一般標準

種類	減少率	調理上的注意事項
維他命A	20~30%	高溫、短時間加熱
維他命B_1	30~50%	泡水或用水沖洗會造成極大的損失，會溶到煮汁中
維他命B_2	25~30%	適合加熱調理
維他命C	50~60%	易溶出到煮汁中

維他命需要量因人而異

到底一天應該攝取多少量的維他命較好呢？關於維他命的需要量，每個國家都因其地域條件制定了需要量的標準。在使用維他命劑時，不可超過這個量。

所謂需要量，就是為了維持並增進健康、每天需要攝取的營養素的量。

但是這個需要量，依性別、年齡及身體活動量的不同而有差異。此外，每天何種維他命要攝取多少量，也因人而異。因此，需要量只是一個大致的參考標準而已。

像水溶性維他命，即使攝取過剩，也會排出到體外，不會造成問題。但是攝取的脂溶性維他命過剩，則會蓄積在體內，產生頭痛或噁心等副作用。

只要維持正常的飲食，通常都不會出現攝取過剩的問題。不過，最近市面上販售各種維他命劑，很多人會加以利用，想要藉此避免生活習慣病纏身。

利用這類的維他命時，特別要注意維他命A與D攝取過剩的問題。

維他命的容許上限攝取量

男

年齡(歲)	維他命A (μgRE)	維他命D (μg)	維他命E (mgα-TE)	維他命K (μg)
0~(月)	1200	25	200	5000
6~(月)	1200	25	200	5000
1~2	1200	50	300	10000
3~5	1200	50	400	14000
6~8	1200	50	400	17000
9~11	1200	50	500	22000
12~14	1500	50	600	27000
15~17	1500	50	600	28000
18~29	1500	50	600	30000
30~49	1500	50	600	30000
70~69	1500	50	600	30000
70 以上	1500	50	600	30000

女

年齡(歲)	維他命A (μgRE)	維他命D (μg)	維他命E (mgα-TE)	維他命K (μg)
0~(月)	1200	25	200	5000
6~(月)	1200	25	200	5000
1~2	1200	50	300	10000
3~5	1200	50	400	14000
6~8	1200	50	400	17000
9~11	1200	50	500	22000
12~14	1500	50	600	27000
15~17	1500	50	600	28000
18~29	1500	50	600	30000
30~49	1500	50	600	30000
70~69	1500	50	600	30000
70 以上	1500	50	600	30000
孕婦	1500	50	600	30000
哺乳婦	1500	50	600	30000

男

年齡(歲)	菸鹼酸 (mg)	維他命 B_6	葉酸 (μg)
0~(月)	—	—	—
6~(月)	—	—	—
1~2	10	30	300
3~5	15	40	400
6~8	20	50	500
9~11	20	70	600
12~14	30	90	800
15~17	30	90	900
18~29	30	100	1000
30~49	30	100	1000
70~69	30	100	1000
70 以	30	100	1000

女

年齡(歲)	菸鹼酸 (mg)	維他命 B_6	葉酸 (μg)
0~(月)	—	—	—
6~(月)	—	—	—
1~2	10	30	300
3~5	15	40	400
6~8	20	50	500
9~11	20	70	600
12~14	30	90	800
15~17	30	90	900
18~29	30	100	1000
30~49	30	100	1000
70~69	30	100	1000
70 以上	30	100	1000
孕婦	30	100	1000
哺乳婦	30	100	1000

高明使用維他命的方法

①避免陽光直射，保存在陰涼處。
②選擇新鮮的材料並趁新鮮時使用。
③葉菜類快速燙煮食用，不要長時間浸泡在煮汁中。
④洗過後再切（去除澀液時則例外）。
⑤利用高溫快速調理。
⑥將食材切成大塊再加熱。

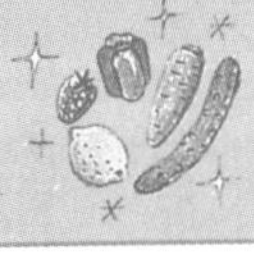

維他命A

眼睛不可或缺的維他命，能防止病原菌入侵

DATA
脂溶性維他命
化學名稱／視黃醇
一天的需要量／男性2000IU、女性1800IU
缺乏症／夜盲症、肌膚乾燥、角膜乾燥

動物性的視黃醇和植物性的β-胡蘿蔔素

維他命A的化學名稱是視黃醇；不過維他命A包括了存在於肝臟等動物性食品中的視黃醇，以及存在於深色蔬菜中的β-胡蘿蔔素。β-胡蘿蔔素一旦被吸收，就會轉化成維他命A。維他命A的吸收率爲90％，但是β-胡蘿蔔素的吸收率只有10～60％。β-胡蘿蔔素和油一併調理，就能夠提高吸收率。

視黃醇由小腸被吸收，送到肝臟，在此儲存。因此，一旦攝取過多，就會引起過剩症。

胡蘿蔔素包括α、β、γ三種，存在於食品中者，大多爲β-胡蘿蔔素。在食品成分表中，也列舉出β-胡蘿蔔素。

β-胡蘿蔔素被體內吸收後，會變成視黃醇，而沒有轉換成視黃醇的β-胡蘿蔔素，則會在肝臟或其他的組織中轉換成視黃醇。目前尚未出現β-胡蘿蔔素過剩症的報告。根據疫學調查顯示，攝取較多的β-胡蘿蔔素，能降低肺癌、胃癌、子宮頸癌的罹患率。

眼睛的維他命，能夠創造健康的皮膚與黏膜

在眼睛的視網膜中，有一種稱爲視紫質的感光物質。

要製造視紫質，則需要維他命A。視紫質與光產生反應，將此刺激傳達到腦，才能夠看到物體。因此，如果缺乏維他命A，則視網膜的視紫質變少，就會罹患夜盲症，看不到黑暗中的事物。此外，維他命A對於皮膚或黏膜等上皮細胞的生成和作用具有很大的影響。

上皮細胞具有防止病原菌侵入體內的作用。缺乏維他命A時，皮膚容易乾燥。

同樣的，一旦缺乏維他命A，則氣管等黏膜容易有細菌或病毒入侵，引起感冒。容易感冒、感冒不易痊癒，以及容易得口內炎或牙齦經常腫脹的人，可

能是缺乏維他命A。

β-胡蘿蔔素的制癌作用備受注目

β-胡蘿蔔素的防癌作用備受注目。從一九八〇年代開始，癌症佔日本人死因的第一位。

根據到目前爲止的研究，認爲癌細胞生成的原因是，原本隱藏在正常細胞中的制癌基因受到大氣污染、食品添加物及菸等致癌性物質的破壞，變成致癌基因所造成的。

但是同樣置身於受到致癌性物質影響的環境中，有的人會罹患癌症，有的人卻不會。關於這一點，仍有許多盲點無法釐清。

根據一九八〇年代以後所進行的調查顯示，攝取較多β-胡蘿蔔素的人，不容易罹患肺癌，而攝取量較少的人，罹患肺癌的機率高達七倍。β-胡蘿蔔素所

在電影院或隧道中也沒問題嗎？

從明亮處進入像電影院這種黑暗場所時，在眼睛還沒有適應黑暗之前，會看不清楚東西。同樣的，在進入黑暗隧道的瞬間，可能因為還不適應黑暗，所以會感覺迎面而來的對面車子的車頭燈十分刺眼；相信很多人都有這樣的經驗吧！

當我們進入暗處一陣子之後，眼睛會慢慢的習慣黑暗，開始能夠看清東西，這種情形稱為「暗光順應」。這與視紫質有密切的關係。在明亮處時，視網膜的視紫質較少，而突然進入暗處時，在視紫質仍然很少的狀況下看不清東西，但是視紫質會慢慢的增加，能夠逐漸的看清楚東西。相反的，從暗處到亮處時會感覺刺眼，這是因為待在黑暗場所時視紫質較多，到了亮處時，大量的光突然進入眼睛，視紫質過剩反應所致。

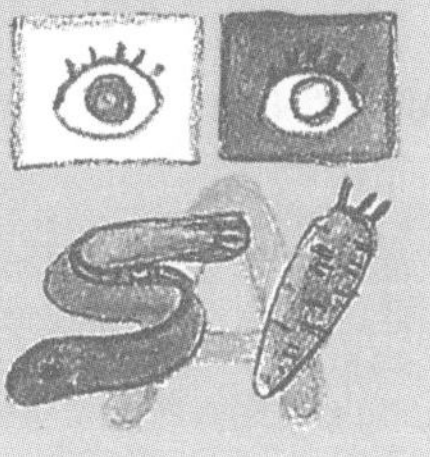

製造視紫質需要維他命A。如果眼睛一直無法習慣電影院或隧道中的黑暗，則可能是缺少維他命A。

視黃醇含量較多的食物

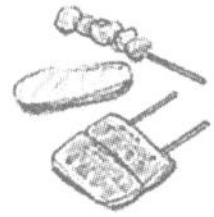

每100g中		標準量
		烤雞肝1串(30g)
14000μg	雞肝	4200μg
		韭菜炒豬肝1人份(50g)
13000μg	豬肝	6500μg
		1塊(50g)
8300μg	鮟鱇魚（肝臟）	4150μg
		1串(80g)
1500μg	烤鰻	1200μg
		1塊(90g)
1100μg	銀鱈	990μg

β-胡蘿蔔素含量較多的食物

每100g中		標準量
		1袋(83g)
10000μg	埃及皇宮菜	8300μg
		煮菜1人份
4000μg	南瓜	5400μg
		中1條(180g)
8200μg	胡蘿蔔	14760μg
		1束(198g)
4500μg	茼蒿	8910μg
		1束(176g)
5300μg	明日葉	9328μg

具有的抗氧化作用，能夠抑制癌症的發生。不過，根據一九九四年芬蘭所發表的調查報告顯示，β－胡蘿蔔素並沒有預防肺癌的效果。這可能和β－胡蘿蔔素的投與時機及投與量等有關。

最近則發現β－胡蘿蔔素具有制癌效果。不僅是因爲抗氧化作用，其他作用也發揮效果，因此備受注目。關於這方面，目前還在研究階段。

β－胡蘿蔔素因為能減少壞膽固醇而備受注目

最近經常聽到的壞膽固醇，是指低比重脂蛋白（LDL）。其所以被視為不好的東西，是因為受到自由基的作用之後會氧化，成為過氧化脂質沉著於血管內壁，引起動脈硬化，最後會成為狹心症或心肌梗塞的原因。

所以，重點是要避免讓低比重脂蛋白氧化。根據美國的研究結果證明，β-胡蘿蔔素和維他命E能夠有效的防止其氧化。

為了預防動脈硬化或心臟病，最好多攝取富含β-胡蘿蔔素的深色蔬菜。

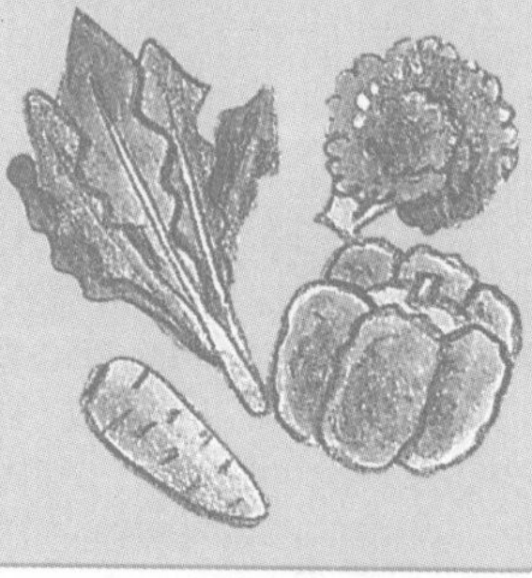

動物性食品中所含的維他命A吸收率較好，而深色蔬菜等植物性食品中所含的β-胡蘿蔔素，則依調理方法的不同，吸收率也會出現很大的差異。有效吸收β-胡蘿蔔素的方法，就是利用油來調理。

維他命A攝取量的演變

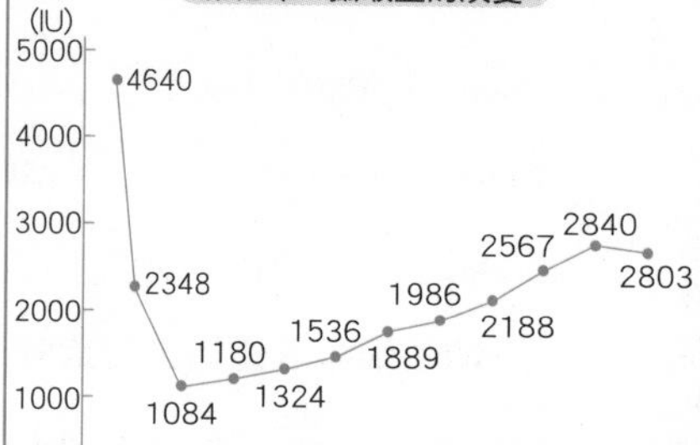

胡蘿蔔的β-胡蘿蔔素吸收率

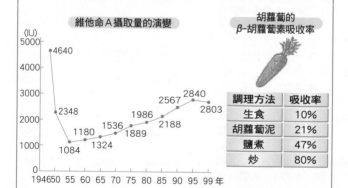

調理方法	吸收率
生食	10%
胡蘿蔔泥	21%
鹽煮	47%
炒	80%

各種食品的維他命A攝取構成比

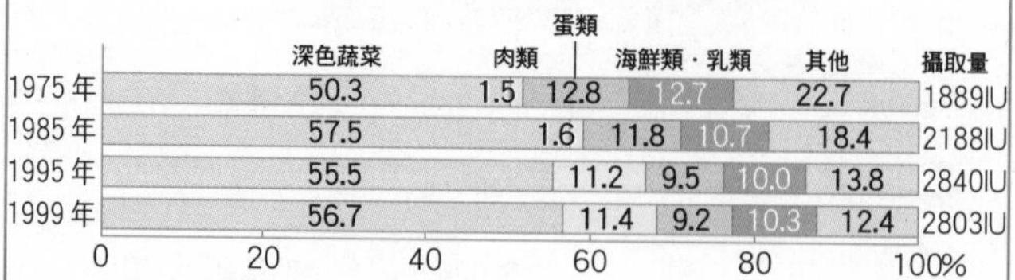

維他命D

骨骼生成不可或缺的維他命

DATA
脂溶性維他命
化學名稱／鈣化麥角脂醇（D_2）、鈣化膽脂醇（D_3）
一天的需要量／男性・女性都是一百IU
缺乏症／骨軟化症、佝僂病、骨質疏鬆症

促進鈣與磷的吸收

維他命D包括D_2到D_7共六種，從D_4到D_7維他命的效力較低，所以通常所說的維他命D是指D_2與D_3。

進入體內的維他命D，被小腸吸收後聚集於肝臟，在此接受酵素的作用，其次到腎臟再度接受酵素的作用，變成活性型維他命D。維他命D成爲活性型之後，才能夠促進鈣和磷的吸收，增加血中的鈣濃度。血中的鈣濃度增加後，藉著甲狀腺素（降鈣素）的作用，使血中的鈣質被利用來生成骨骼。維他命D要完成原來的工作，需要依賴肝、腎這兩個重要的器官，一旦這些臟器異常，則即使攝取再多的維他命D進入體內也嫌不夠。

調節鈣量，創造健康的骨骼與牙齒

進入體內的鈣，99％存在於骨骼中，剩下的1％存在於細胞內。鈣與神經傳遞或肌肉收縮等維持生存的重要機能有關。要使鈣發揮正常的機能，則血中鈣濃度必須保持在9～11㎎／100ml的狹窄範圍。一旦血中的鈣濃度降低，則活性型維他命D會和其他的激素一起讓鈣從骨骼中釋出並溶到血液內，藉此維持血中鈣濃度。

進行適度的日光浴能幫助維他命的吸收

維他命D中的D_3，可以藉著紫外線照射在皮膚上而合成。平常充分照射陽光的人，就不用擔心從食物中所攝取的量不足。

近代的孩童很容易骨折。當然飲食生活是一大問題，但是在家中打電動玩具、看電視的時間較多，到戶外晒太陽的機會減少，也會使得維他命D缺乏，骨骼變得脆弱。因此，在好天氣的日子，應該享受戶外活動之樂。

不過，如果皮膚晒黑或晒傷，反而會降低維他命D的合成能力。此外，根據報告顯示，臭氧層遭到破壞，紫外線會成為皮膚癌的主因，加速肌膚的老化。因此，過猶不及，凡事應適可而止。

此外，攝入體內的鈣量較少時，爲避免鈣排泄到尿中，而會產生再吸收作用。

好好的攝取鈣，則活性型維他命D能夠發揮正常的作用，保持骨骼與牙齒的健康。

只要攝取足夠量的鈣質與維他命D，就能夠提高骨密度，不必擔心骨質疏鬆症。

攝取過剩與不足都會造成健康問題

嬰幼兒一旦缺乏維他命D，就會罹患佝僂病，而大人則會罹患骨軟化症或骨質疏鬆症。

佝僂病是腳骨或肋骨等所有的骨變形、彎曲的疾病。而骨軟化症則是骨柔軟、變形，最後脊椎彎曲的疾病，也可以說是大人的佝僂病。骨質疏鬆症則是骨中形成空洞，稍不留心就容易骨折的疾病，以停經後的女性及高齡者較多見。

維他命D和鈣攝取不足，則鈣容易沉著於血管，使動脈硬化提早出現。但是過剩攝取，鈣也容易沉著於血管壁或臟器。尤其鈣沉著在腎臟時，會引起尿毒症，危害生命，千萬不能輕忽。

此外，過剩攝取時，會出現食欲不振、嘔吐、便秘等症狀。但是只有在攝取量超過一天需要量的十倍以上時才會出現這些症狀，一般正常的飲食生活則沒有問題。

乾香菇比新鮮香菇更好

人在晒太陽時，能夠得到維他命D的供給。同樣的，晒過紫外線的香菇比新鮮香菇含有更多的維他命D。這是因為香菇中所含的麥角脂醇在接受紫外線的照射之後會變成維他命D_2，在體內發揮維他命D的功能。因此，如果要利用香菇來當成維他命D的供應來源，則最好選擇晒乾的香菇。

此外，香菇中也含有能夠誘發抑制癌症的干擾素成分的物質，具有降低血中膽固醇的作用，同時，成分中的香菇嘌呤能夠抑制動脈硬化。因此，為了健康著想，最好在飲食中加入香菇。

維他命D含量較多的食物

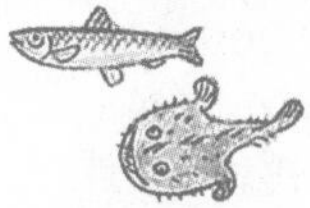

每100g中		標準量
38μg	黑旗魚	1塊(120g) 45.78μg
32μg	白鮭魚	1塊(80g) 25.6μg
50μg	去頭尾的鯡魚乾	1條(25g) 12.5μg
110μg	鮟鱇魚（肝臟）	1塊(50g) 55μg
43μg	魛魚	1塊(20g) 51.8μg

維他命E

防止細胞老化的女性好幫手

DATA 脂溶性維他命
化學名稱／生育醇
一天的需要量／男性10mg、女性8mg
缺乏症／不孕症、溶血性貧血、四肢冰冷症、斑點、雀斑、步行困難、肌腱反射障礙

抑制過氧化脂質，延緩身體老化

維他命E是稱爲生育醇的化合物的集合體，分布於腎上腺、肝臟、脂肪組織、心肌、肌肉、睪丸、子宮等許多組織中。此外，維他命E具有強烈的抗氧化作用，能夠防止成爲老化原因的過氧化脂質之害。

人體吸收氧，燃燒營養素，產生熱量，藉由這個構造來維持生命。吸收越多的氧，就越容易產生反應性較高的自由基。這時，甚至連生物體膜或細胞膜的不飽和脂肪酸都會燃燒掉。

不飽和脂肪酸是給予身體彈性的重要成分，而且特別容易被氧化。

不飽和脂肪酸一旦被氧化，就會變成過氧化脂質這種會破壞細胞、做惡的物質。細胞是構成身體的重要要素，當然不能遭到破壞。

維他命E經常在細胞膜中待命，具有防止構成細胞膜的磷脂質中所含的不飽和脂肪酸被氧化的作用。

維他命E一旦不足，則細胞膜的脂質會被氧化，細胞膜容易遭到破壞。

了解過氧化脂質的害處

長時間放任炸油不管，則油會發黑且出現惡臭。這是因為空氣中的氧使油氧化，生成過氧化脂質所造成的。若未察覺而使用，則會引起腹痛或腹瀉。

在體內也會發生這種情況。

細胞被細胞膜包住，一旦細胞膜氧化，就會生成過氧化脂質。對過氧化脂質置之不理，則脂肪或細胞膜內的蛋白質、核酸等會與其產生反應，結果就會抑制生物體膜的機能。這時，會使得血中的脂蛋白氧化，成為動脈硬化的原因物質，而且會引起肝障礙、腎障礙、肺障礙、糖尿病等，加速老化的進行。

存在於人體內的抗氧化酵素以及維他命D、E、β−胡蘿蔔素的抗氧化物質會保護身體，但是隨著年齡的增長，自由基或過氧化脂質的害處無法完全去除，就會促進老化。

被當成食用油抗氧化劑來使用的物質，就是維他命E，因為維他命E具有預防老化的抗氧化作用。

尤其紅血球膜最容易被破壞，引起溶血性貧血，要注意。

防止動脈硬化與斑點

一旦缺乏維他命Ｅ，則血中的ＬＤＬ（含有較多膽固醇的低比重脂蛋白）就會被氧化，成爲氧化ＬＤＬ，附著於血管壁，引起動脈硬化。

維他命Ｅ能夠防止ＬＤＬ變成氧化ＬＤＬ，預防動脈硬化。

所以維他命Ｅ能夠促進血液循環，預防動脈硬化，防止高血壓、心臟病、腦中風等。

另外，隨著年歲增加，皮膚、血管、臟器都容易增加斑點。

這種物質就是老化色素脂褐質，是因爲脂質的氧化所生成的過氧化脂質與蛋白質結合而形成的老人斑。

大量攝取維他命Ｅ，抑制過氧化脂質的生成，就能夠防止皮膚積存脂褐質，預防黑斑的發生。

使用維他命Ｅ含量較多的食品時的注意事項

由杏仁、花生等堅果類以及葵瓜子等種子類所榨取的植物油中，含有較多的維他命Ｅ。另外，在深色蔬菜和魚類中也含有少量的維他命Ｅ。

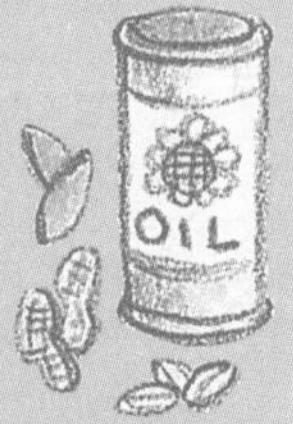

使用植物油時，需要注意其容易氧化的問題，因此要避免長期保存。尤其加熱更會加速氧化，所以炸過食物的油要趕緊用來炒菜，趁早用完。老舊的油存在過氧化脂質，會加速老化，要小心。

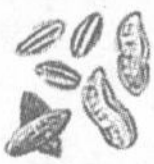

維他命Ｅ含量較多的食物

	每 100g 中	標準量
杏仁	29.6mg	10 粒 (15g) 4.4mg
虹鱒	1.2mg	1 尾 (83g) 1.0mg
榛果	19.0mg	10 粒 (15g) 2.9mg
烤鰻	4.9mg	1 串 (80g) 3.9mg
南瓜	5.1mg	煮菜 1 人份 (135g) 6.9mg

促進晒傷後細胞生成的維他命Ｅ的效果

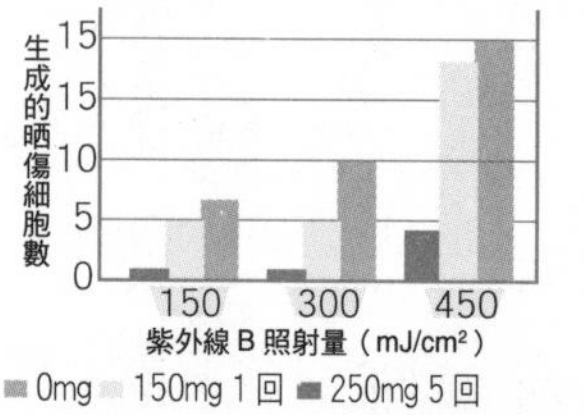

在剃了毛的土撥鼠背部塗抹改變濃度的維他命Ｅ醋酸酯之後，照射ＵＶＢ。結果與維他命Ｅ的濃度成正比，出現抑制紅斑的作用。而如果在照射前塗抹數次維他命Ｅ，則防斑效果更為顯著。

聰明的吃法

維他命Ｅ具有抗氧化作用，然而一旦生成大量的過氧化脂質時，就無法完全發揮作用。因此，如果一併攝取同樣具有抗氧化作用的其他營養素，就更能提高效果。

例如一併攝取具有抗氧化作用的維他命Ｃ、礦物質中的硒，以及β－胡蘿蔔素、維他命 B_2 等，就能期待出現更高的效果。

強壯骨骼

維他命K

DATA
脂溶性維他命
化學名稱／葉綠醌（K_1）、甲萘醌（K_3）
一天的需要量／男性65μg、女性55μg
缺乏症／出血不止、新生兒的出血症

均衡發揮凝固血液或抑制血液凝固的作用

存在於食物（綠葉蔬菜）中的天然維他命K是K_1（葉綠醌），而經由微生物在腸內合成的則是K_3（甲萘醌）。

此外，人體中的腸內細菌也可以合成K_3。

維他命K的作用之一，就是具有輔酶作用，能夠幫助血液凝固因子（凝血酶原）的合成。

因爲受傷而出血時，不久之後就會自然止血，這是因爲血液內所含有的纖維蛋白原會變化成纖維蛋白固體的緣故。

而在凝固血液的過程中會發揮作用的凝血酶原物質，其在肝臟生成時不可或缺的物質就是維他命K。

除了出血時以外，血液必須要正常的流動。而相反的，維他命K在血管內卻具有防止血液凝固、抗血栓的作用。

換言之，維他命K能配合狀況，均衡發揮凝固血液或抑制血液凝固的作用。

適當的攝取維他命K，能緩和月經過多或潰瘍所引起的出血，以及血尿、血便等出血的疾病。

重新評估食物的優點來攝取維他命K

維他命 K_1 主要是存在於深色蔬菜中，而且是經過大量陽光照射的外側部分含量特別多。

因此，在吃高麗菜、萵苣等蔬菜時，最好保留外側的葉子食用。另外，海藻、綠茶中也含有豐富的維他命 K_1。

此外，牛奶等乳製品、肉、蛋、水果中都含有維他命K_2，不過像納豆等發酵食品中含量尤其豐富。

因此，能夠大量攝取到葉菜類的食物，可說是能夠攝取到維他命K的適當飲食。

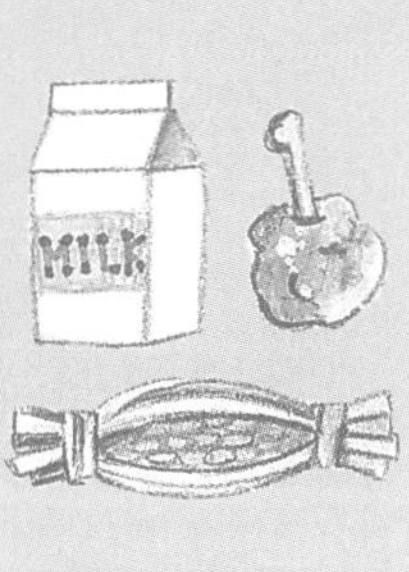

與鈣質的代謝有關，能強健骨骼

維他命K的另一個作用，就是與鈣質的代謝有關。會配合必要，從骨骼中將鈣送達血中，同時也會再吸收鈣，避免其排出到尿液中。因此，維他命K能夠抑制骨骼中的鈣排出。

維他命K一旦不足，骨骼中無法溶入足夠的鈣質，就會造成骨骼脆弱。

不只是成長期，年長之後持續攝取維他命K，就能夠預防骨質疏鬆症等疾病。

要注意嬰兒的缺乏症

維他命K的需要量只有些許，大半經由腸內細菌就能夠在體內合成，所以不必擔心缺乏症的問題。但是剛出生的嬰兒，腸內細菌功能還不發達，所以需要補充維他命K。

尤其利用母乳哺育嬰兒的母親，如果本身缺乏維他命K，則嬰兒就有可能會出現維他命K缺乏症，也就是所謂的新生兒出血症，消化管出血，糞便發黑，偶爾會引起顱內出血，要注意。

長大成人後如果缺乏維他命K，則一旦受傷出血或內出血時會血流不止，而且容易流鼻血。此外，鈣質的代謝也會不順暢，造成骨骼脆弱。

大人可以經由腸內細菌供給維他命K，不用擔心不足的問題。但是長年服用抗生素的人，就無法期待腸內細菌能夠供給足夠的維他命K了。

雖說不必擔心過剩症的問題，但是如果攝取量超過正常量的五十倍以上，就會出現貧血、血壓降低、嘔吐、呼吸困難等症狀。不過若是經由飲食攝取，就不會有問題。

維他命 K 含量較多的食品

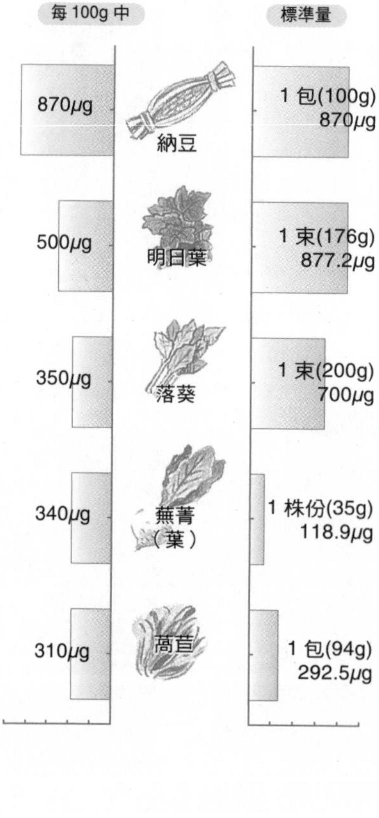

缺乏時容易疲勞

維他命B_1

DATA
水溶性維他命
化學名稱／硫胺素
一天的需要量／男性1.1mg、女性0.8mg
缺乏症／腳氣、維爾尼克氏腦症

當成輔酶促進糖代謝

熱量是我們維持生存不可或缺的物質，醣類（碳水化合物）在使用經由呼吸吸入體內的氧而分解為二氧化碳和水的過程中，會變化成熱量。在這個過程中，維他命B_1可當成輔酶來促進酵素的作用。也就是說，酵素若沒有維他命B_1的幫助，就無法分解醣類而製造出熱量來。

一旦缺乏維他命B_1，即使攝取大量的醣類，也無法將其轉換為熱量；而且乳酸或丙酮酸等疲勞物質積存，容易引起疲勞。身體缺乏維他命B_1時，會產生疲勞感或倦怠感，理由就在於此。

使腦或神經機能正常運作

為了使我們的腦和神經機能保持正常，就要補充足夠的熱量。一旦缺乏熱量，神經無法發揮正常的機能，就會引起情緒不穩定或焦躁等症狀。

除了醣類以外，中樞神經無法使用任何的熱量源，因此一旦缺乏維他命B_1，導致熱量不足

如何攝取維他命B_1

維他命 B_1 是水溶性維他命，具有不耐水的性質，故做成不會讓湯汁流失的炒菜，或採用可以連湯一起喝的調理法，就能夠有效的攝取到維他命B_1。而用微波爐瞬間加熱，比用煮的方式更能夠減少5～15%的流失率。

米糠中含有豐富的維他命B_1，不過現代人幾乎都是以去除米糠的白米為主食，容易缺乏維他命B_1，偶爾也應該攝取糙米或胚芽米。

白米、糙米、菠菜的維他命 B_1 流失率

食物	調理方法	流失率
白米	輕洗・強洗	23～54%
	煮飯	75～80%
糙米	輕洗・強洗	5～8%
	煮飯	30～36%
菠菜	生的菠菜切絲	吸收率
	煮（1分鐘）	10%
	煮（3分鐘）	10%
	炒	10%

時，立刻就會對由中樞神經所統率的身體各機能造成不良影響。

缺乏症的代表是腳氣病和維爾尼克氏腦症

體內多餘的維他命B_1會和尿液一起迅速排出體外，不會蓄積在身體的組織或器官內，所以不必擔心攝取過剩所產生的副作用。

但是缺乏維他命B_1則會出現各種缺乏併發症，以腳氣病及維爾尼克氏腦症（Wernicke）爲代表。

罹患腳氣病時，會出現手腳發麻、疲勞感、心悸、呼吸困難、食欲不振、浮腫等症狀，但是許多人經常未發現病源而不予理會。

若是醣類飲食攝取過多，會提高維他命B_1的需要量。而攝取脂肪較多的飲食，就能夠減少維他命B_1的需要量。

以前只吃白米的國人，容易罹患腳氣病。近年來，國人的脂肪攝取量增多，飲食情況改善，所以幾乎不再出現腳氣病。

但是根據報告顯示，最近的年輕人再度出現腳氣病。

經常使用速食品、調理包、飲料等，導致醣類攝取過多，而醣類在轉換爲熱量時，就會缺乏維他命B_1，引起腳氣病。

維爾尼克氏腦症是會出現眼肌麻痺、步行運動失調、痙攣，最後導致昏睡的疾病，飲酒過量的人容易罹患。而其與酒精依賴症的關係，目前也備受注目。利用維他命B_1治療，能使症狀改善到某種程度，但是有可能會轉移爲癡呆症（記憶錯誤、時空辨識能力不良，出現虛假記憶等精神疾病），因此很難復元。

各種烹調法的維他命B_1流失率

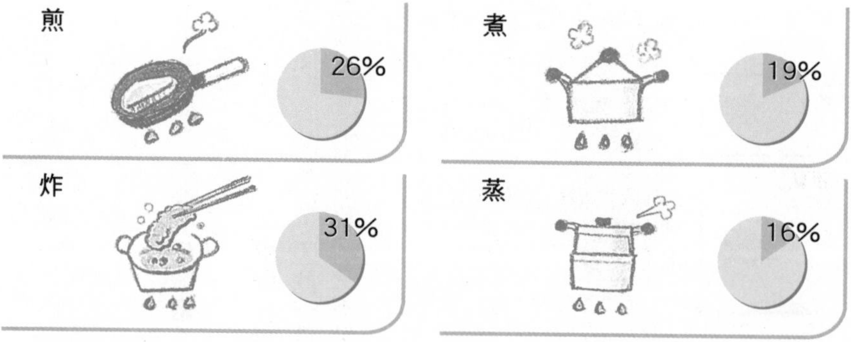

維他命 B_1 含量較多的食物

	每 100g 中	標準量	
豬肉（里肌肉）	0.94mg	薄片 1 片(30g)	0.28mg
豬肉（腿瘦肉）	0.96mg	薄片 1 片(30g)	0.29mg
烤鰻	0.75mg	1 串 (80g)	0.60mg
叉燒肉	0.85mg	1 片 (15g)	0.13mg
烏魚子	0.71mg	中 1 包 (70g)	0.50mg

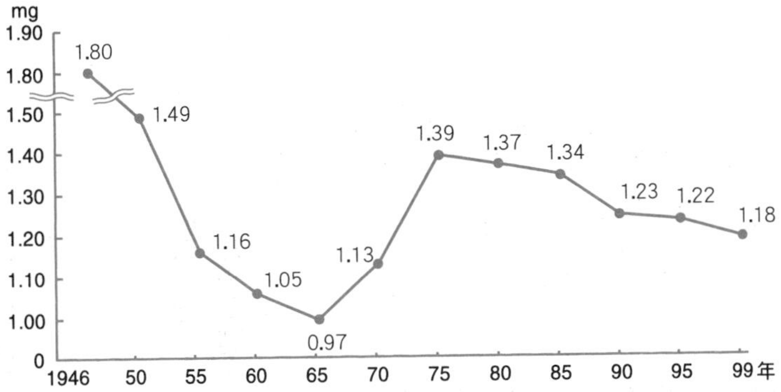

各種食物的維他命 B_1 攝取構成比

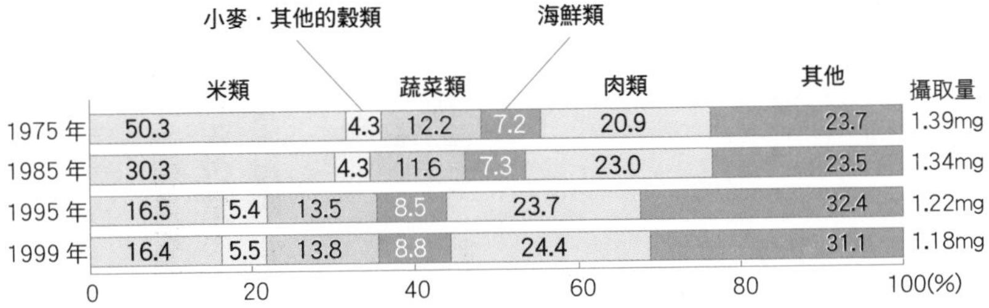

維他命B_2

熱量消耗量較高的運動員不可或缺的

DATA
水溶性維他命
化學名稱／核醣黃素
一天的需要量／男性1.2mg、女性1.0mg
缺乏症／口角炎、口炎、溢脂性皮膚炎

促進醣類、脂肪的代謝，幫助成長

維他命B_2是和醣類、脂肪、蛋白質生成熱量有關的維他命。

運動、從事勞動工作或熱量消耗量較多的人，維他命B_2的需要量會增加。一旦不足，會影響醣類、脂肪、蛋白質的代謝。尤其是孕婦或成長期的兒童要多攝取一些。

缺乏時，會出現皮膚或黏膜的疾病

一旦不足，皮膚或黏膜會變得敏感，容易罹患口炎、口角炎、舌炎、口唇炎，同時肛門或陰部也容易潰爛。

眼睛充血、肌膚乾燥、髮質受損或引起溢脂性皮膚炎時，可能是缺乏維他命B_2。

有人認爲過剩攝取沒有副作用，但是也有報告指出，一天投與30 mg時，會出現噁心、嘔吐的現象。

如何攝取維他命B_2

維他命 B_2 耐熱但不耐光。加熱調理時，並不會減少營養素，但是要避免直接照射到陽光，最好保存在陰涼場所。

以牛奶為例，不要選擇透明瓶裝牛奶，最好選擇紙盒裝的牛奶。

牛肝與牛奶的維他命 B_2 的流失率

食　品	調理方法	減少率
牛肝	煮	11%
	炒	22%
牛奶	加熱到沸騰	2%

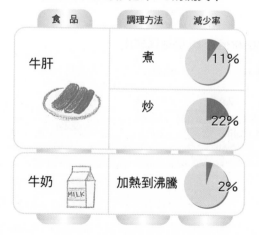

維他命 B_2 攝取量的演變

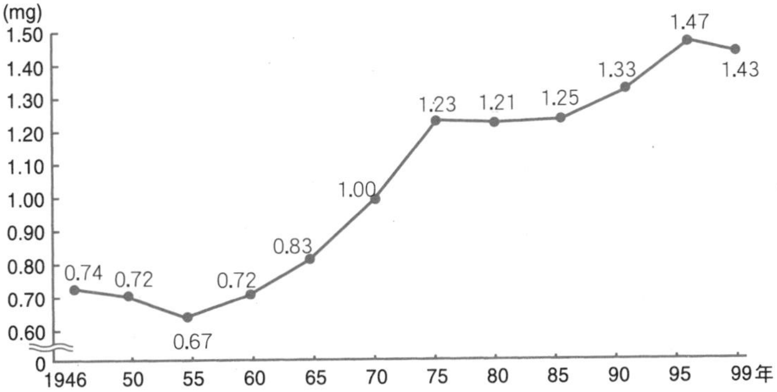

各種食物的維他命 B_2 攝取構成比

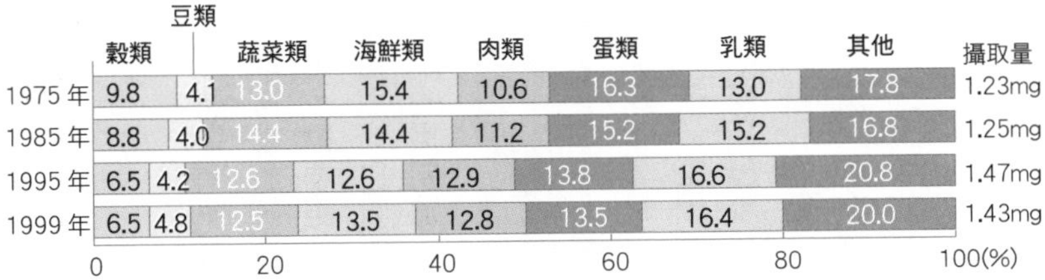

受素食主義者歡迎的納豆

維他命B_2大量存在於動物性食物中，而植物性食物中的納豆，也含有豐富的維他命B_2。大豆本身沒有維他命B_2，但是納豆菌卻能夠製造出維他命B_2來。藉著牛奶、乳製品或蛋，都能夠有效的攝取到維他命B_2。將牛奶500ml、蛋 1 個、納豆 1 包（50g）擺在餐桌上，就能夠攝取到 1.27mg 的維他命 B_2，滿足 1 天的需要量。

維他命 B_2 含量較多的食物

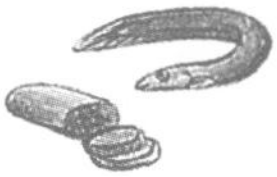

	每 100g 中	標準量
八目鰻	0.85mg	1 尾(200g) 1.70mg
豬肝	3.60mg	韭菜炒豬肝 1 人份(50g) 1.80mg
牛肝	3.00mg	100g 3.00mg
雞肝	1.80mg	烤雞肝 1 串(30g) 0.54mg
烤鰻	0.74mg	1 串(80g) 0.59mg

女性的好夥伴

維他命B_6

DATA
水溶性維他命
化學名稱／吡哆醇、吡哆醛、吡哆胺
一天的需要量／男性1.6mg、女性1.2mg
缺乏症／神經障礙、過敏症狀、脂肪肝

促進蛋白質或脂肪的代謝

隨著現代人飲食生活的歐美化，蛋白質的攝取量增加，因此，維他命B_6的必要性也提高了。蛋白質要先分解爲胺基酸，轉化爲體蛋白質之後再合成，成爲製造我們身體的蛋白質。

爲了合成製造身體的體蛋白，所以必須要攝取蛋白質。

但是成人的體蛋白維持一定的量，即使攝取再多的蛋白質，體蛋白也不會增加。體蛋白有其固定壽命，一旦老舊之後，就會被分解，無法合成新的蛋白質。

大量攝取蛋白質時，則無法用來合成體蛋白的胺基酸在分解後會被當成熱量來使用。

在分解胺基酸、使其成爲熱量的過程中，需要維他命B_6。因此，大量攝取蛋白質的人，會增加維他命B_6的需要量。

服用抗生素的人或孕婦要注意缺乏症的問題

維他命B_6不光是可以從食物中攝取，也可以由腸內細菌合成，因此不容易出現缺乏症。但是長期服用抗生素時，腸內細菌無法成長，就可能會罹患皮膚炎或貧血，亦即所謂的維他命B_6缺乏症。

此外，妊娠期或經常服用避孕藥的人，因爲荷爾蒙的關係，需要比一般人擁有更多的維他命B_6，故要注意缺乏症的問題。

與維他命B_6具有相互作用的維他命

維他命B群具有互相產生關聯性來發揮作用的特徵。例如維他命B_6要變成活性型時，需要維他命B_2。而胺基酸之一的色胺酸要合成菸鹼酸時，則需要維他命B_6。換言之，一旦缺乏B_2，就會缺乏B_6，一旦B_6不足，就會缺乏菸鹼酸。

維他命 B_6 含量較多的食物

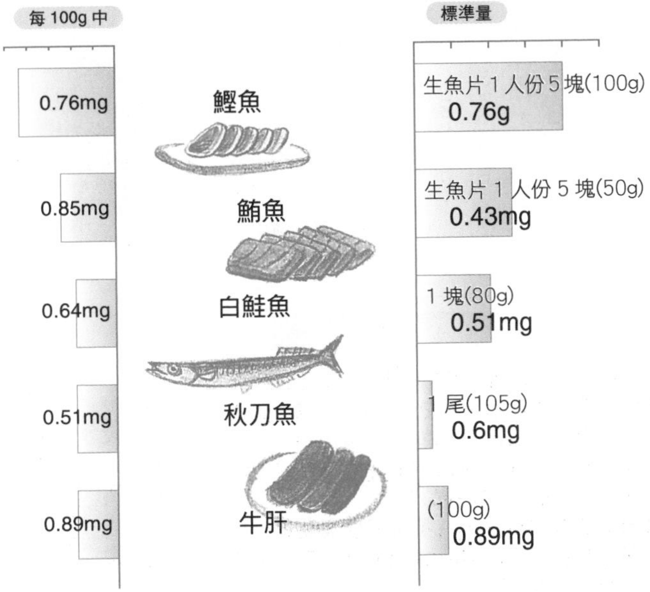

維他命 B_6 對於女性特有的問題也有效

在月經來臨前，女性會顯得格外的焦躁，情緒低落，出現肩膀痠痛、腰痛等各種症狀。相信不少女性都有這類的煩惱。出現在月經前後的身心不穩定，稱為「經前症候群」。原因是經前女性荷爾蒙雌激素的分泌提高。雌激素的分泌提高時，血中的維他命 B_6 濃度降低，所以會出現身心不穩定。換言之，投與維他命B_6，就能夠治療經前症候群。

另外，懷孕初期的孕吐，也是因為胺基酸中的色胺酸代謝異常所造成的。維他命B_6能使胺基酸的代謝恢復正常，減輕孕吐症狀。同時，它也是促進腦神經發達所需要的物質，因此對於腹中的胎兒而言，是十分重要的維他命。

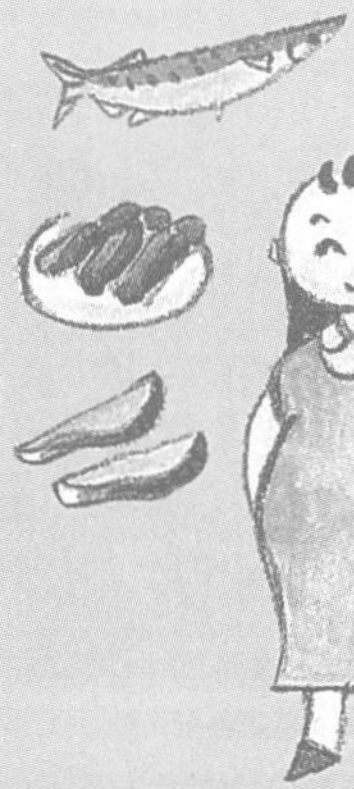

暴飲暴食的人不可或缺的維他命

菸鹼酸（維他命B_3）

DATA
水溶性維他命
化學名稱／菸鹼酸、菸酰胺
一天的需要量／男性14～17mg、女性12～13mg
缺乏症／癩皮病、胃腸障礙、頭暈、頭痛

醣類、脂肪、酒精等代謝所需要的物質

菸鹼酸是醣類、脂肪、蛋白質等代謝所不可或缺的維他命。

在體內，成爲輔酶NAD與NADP發揮生理機能，輔酶的前驅體化合物就是菸鹼酸，又稱維他命B_3。

進入體內的菸鹼酸，成爲熱量來源的醣類、脂肪、蛋白質的代謝輔酶，發揮作用。

同時，它也是分解乙醇及造成宿醉的乙醛所不可或缺的營養素。大量飲酒的人，一定要攝取菸鹼酸。

此外，它還能維持皮膚正常的功能，提升腦神經的作用。

菸鹼酸與胰島素的合成有關，對糖尿病有效。不過，根據最近的報告顯示，大量攝取菸鹼酸，會使得醣類的處理能力出現障礙，要注意。

酒精依賴症的人要注意癩皮病

原本癩皮病是在美洲大陸經常吃玉米的原住民常見的地方病。玉米中的色胺酸較少；此外，缺乏動物性蛋白質，也是發病的原因。20 世紀後，明白了皮病和玉米的關係，於是利用菸鹼酸就能夠有效的治療。癩皮病的原意是指「粗糙的皮膚」。

只要攝取正常的飲食，就不會罹患癩皮病。最近，癩皮病患者幾乎都是酒精依賴症的人。不吃東西而大量飲酒的人必須注意。

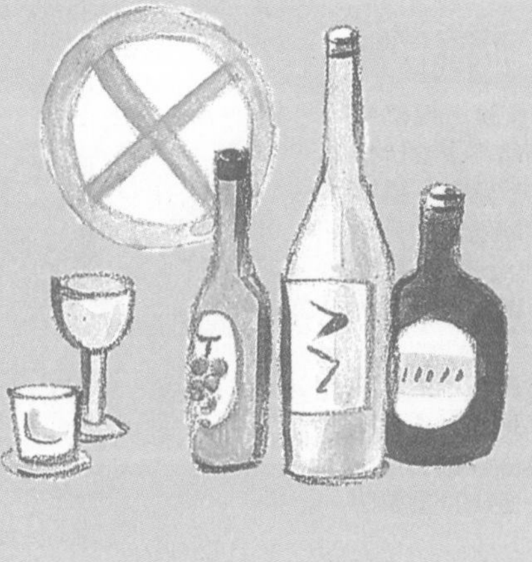

菸鹼酸含量較多的食物

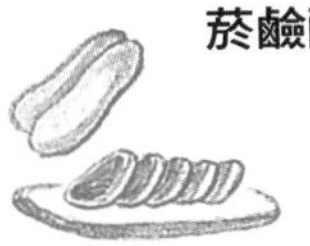

食物	每 100g 中	標準量
鹹烏魚子	49.5mg	中 1 包 (70g) 34.6mg
鰹魚	19.0mg	生魚片 1 人份 5 塊(100g) 19.0mg
大青花魚	20.7mg	生魚片 1 人份 5 塊(50g) 10.35mg
室鰺	15.2mg	(100g) 15.2mg
鮪魚	14.2mg	生魚片 1 人份 5 塊(50g) 7.1mg

當成輔酶的菸鹼酸

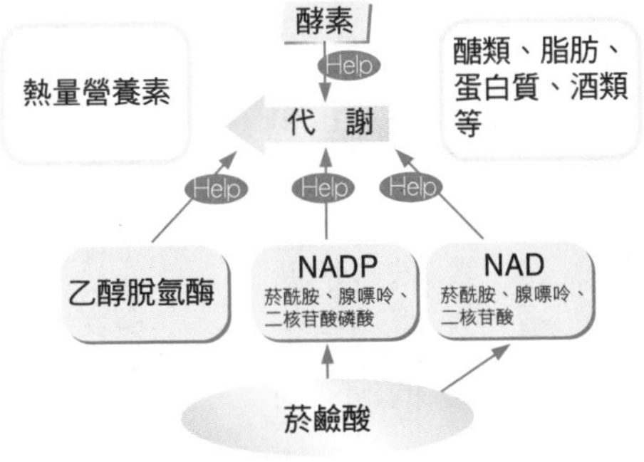

癩皮病是缺乏症的典型例

癩皮病是缺乏菸鹼酸時會出現的一種皮膚病，一旦惡化，就會引起胃腸或精神障礙。

癩皮病的症狀是，晒到太陽的部分會發炎，如晒傷般泛紅、發熱、搔癢、出現水泡，最後變硬、破裂。

胃腸症狀方面，首先是食欲不振，引起噁心、腹痛，交互出現腹瀉與便秘，然後逐漸的變成慢性腹瀉。另外，像牙齦潰爛、舌頭紅腫這些發紅腫脹的症狀也不可忽視。精神症狀方面，則包括焦躁、失眠、不安、頭痛、頭暈，最後可能會引起癡呆、知覺障礙、幻覺等症狀。

從一般食物中即可攝取到菸鹼酸

在植物性和動物性食物中都含有豐富的菸鹼酸，尤其肝臟等肉類，以及鰹魚、鰤魚、鮪魚等，還有豆類、果實類中含量豐富。這些食物也含有大量的蛋白質與色胺酸。除了直接攝取菸鹼酸之外，也可以在體內經由色胺酸合成菸鹼酸，故食用這些食物，可以得到一石二鳥的效果。

另外，牛奶、深色蔬菜、咖啡及紅茶中也含量豐富，菸鹼酸具有易溶於湯中的性質，因此煮熟後，煮汁中含有 70 %的營養素，可以一併攝取。

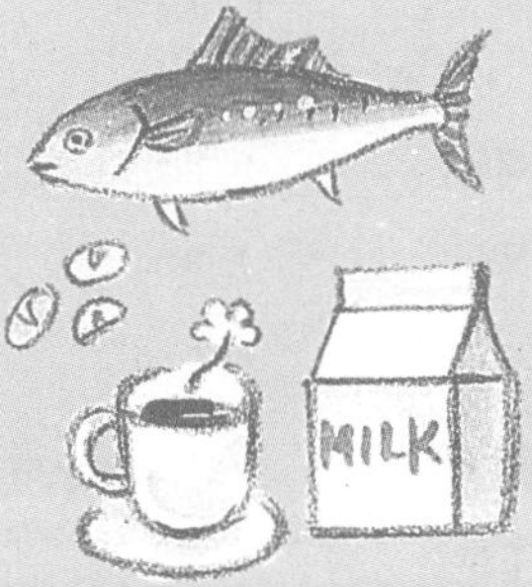

創造抗壓身體

泛酸（維他命B5）

DATA
水溶性維他命
化學名稱／泛酸
一天的需要量／男性・女性都是5mg
缺乏症／手腳發麻、疲勞感、睡眠障礙、食欲不振

使熱量大增，具有抗壓作用

對於承受較多壓力的現代人而言，泛酸是不可或缺的營養素。人體一旦出現壓力時，就會分泌腎上腺皮質激素以對抗壓力。這時，能夠支撐腎上腺的作用、促進腎上腺皮質激素產生的，就是泛酸。容易疲勞、焦躁、易怒、白天精神不振、容易感冒等，這些症狀都和壓力有密切的關係。有這些症狀的人，要多攝取泛酸。

此外，泛酸也是將脂肪、醣類、蛋白質等轉換爲熱量時不可或缺的維他命。

同時和從葡萄糖產生的乙酰COA也有關。一旦泛酸不足、缺乏乙酰COA，就會降低乙酰膽鹼及類固醇性激素的生成。

大量攝取酒與咖啡的人要注意

泛酸的名稱來自希臘文，意思是「廣泛存在於各處」，換言之，其廣泛的存在於自然界的各種食物中。此外，也可以藉著腸內細菌的作用加以合成。因此，除非是營養極端不良的狀態，否則不會出現泛酸缺乏症。

但是平常大量飲酒或咖啡的人，容易消耗掉泛酸。另外，經常使用抗生素的人，其腸內細菌無法供給泛酸，所以這些人只能經由食物攝取泛酸。

大量攝取不會出現過剩症狀，因此不用擔心。

泛酸含量較多的食物

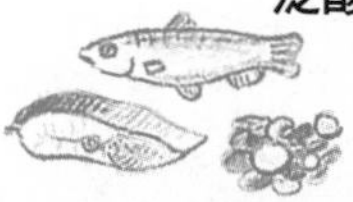

	每100g中	標準量
雞肝	10.10mg	烤雞肝1串(30g) 3.03mg
豬肝	7.19mg	韭菜炒豬肝1人份(50g) 3.60mg
牛肝	6.40mg	100g 6.40mg
帶有魚卵的鰈魚	2.41mg	1塊(150g) 3.61mg
虹鱒	2.36mg	1尾(83g) 1.97mg

預防皮膚炎的物質

生物素（維他命B7）

DATA
水溶性維他命
化學名稱／生物素（別名維他命Ｈ）
一天的需要量／男性・女性都是30 mg
缺乏症／皮膚炎、疲勞感、肌肉痛、食欲不振、舌炎

不僅能促進頭髮健康，也能防癌

因爲能夠預防皮膚炎而被發現的維他命。能夠促進醣類、蛋白質及脂肪的代謝，幫助這些成分轉換爲熱量。另外，在胺基酸的代謝及製造ＤＮＡ的成分核酸時，也能發揮作用。

一旦缺乏生物性，則容易掉髮及出現白髮。另外，也會出現濕疹、溢脂性皮膚炎。容易陷入疲勞感、憂鬱、虛脫無力感中。

並沒有出現任何有關過剩症的報告，容易掉髮或出現白髮的人不妨多攝取一些。

生物素含量較多的食物

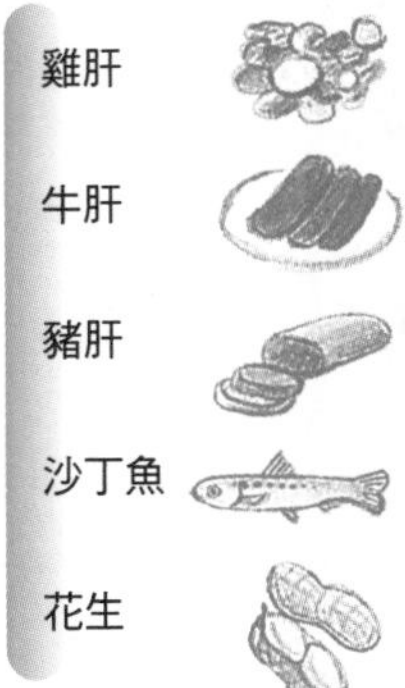

巧妙攝取生物素但要注意生蛋

很多食物都含有生物素，只要攝取正常的飲食，就不會缺乏。但是要注意生蛋。

生蛋的蛋白中含有卵白素這種蛋白質，在胃中與生物素結合後，會抑制腸吸收生物素。每天生食十顆蛋，就會引起皮膚炎、舌炎、倦怠感、幻覺、肌肉痛、疲勞感，但是攝取正常的飲食則沒有問題。

卵白素一旦加熱，就無法和生物素結合。考慮到生物素的攝取量來使用蛋時，最好選擇荷包蛋等加熱調理的方式較具效率。

生物素和維他命Ｈ

原本生物素是指在一九二六年成為防止皮膚炎及掉髮症狀的因子，是在德國被發現的。因此，取德文的皮膚（Haut）的開頭字母，將其命名為維他命Ｈ。

一九三九年，同樣的，也在德國發現了酵母的培養因子生物活素，而且可以分離出生物活素ａ與生物活素ｂ，而其中的生物活素ｂ被命名為生物素。

到了一九四〇年，證明維他命Ｈ和生物素是相同的物質，因此將化學名稱稱為生物素。

造血、發育不可或缺的維他命

葉酸（維他命 B_9）

DATA
水溶性維他命
化學名稱／蝶醯穀胺酸
一天的需要量／男性・女性都是200 μg
缺乏症／惡性貧血、食欲不振、口炎、失眠、記憶障礙

對造血作用和細胞新生、增殖不可或缺的維他命

紅血球大約每四個月會更新，而葉酸對於細胞分裂具有重要的作用，是製造新的紅血球必需的營養素，一旦缺乏，就無法製造出正常的紅血球，不過和因為缺乏鐵質而引起的貧血不同。

塞滿細胞遺傳物質的核酸中，有一種成分叫DNA，葉酸是對合成核酸能夠發揮作用的酵素的輔酶，對於細胞的分裂、成熟具有重要的作用。

同樣的，葉酸也是合成胺基酸不可或缺的物質，能活化細胞的新生、增殖。同時也能促使抗體產生，有助於生產神經細胞或腦的神經傳遞質。

是胎兒生長不可或缺的物質，懷孕期以及哺乳都需要葉酸

一旦缺乏葉酸，核酸和蛋白質無法合成，細胞就會停止新生或增殖。在人類的成長中，細胞分裂最旺盛的時期就是胎兒期。胎兒期或嬰幼兒期缺乏葉酸，會引起腦神經異常，影響嬰幼兒的發育。所以懷孕及哺乳時，都要大量攝取葉酸。孕婦必須攝取一般需要量的兩倍，也就是400 μg。

一旦缺乏，會影響蛋白質的合成，細胞無法順利的新生。這時細胞交替旺盛的腸道黏膜等就容易出現潰瘍，同時影響口、舌而引發口腔發炎。

含葉酸較多的食物

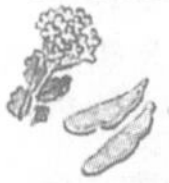

	每100g中	標準量
雞肝	1300μ	烤雞肝1串 394μg
牛肝	1000μ	100g 1000μg
豬肝	810μg	韭菜炒豬肝 (50g) 405μg
油菜花	340μg	1束 (200g) 680μg
毛豆	260μg	鹽煮1人份 (25g) 65μg

與維他命 B_{12} 組合能夠有效的預防肺癌

蔬菜中含有很多葉酸；但光靠葉酸無法發揮作用，維他命B群必須互助合作才能發揮作用。葉酸和維他命 B_{12} 的關係密切，從蔬菜水果中攝取葉酸時，也一併攝取動物性食品中含量較多的維他命 B_{12}，這樣的飲食非常重要。

葉酸和維他命 B_{12} 組合能夠有效的預防肺癌，這個話題最近在美國非常流行。兩者都是水溶性物質，所以不必擔心會有副作用。

維他命B_{12}

對於造血或神經機能發揮作用的維他命

DATA
水溶性維他命
化學名稱／鈷胺素
一天的需要量／男性・女性都是2.4μg
缺乏症／惡性貧血、神經過敏症、消化不良、食欲不振

能夠幫助紅血球生成，改善惡性貧血

一提到貧血，就會想到「缺乏鐵質」。事實上，貧血還有另外一個原因，就是紅血球的生成或再生不良；爲了和缺鐵性的貧血加以區別，故稱爲「惡性貧血」。

維他命B_{12}和葉酸能夠幫助紅血球合成血紅蛋白。一旦缺乏這些營養素，無法順暢的造血，就會形成異常巨大的紅血球或是紅血球數目減少，造成惡性貧血。

所幸，只要補充維他命B_{12}和葉酸就能加以改善。

一旦缺乏維他命B_{12}而引起貧血時，就會出現全身倦怠、頭暈、心悸、呼吸困難以及神經過敏等與神經或精神有關的症狀。

切除胃或是素食主義者必須注意

如果沒有極度偏食，就不會

維他命B_{12}能改善睡眠問題嗎？

睡眠品質不良可說是現代人的煩惱之一。晚上無法熟睡，白天頭腦茫然，持續這樣的生活，身體內的生物規律功能紊亂，就無法按照自己的意思作息。

維他命B_{12}會對中樞神經，也就是腦的功能產生作用。所以攝取足夠的量，就能夠有效的恢復生物規律。因此出國旅行時，可藉著維他命B_{12}解決時差的問題。

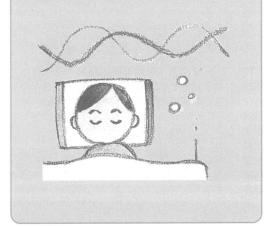

缺乏維他命B_{12}。不過切除胃的人必須注意。

維他命B_{12}由腸吸收，不過在此之前會和一種由胃分泌的蛋白質（稱爲內因子）結合，然後被小腸吸收。切除胃的人沒有內因子，所以即使經由食物攝取維他命B_{12}，身體也無法吸收，結果必須從靜脈將維他命B_{12}藥劑補充到體內。

罹患萎縮性胃炎的高齡者或小腸出現吸收不全症狀的人，容易缺乏維他命B_{12}，同樣要利用藥劑補充。

此外，維他命B_{12}僅存在於動物性食品中，所以吃素的人無法經由食物充分攝取維他命B_{12}。這時，必須藉助營養輔助食品或維他命劑等來補充。

目前還沒有發現維他命B_{12}的過剩症。

維他命 B_{12} 含量較多的食物

	每 100g 中	標準量	
牛肝	52.8μg	100g	52.8μg
雞肝	44.4μg	烤雞肝 1 串(30g)	13.3μg
牡蠣	28.1μg	牡蠣 1 顆(20g)	5.62μg
秋刀魚	17.7μg	1 尾(105g)	18.6μg
蛤仔	52.4μg	連殼 1 個(4g)	2.1μg

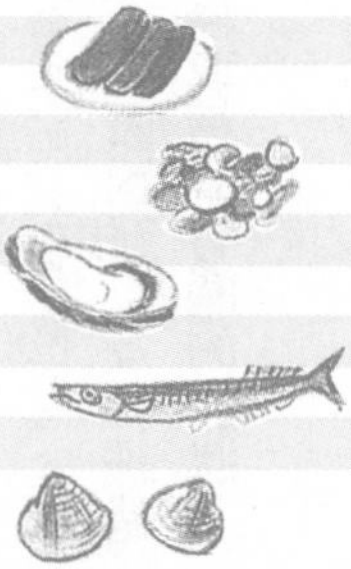

維他命 B_{12} 與腦功能有關，期待它能成為治療癡呆症的藥物

腦中有一種稱為乙醯膽鹼的物質，阿茲海默症的癡呆患者就是缺乏這種乙醯膽鹼而出現症狀。

給予癡呆的大鼠乙醯膽鹼的來源蛋黃膽鹼，接著檢查腦內乙醯膽鹼的濃度以及大鼠的行動。實驗結果發現，大鼠並沒有出現變化，甚至投與在腦內和合成乙醯膽鹼有關的維他命B_{12}也無效。最後併用蛋黃膽鹼和維他命 B_{12}，結果大鼠的行動產生變化，腦內的乙醯膽鹼也增加了。

雖然還在動物實驗的階段，但是證明了維他命B_{12}與腦的功能有關，期待今後可以當成治療癡呆症的藥物來使用。

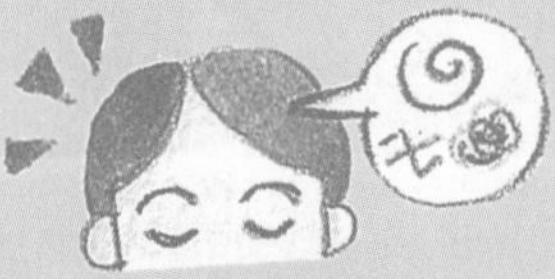

維他命C

在防癌及抗壓上備受注目的維他命

DATA
水溶性維他命
化學名稱／抗壞血酸
一天的需要量／男性・女性都是100mg
缺乏症／感冒、肉體疲勞、壞血病、黑斑、雀斑

促進膠原蛋白生成

30%的蛋白質是由膠原蛋白所構成。膠原蛋白的作用就像接著劑一般，連接細胞與細胞，藉此才能創造出強健的牙齦和血管、骨骼、肌肉等各器官。維他命C的重要作用之一，就是與膠原蛋白的生成有關。

維他命C原本是預防壞血病的藥劑。壞血病就是血管變得脆弱、牙齦或內臟等出血，最後導致死亡的疾病。古埃及的紙沙草上也留下了記錄，由此可知，壞血病自古以來就是令人類煩惱的疾病。到了二十世紀，發現壞血病的原因是缺乏維他命C，並且確立了治療法。一旦缺乏維他命C，就無法順利的生成膠原蛋白，使得細胞的結合能力衰弱，誘發出血等而形成壞血病。

維他命 C 含量較多的食物

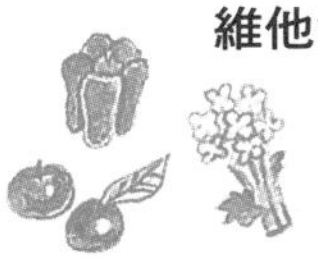

	每 100g 中	標準量
櫻桃	1700mg	100g 1700mg
芭樂	220mg	100g 220mg
紅椒	170mg	1 個 (135g) 229.7mg
油菜花	130mg	1 束 (200g) 260mg
草莓	62mg	大 1 個 (25g) 15.5mg

不能隨意大量攝取

維他命 C 具有各種效用，不光是可以從食物中，也可以藉著維他命劑或營養輔助食品輕易的攝取到大量的維他命C，因此使用這種方式攝取維他命 C 的人日益增加。

但是二〇〇〇年四月，美國科學院提出「並沒有證據顯示大量攝取維他命 C 或 E 等錠劑對健康很好，甚至可能有害」的報告，給予大量攝取維他命 C 的人當頭棒喝。此外，利用錠劑大量攝取維他命C，可能會引起腹瀉。而若是從蔬菜或水果中攝取，則必須要增加攝取量。

這是在美國的情形，不過隨著東方人的飲食歐美化，這也是大家必須注意的地方。

提高免疫力，戰勝感冒

免疫力是指排除侵入體內的病毒等病原體的系統，主角是「白血球」。白血球的作用越強，免疫力就越高。

維他命C不光是能強化白血球的作用，也可以去除體內的感染。流行感冒時，只要多攝取維他命C，就不容易感冒，而且就算感冒了，也能迅速復元。

抑制致癌物質，能夠抗癌

胃癌和肝癌的原因之一是亞硝基胺，而維他命C能夠抑制其生成。肉類加工食品火腿或香腸爲了防止肉類變色，所以會加入亞硝酸鹽。在腸道內，亞硝酸鹽和胺類（胺基酸等）產生反應，就生成了亞硝基胺。而維他命C可以抑制腸道內亞硝基胺的生成。

此外，目前已知的抗癌作用就是干擾素。干擾素是體內製造出來的物質，而維他命C可以促進其生成。

大量攝取維他命C能夠抑制致癌物質，促進抗癌物質的生成，而且多餘的維他命C會排泄在尿中，不會蓄積在體內，所以現在備受注目。

創造對抗壓力的力量

現代人置身於與壓力密不可分的環境中，因此維他命C被當成抗壓維他命，備受注目。

各種食物的維他命 C 攝取構成比

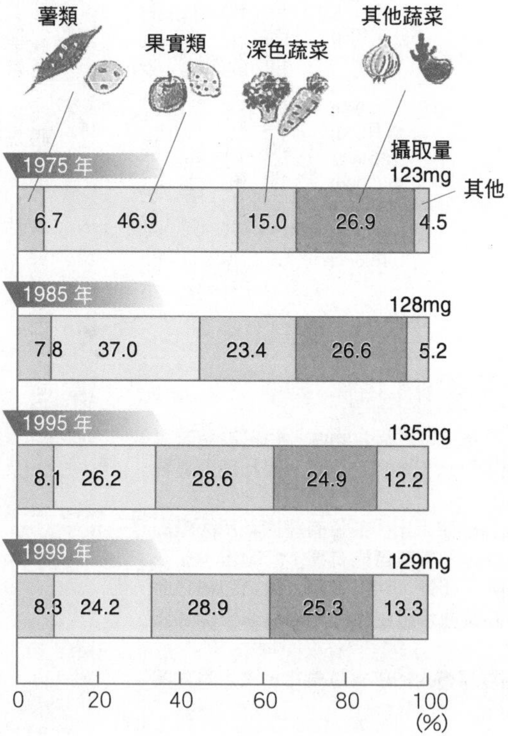

一旦承受壓力，就會分泌抗壓激素腎上腺素這種腎上腺髓質激素，使血壓上升，血液中的糖分增加，增加熱量的產生。

　維他命C會對腎上腺產生作用，製造腎上腺髓質激素，結果有助於熱量的增加。相反的，若是缺乏維他命C，就無法充分製造出抗壓激素。

　此外，維他命C可以抑制黑斑或雀斑黑色素的生成，同時也可以促進鐵或銅的吸收，促進紅血球的合成，作用相當多且廣泛。

生活中要多攝取維他命C

　維他命C缺乏症中，其代表就是壞血病。以前的人大量攝取蔬菜，很少發生壞血病大流行的情況。維他命C對於癌症、壓力、感冒或美容都有效，大量攝取也不會蓄積在體內，所以比其他營養素更受到注目。此外，也可以利用維他命劑大量攝取。

　隨著飲食生活、生活習慣的變化，有左列情形的人一定要多攝取維他命C。

應該多攝取維他命C的人

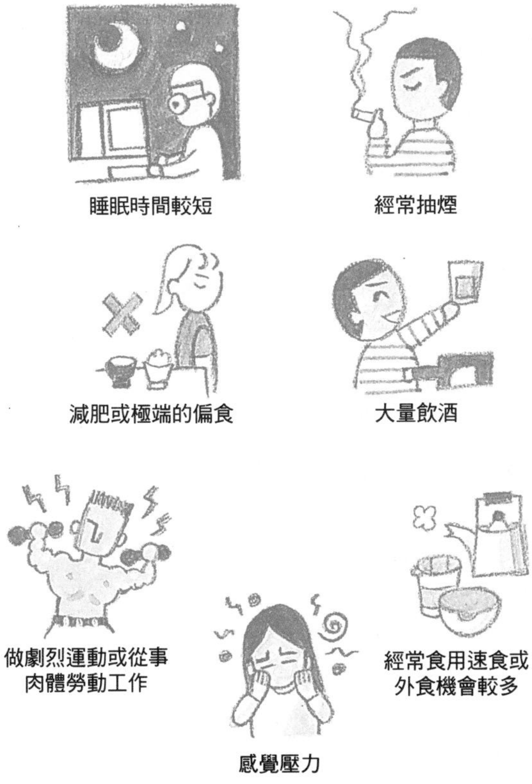
睡眠時間較短
經常抽煙
減肥或極端的偏食
大量飲酒
做劇烈運動或從事肉體勞動工作
經常食用速食或外食機會較多
感覺壓力

攝取量與需要量的比較

（需要量＝100）

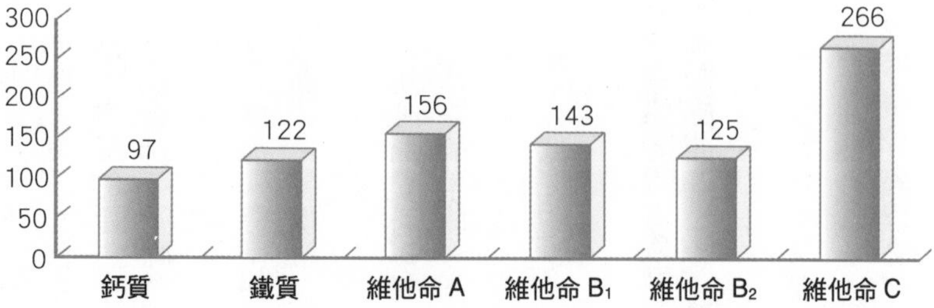

烹調所造成的維他命 C 的流失率

維他命C容易受到溫度、濕度、光線、紫外線的影響，具有容易遭到破壞的性質，也是易溶於水的營養素，因此必須注意烹調法和保存法。此外，容易氧化，經過一段時間，流失率就會提高。例如白蘿蔔泥的維他命 C 過了 2 小時之後就會減半。另外，水果削皮後要立刻食用。

白蘿蔔的維他命 C 流失率

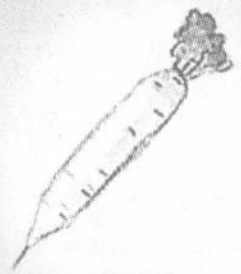

食　品	調理方法	減少率
白蘿蔔	白蘿蔔泥	5%
	炒白蘿蔔 7 分	13%
	煮白蘿蔔（3~30 分）	34~38%
	燉白蘿蔔（23 分）	38%

維他命 C 攝取量的演變

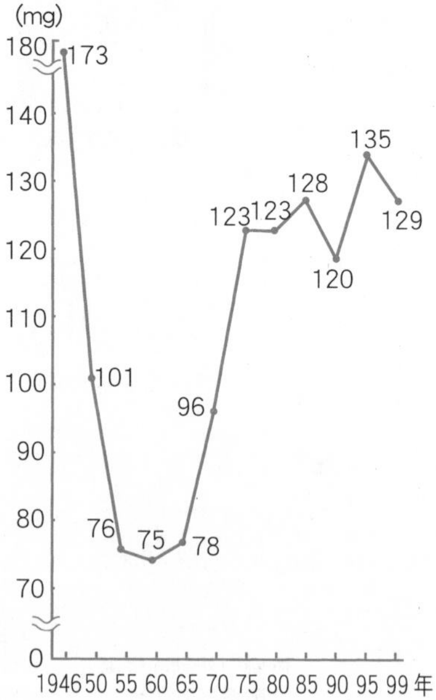

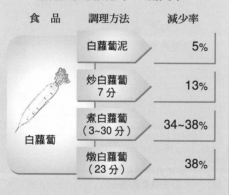

維他命的同類・具有類似維他命作用的物質

並非正式認同的維他命，但是卻具有相同作用的物質，就稱爲類似維他命作用物質。

有些研究者認爲這些是維他命，不過目前仍然衆說紛紜。

即使不攝取這些物質，也不會引起缺乏症，其中一部分的成分可以在體內合成，所以認爲和維他命的定義不合，不能認定爲維他命。

這些名稱很多都出現在電視廣告中，所以並不陌生。

目前仍在研究階段的類似維他命作用物質，隨著今後的研究，期待能發現更多的效果。爲各位介紹主要的類似維他命作用物質。

主要的類似維他命作用物質

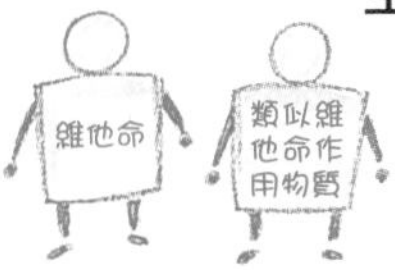

～主要物質與特徵～

維他命 P

能夠補強維他命 C，強化毛細血管。

芸香苷

強化毛細血管。

維他命 Q

促進醣類、脂質的代謝。

對胺基苯甲酸

合成葉酸不可或缺的物質，能夠促進腸內益菌的繁殖。

維他命 U

製造核酸所需物質，能修復胃腸黏膜。

維他命 B_{13}

幫助葉酸或維他命 B_{12} 的代謝。

膽鹼

製造乙酰膽鹼或卵磷脂。

維他命 B_{15}

具有抗氧化作用，能提高肝功能。

肌醇

使脂肪的流動順暢。

維他命 B_{17}

具有制癌效果。

維他命P（類黃酮化合物）

DATA 水溶性的類似維他命作用物質
・黃酮類（柑橘系列的色素）、芸香苷（存在於蕎麥中）、橘皮苷、檸檬素等總稱為類黃酮化合物
・缺乏症／牙齦等出血，對細菌的抵抗力降低

補強維他命C，鞏固毛細血管

當毛細血管衰弱時，牙齦容易出血，撞到東西時容易形成淤青。維他命P有毛細血管滲透性因子之稱，能夠補強製造結締組織蛋白質膠原蛋白的維他命C的作用，所以能強化毛細血管。

毛細血管對於身體各組織細胞與營養、氧進行取捨，因此需要某種程度的滲透性。滲透性太強時，血中的蛋白質滲出，容易出血，細菌也容易侵入。而維他命P則具有抑制過度滲透的作用。

預防出血性疾病或高血壓

維他命P的其他作用就是收縮毛細血管，具有降血壓作用。對於腦溢血等出血性的疾病或預防高血壓都有效。

此外，也能夠抑制更年期出現的熱潮紅現象。

目前並沒有過剩症問題的資料報告。

維他命 P 含量較多的食物

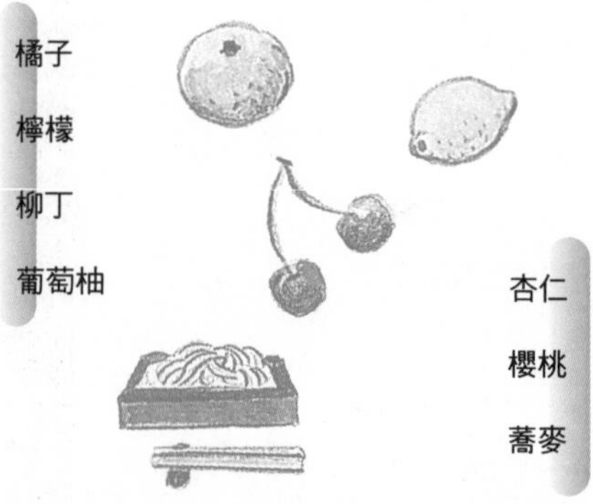

一併攝取維他命 C 更有效

維他命 P 能夠促進維他命 C 的吸收，防止維他命 C 被氧化，所以一併攝取更有效。

維他命 P 大量存在於橘子、檸檬、葡萄柚、柳丁等柑橘類中，而這些果實中也含有豐富的維他命 C。尤其是皮的部分，含有豐富的維他命 P，所以連果皮內的薄皮一起吃，就可以攝取到大量的維他命 P 和 C。

此外，杏或蕎麥粉、黑莓、櫻桃中的含量也很多。

維他命Q（泛醌、輔酶Q）

具有抗氧化作用，能幫助營養素代謝

DATA 類似維他命作用物質
・在體內合成的脂溶性維他命
・也稱為泛醌或輔酶Q
・缺乏症／容易疲倦、頭痛、肩膀痠痛、月經不順

促進醣類或脂肪的代謝

維他命Q也稱爲輔酶，可以從營養素中取出熱量，所以是不可或缺的物質。醣類、脂肪、蛋白質中所含的氫，運送到存在於粒線體的電子傳導系統，與經由呼吸得到的氧結合變成水。這時就會產生大量的熱量。

此外，抗氧化作用不亞於維他命E，能夠防止細胞膜氧化，提高氧的利用效率。

同時也能活絡精子的功能，提高免疫細胞或白血球的作用。

用來治療缺血性心臟疾病或腦溢血、糖尿病

維他命Q能夠在體內合成，但是過了四十歲之後，合成機能降低，因此容易缺乏。一旦缺乏，則代謝不順暢，抵抗力或免疫力減退，心臟衰弱。

缺乏維他命Q會出現牙周病，正是因爲氧的利用效率降低，牙齦缺氧所致。

此外，缺乏維他命Q時，容易出現疲勞、頭痛、肩膀酸痛、四肢冰冷、月經不順、腳浮腫等症狀。

維他命Q也可以當成醫藥品，用來改善狹心症、心臟衰竭、缺血性心臟疾病或肌無力等症狀。同時，可以將醣類轉換爲熱量，減少血中的糖分，所以也能夠用來治療糖尿病。

含維他命Q的食物

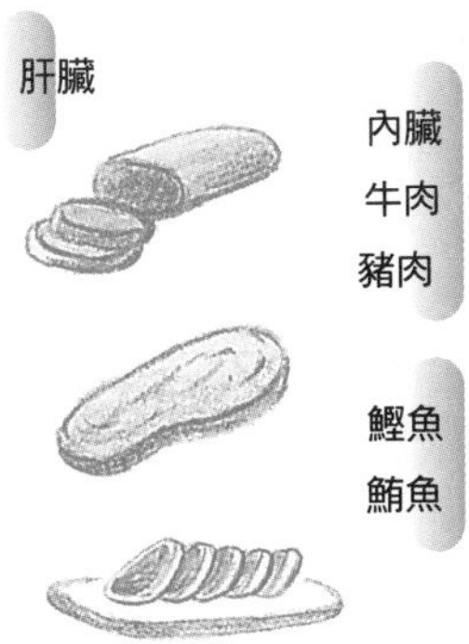

經由食物攝取時的注意事項

維他命Q在肝臟、內臟、牛肉、豬肉等肉類，以及鰹魚、鮪魚、沙丁魚、鯖魚等青色魚類中含量較多。

肝臟或內臟食物膽固醇較高，所以糖尿病患者不可以攝取過多。此外，加熱調理後，維他命Q會大量流失，所以在調理時要特別注意。

維他命U

DATA
類似維他命作用物質
・別名／CABAGIN
・缺乏症／胃弱、延緩潰瘍組織的修復

修復胃、腸受損的黏膜

維他命U是從高麗菜中發現的，因此稱爲CABAGIN，是類似維他命作用物質。

提到「CABAGIN」，很多人會想到胃腸藥。雖然對於它的作用還沒有完全了解，不過它的確能夠抑制胃酸的分泌，有效治療胃潰瘍。

核酸是合成蛋白質時不可或缺的物質，而維他命U則是製造核酸的必要物質。罹患胃潰瘍或十二指腸潰瘍時，要修復受傷黏膜的上皮細胞，則需要大量新鮮的蛋白質，這也提高了維他命U的必要性。

因此，一旦缺乏維他命U時，則會延緩胃弱、潰瘍的修復。

同時也當成醫藥品，用來預防及治療胃、十二指腸潰瘍。

維他命U含量較多的食物

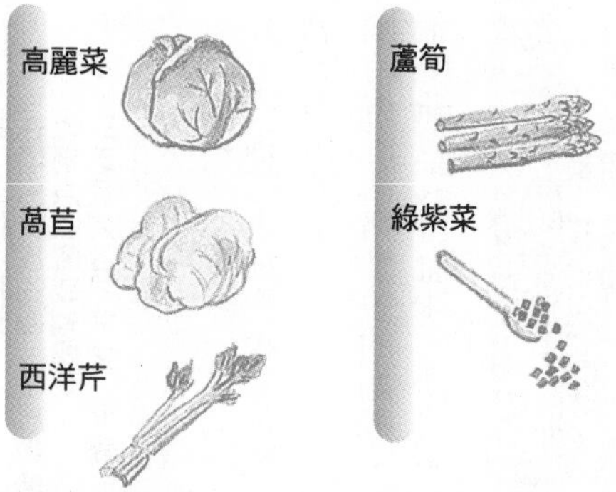

維他命U在高麗菜、萵苣等蔬菜中含量豐富，盡量生吃

維他命U在高麗菜、萵苣、西洋芹、荷蘭芹、蘆筍等蔬菜，或牛乳、蛋、綠紫菜中含量較多。尤其蔬菜中的含量特別多，討厭蔬菜的人必須注意可能會缺乏維他命U。

此外，維他命U不耐熱，加熱過程要快，才不會大量流失。若煮的過程中有湯汁，最好連湯汁一起喝掉。最好的吃法是直接生吃。

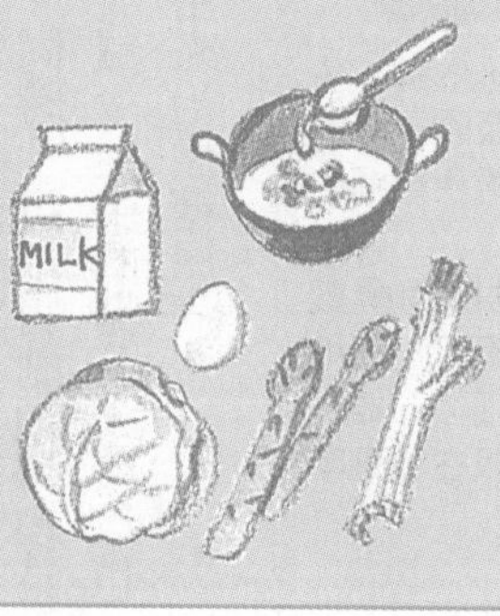

膽鹼

防止膽固醇沉著於血管壁

DATA
類似維他命作用物質
・在體內由胺基酸合成的水溶性類似維他命物質
・一天的需要量／500～2000mg
・缺乏症／動脈硬化、肝硬化、脂肪導致肝臟變質、阿茲海默症

預防動脈硬化或肝硬化等生活習慣病

從動物實驗中發現，膽鹼缺乏症之一就是脂肪肝，所以有一陣子膽鹼被當成是維他命，但是後來發現人類不會出現缺乏症，所以目前將其視爲是類似維他命作用物質。

膽鹼在體內成爲乙酰膽鹼或卵磷脂的材料。乙酰膽鹼能擴張血管、降血壓，具有神經傳遞質的作用。而卵磷脂則是生成細胞膜的物質，能夠抑制膽固醇沉著於血管，避免脂肪積存在肝臟。

換言之，缺乏膽鹼，就無法生成乙酰膽鹼或卵磷脂，結果就容易得動脈硬化或肝硬化等生活習慣病。

膽鹼不足會引起阿茲海默症嗎？

神經細胞的成分膽鹼，其另外一個作用就是幫助腦的記憶形成。最近發現阿茲海默症的患者缺乏膽鹼，同時也有報告顯示腦的作用需要膽鹼。

覺得自己有點健忘，就要懷疑可能是膽鹼不足。

膽鹼是由胺基酸製造出來的，因此當蛋白質攝取量減少時，就會缺乏膽鹼。因爲是水溶性物質，所以不用擔心過剩症的問題。

膽鹼含量較多的食物

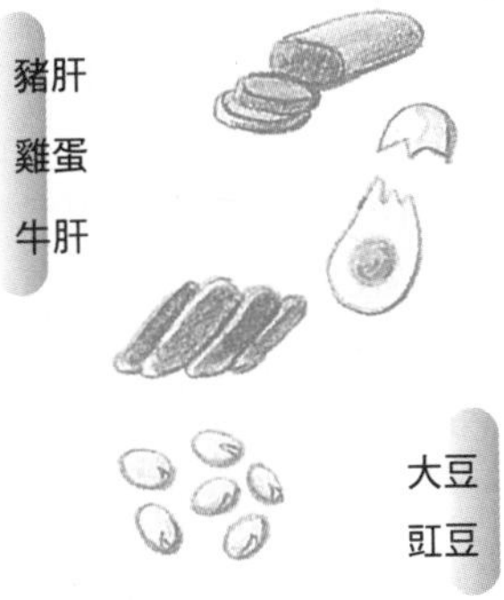

從日常飲食中攝取最重要

膽鹼是可以在體內合成的物質，從日常飲食中充分攝取最重要。

膽鹼含量較多的食物，包括雞蛋、肝臟等動物性食品，但是雞蛋膽固醇較高，所以一天只能吃一個，不可攝取過多。此外，也可以從深色蔬菜或小麥胚芽等植物性食品中攝取到膽鹼。

肌醇

有「抗脂肪肝維他命」之稱

DATA
水溶性的類似維他命作用物質
・維他命B群的同類
・一天的需要量／500~2000mg
・缺乏症／血壓上升、神經系統機能減退

具有預防動脈硬化的作用

肌醇別名環己六醇，大量存在於肌肉內。

有「抗脂肪肝維他命」之稱的肌醇，可以使脂肪流通順暢，避免脂肪積存在肝臟。每天喝酒的人，一定要攝取這種營養素。此外，也能使膽固醇的流通順暢，預防動脈硬化。

維持腦細胞及神經的正常功能

肌醇也是構成細胞膜磷脂肪的重要成分。所以脂肪較多的腦細胞或神經要維持正常功能，就不可缺少肌醇。

另外，也具有維持健康的頭髮、防止掉髮及濕疹等作用。

肌醇含量豐富的食物

- 柳橙
- 西瓜
- 甜瓜
- 葡萄柚
- 桃子

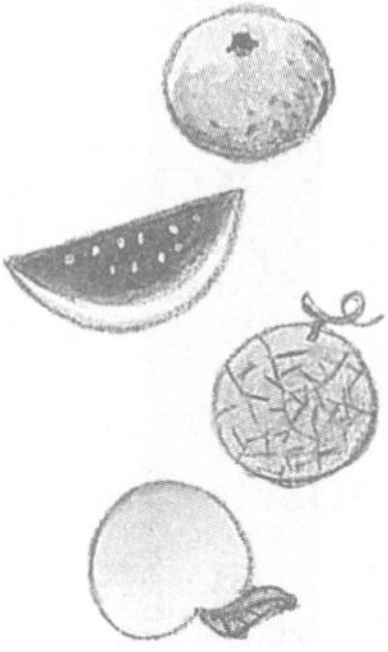

必須從每天的飲食中攝取

肌醇在體內可以經由葡萄糖合成，但是量不夠，所以還必須從每天的飲食中攝取。除了柳橙等柑橘類之外，也可以從豆類、小麥胚芽、牛乳中攝取。

因為肌醇是水溶性物質，所以不用擔心過剩症的問題。

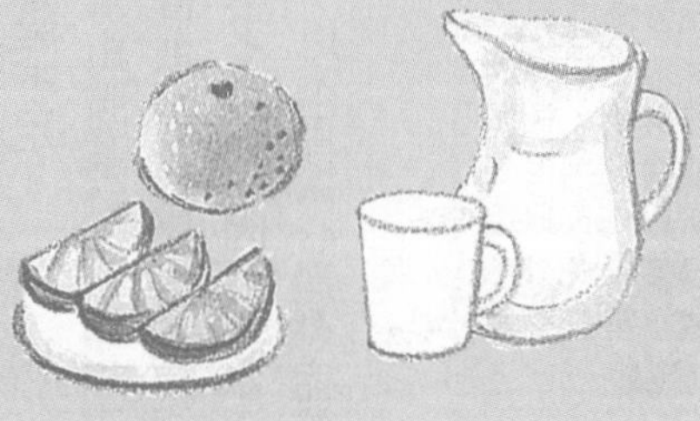

強化毛細血管

芸香苷

DATA
水溶性的類似維他命作用物質
・維他命P（類黃酮化合物）的一種
・恢復血管彈性，使血液流通順暢

對於出血性疾病或心臟疾病、高血壓有效

芸香苷是類黃酮化合物的一種，也是一種維他命P。芸香苷能夠強化毛細血管，對出血性疾病有效，可以預防腦中風或牙齦出血等疾病。尤其芸香苷能夠促進維他命C的吸收，所以與維他命C併用更能發揮效果。

芸香苷能夠讓失去彈性、容易破裂的血管重新恢復彈性，所以能使血液循環順暢。此外，也具有降血壓作用，對心臟疾病或高血壓等與血液循環有關的疾病有效。

對糖尿病或老人性癡呆症也有效

芸香苷會對胰臟產生作用，降低造成胰臟毛病的物質的作用，促進胰島素的分泌，所以也能預防糖尿病。

同時也能防止腦細胞的氧化，使其活化，對於老人癡呆症也有效。

芸香苷含量較多的食物

蕎麥

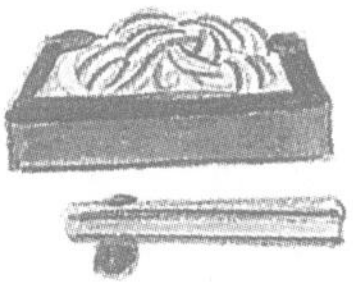

番茄

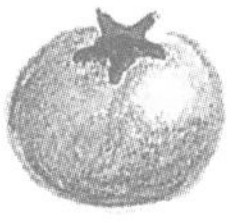

有效的攝取法

芸香苷是水溶性物質，例如蕎麥麵中的芸香苷一定會溶於湯中，所以要一併把湯喝掉。

此外，同時攝取橘子、柳橙等柑橘類，以及草莓、蔬菜等維他命C含量豐富的食物，效果更好。

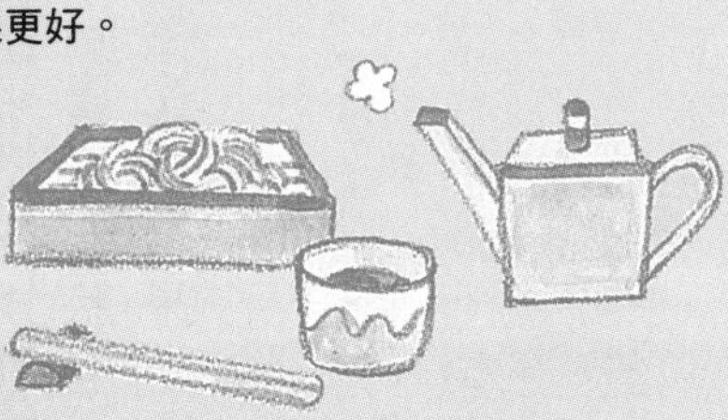

藉著腸內益菌合成維他命B群

對胺基苯甲酸（PABA）

DATA 水溶性的類似維他命作用物質
・維他命B群的同類
・缺乏症／容易疲勞、貧血、皮膚的活性減弱

在體內合成葉酸時不可或缺的成分

對胺基苯甲酸是構成葉酸的成分之一，是體內合成葉酸時不可或缺的物質。

葉酸會對合成核酸發揮作用，製造出新的細胞，促進細胞發育。同時能製造紅血球，發揮預防貧血的作用。

想要預防貧血、促進成長或增加葉酸攝取量的人，也要盡量攝取對胺基苯甲酸。

使腸內益菌旺盛繁殖

維他命B群是由腸內益菌合成的。

對胺基苯甲酸能使得腸內益菌（鏈球菌等）的繁殖順暢，因此攝取對胺基苯甲酸，就能夠合成其他的維他命B群。

但是經常使用抗生素或避孕藥的人，則由於腸內益菌狀態不良，因此無法產生這種效果。

對胺基苯甲酸含量較多的食物

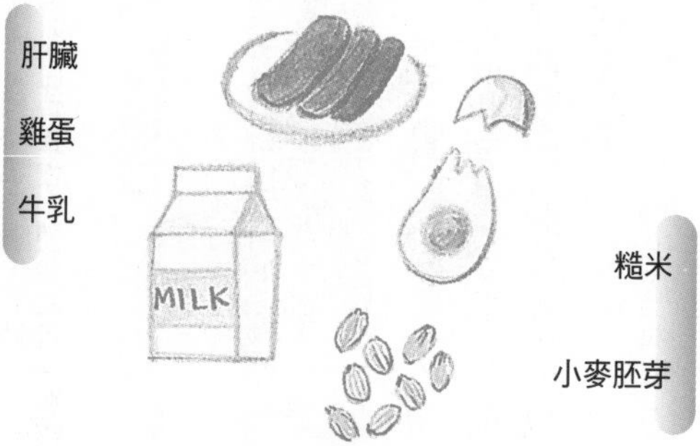

攝取時要注意過剩症

一旦缺乏，就會出現疲勞感、貧血，有時甚至精神異常。

但是大量攝取會產生不適感或噁心等症狀，所以要適量的攝取。

預防肝臟障礙或老化

維他命B_{13}

DATA
水溶性的類似維他命作用物質
・別名／乳氫酸

幫助葉酸及維他命B_{12}的代謝，此外，也有預防肝臟障礙或延緩老化的作用。但是關於其在體內的功能及缺乏症等，目前尚在研究階段中，還有很多不明白之處，所以無法決定出需要量。

含維他命B_{13}較多的食物

根菜類
小麥胚芽
啤酒酵母

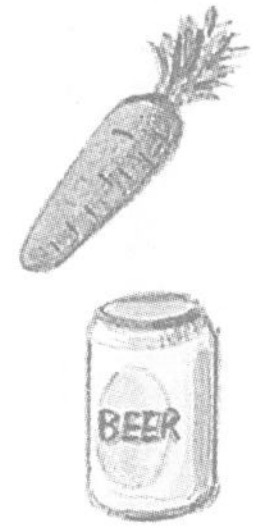

延長細胞壽命

維他命B_{15}

DATA
水溶性的類似維他命作用物質
・別名／泛配子酸

具有類似維他命E的抗氧化作用，與維他命A或E一併攝取更有效。能延長細胞壽命，提高肝功能的解毒作用，預防肝硬化，消除疲勞，同時具有提升免疫力的作用。

含維他命B_{15}較多的食物

未精白的穀類
南瓜子
芝麻
啤酒酵母

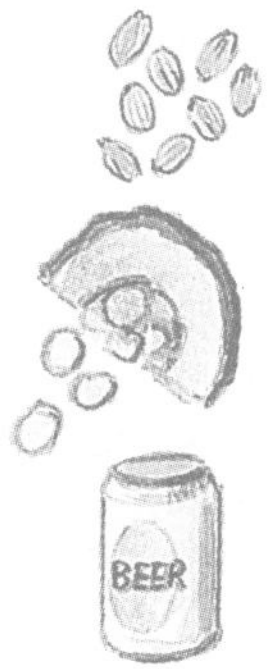

從杏仁中發現的制癌成分

維他命B_{17}

DATA
類似維他命作用物質
・別名／苦杏素

從杏仁中發現的物質，具有抗癌作用，有些國家將其當成治療癌症的藥物來使用，不過目前還無法確定效果。存在於維他命B_{17}中的氰化合物具有制癌效果，但是氰本身是毒性物質，大量使用很危險。

含維他命B_{17}較多的食物

杏仁　櫻桃

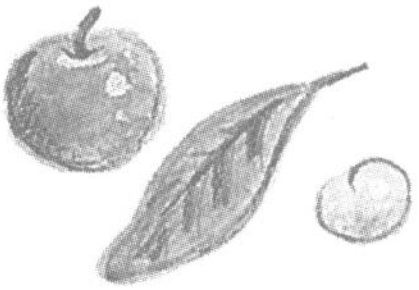

蘋果　枇杷葉

礦物質是何種營養素？

製造身體組織或調節身體所需要的微量營養素

身體的細胞是由水、蛋白質、脂肪、碳水化合物等分子所構成。這些分子是由元素結合而來。構成人體的元素大約有六十種。其中氧、碳、氫、氮四元素佔整體的96%，剩下4%的元素就稱爲礦物質（無機質）。

礦物質是構成骨骼與牙齒的成分，與有機質結合，成爲製造身體組織不可或缺的營養素。

溶於體液中而成爲游離離子的礦物質，對於調節pH值或滲透壓具有重要的作用。

此外，礦物質還具有調節身體機能的作用，成爲身體的潤滑油。

蛋白質、脂肪、醣類稱爲三大營養素，要讓這些營養素充分發揮機能，就必須藉助維他命、礦物質等微量營養素的力量。

生物要維持生命，就必須要讓食物在體內重新製造成必需的物質，進行代謝；而代謝所需要的就是酵素。酵素是由蛋白質所構成，可以促進生物體內的化學反應。

爲了活化酵素，就需要成爲輔酶的維他命或成爲輔因子的礦物質。一旦缺乏這些微量營養素，酵素無法發揮原有的作用，體內無法順暢的代謝，就會使得身體狀況瓦解。

人體礦物質的含量

多量元素		
元素	%	體內量 g（體重60kg的人）
鈣	1.5~2.2	1100
磷	0.8~1.2	600
鉀	0.35	210
硫	0.25	150
鈉	0.15	90
氯	0.15	90
鎂	0.05	30

微量元素		
元素	%	體內量 g（體重60kg的人）
鐵	0.004	2.4
錳	0.00004	0.024
碘	0.00004	0.024
鈷	微量	
銅	微量	
鋅	微量	

過剩或缺乏都有害，均衡攝取才能得到健康

體內無法自行合成礦物質，所以只能從食物中攝取。攝取量不足會引起缺乏症，引發各種疾病。但是攝取過多也會引起過剩症。

例如鐵、鋅、銅、錳等微量元素，超過需要量可能會引起中毒。而過剩攝取鈉，會成爲高血壓或腦中風的原因。

此外，礦物質也必須注重和其他礦物質之間的平衡。大量攝取特定的礦物質，對身體有害。例如過剩攝取磷，就會破壞鈣的吸收，成爲骨骼脆弱的原因。鈣和鎂不平衡時，就會成爲缺血性心臟疾病的原因。鉀和鈉不平衡時，則會成爲高血壓的原因。

食鹽攝取量的年度演變（每一人每一天的攝取量）

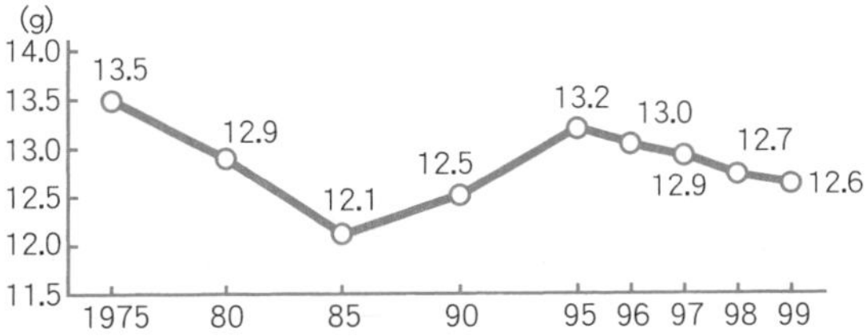

精製食品導致礦物質量減少（%）

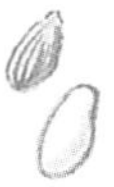
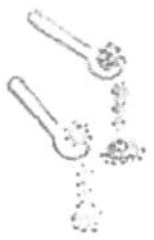
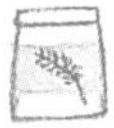

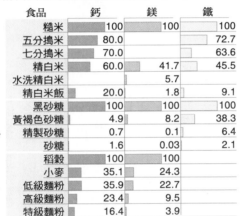

食品	鈣	鎂	鐵
糙米	100	100	100
五分搗米	80.0		72.7
七分搗米	70.0		63.6
精白米	60.0	41.7	45.5
水洗精白米		5.7	
精白米飯	20.0	1.8	9.1
黑砂糖	100	100	100
黃褐色砂糖	4.9	8.2	38.3
精製砂糖	0.7	0.1	6.4
砂糖	1.6	0.03	2.1
稻穀	100	100	
小麥	35.1	24.3	
低級麵粉	35.9	22.7	
高級麵粉	23.4	9.5	
特級麵粉	16.4	3.9	

要注意精製度高的食品與加工食品礦物質平衡的問題

與以前相比，現代人的礦物質平衡已經瓦解，一大原因就是飲食生活的變化。

一般來說，精製度越高的食品，礦物質含量越會減少。比較糙米和精白米，則精白米的鈣、鎂、鐵等含量都比糙米減少許多。砂糖和小麥也是同樣的情況。也就是說，吃精製度越高的食品，就越容易導致礦物質缺乏。

此外，現代人會吃很多加工食品，而加工食品的口味都比較重。味道重，則鈉的量就會比較多。攝取精製度高、鈉含量高的食品，就會使得鉀與鈉、鈣與磷之間失去平衡，導致礦物質平衡瓦解。

鈣

創造強健的骨骼與牙齒，有助於穩定精神

DATA
多量元素
元素符號／Ca
一天的需要量／男性700mg、女性600mg
缺乏症／骨質疏鬆症、老人癡呆症、對生成骨骼與牙齒有害

支撐身體，是生理機能不可或缺的物質

鈣佔人體的1.5～2％。體重60kg的人，體內大約有1kg是鈣。99％是骨骼或牙齒的成分，也稱爲「儲藏鈣」。剩下的1％則存在於血液或肌肉中，稱爲「機能鈣」。

儲藏鈣是製造強韌骨骼、支撐身體的重要物質。而機能鈣則是由血液運送到細胞，對維持生命發揮必要的作用。與細胞的分裂、增殖、分化有關，是骨骼肌或平滑肌的收縮、感覺細胞或神經細胞的興奮、血液凝固等各種生理機能不可或缺的物質。

現代人出現慢性缺乏鈣的現象

鈣對於健康、生成骨骼與牙齒等各種生理作用都非常重要，不過近二十年來，大部分人的攝取量都無法達到需要量。

最近不斷發現骨質疏鬆症的問題，所以高齡者攝取鈣的量提高了。

相對的，年輕人的攝取量卻降低了。尤其是單身男性或努力減肥的女性，這種傾向更爲顯著。

三十五歲以前身體可以儲藏鈣，而骨密度的顛峰期是三十歲。年輕時就必須要充分攝取鈣。骨質疏鬆症不單是高齡者的疾病，年輕人也可能成爲骨質疏鬆症的後備軍。

鈣的吸收率會隨著年齡的增長而降低，年紀大了之後，即使攝取鈣也無法吸收。所以要趁著能夠吸收的年輕時期好好的儲藏鈣。

一旦缺乏，會影響肌肉的收縮及精神的穩定

鈣幾乎都存在於骨骼內，一旦持續出現慢性缺乏狀態，骨量減少，最後就會引起骨質疏鬆症。而在成長期則會導致牙齒品質不良，同時也會影響顎骨的發育。

此外，也會影響肌肉的狀態和血液循環，成爲引起高血壓或動脈硬化的原因。

鈣會影響神經的傳導方面，能夠緩和精神緊張或興奮。

關於這一點，則與鎂和鈣的平衡有關。

鎂與鈣的比例，應該保持在1比2～1比3的程度，一旦缺乏鎂，則細胞內的鈣量會增加，結果引起肌肉收縮不良、焦躁、易怒。

磷與活性型維他命D都和鈣的吸收有關

鈣、磷、鎂是製造骨骼的主要礦物質，最好以1比1比0.5的比例來攝取。

鈣的吸收會受到其他營養素的影響，而與磷的關係尤其密切。

磷大量存在於肉或魚等諸多食物中，過剩攝取會產生問題，磷會抑制鈣的吸收。

傳統的飲食，鈣和磷的量都比較少，所以能取得平衡。

但是近年來飲食生活產生變化，蛋白質和磷的攝取量增加，而鈣的攝取量根本就趕不上磷的攝取量。

另外要注意的，就是鈣與維他命D的關係。

鈣由腸吸收，而能夠促進其吸收的，就是活性型維他命D。

血中的鈣濃度降低時，這個營養素就會促使骨骼中的鈣釋放到血液中，亦即具有保持鈣平衡的作用。

維他命D可以藉著晒太陽而製造出來。所以適當的沐浴在紫外線中，有助於鈣的吸收。

鈣質含量較多的食物

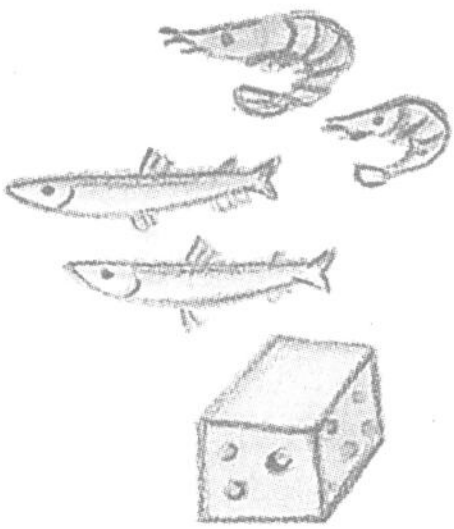

	每100g中	標準量
沙丁魚乾	2500mg	1大匙(5g) 125mg
蝦米	7100mg	1大匙(8g) 568mg
泥鰍	1100mg	1尾(7g) 77mg
若鷺	450mg	1尾(20g) 90mg
愛芒特乾酪	1200mg	100g 1200mg

鈣攝取量的演變

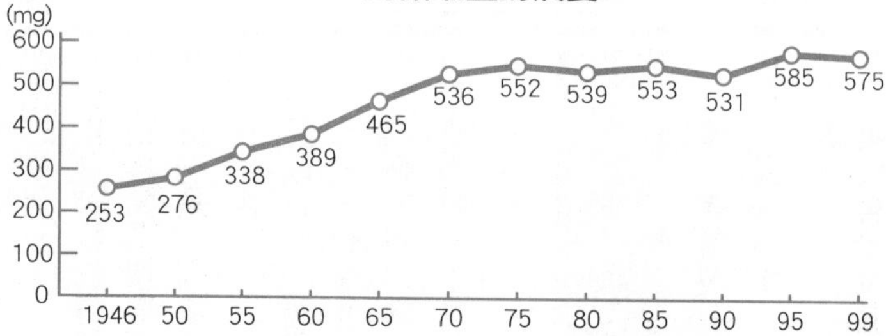

兩性的鈣攝取統計圖

（需要量＝100）

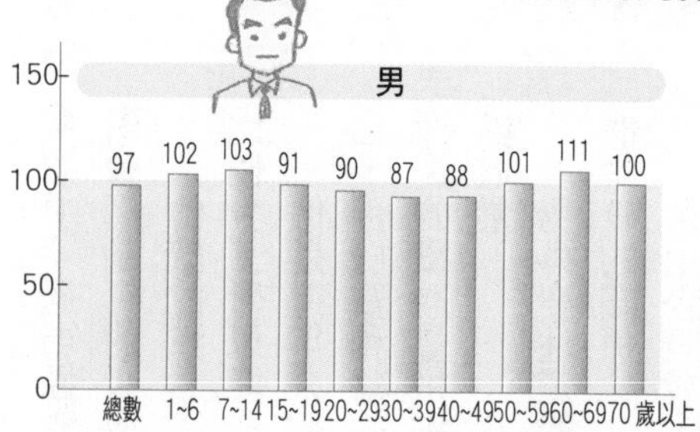

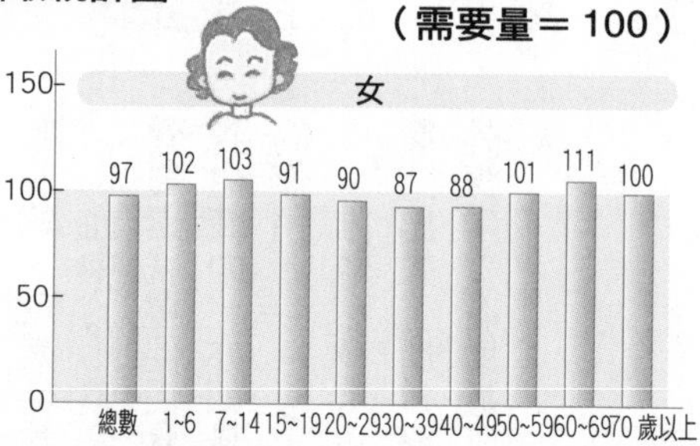

以下的人要注意缺乏鈣的問題

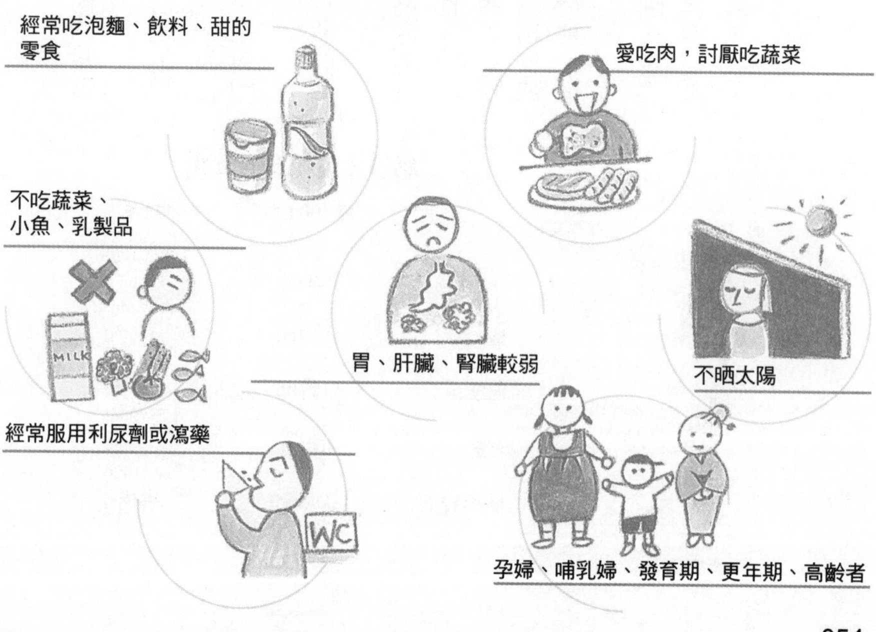
經常吃泡麵、飲料、甜的零食
愛吃肉，討厭吃蔬菜
不吃蔬菜、小魚、乳製品
MILK
胃、肝臟、腎臟較弱
不晒太陽
經常服用利尿劑或瀉藥
WC
孕婦、哺乳婦、發育期、更年期、高齡者

營養素等攝取量與調查

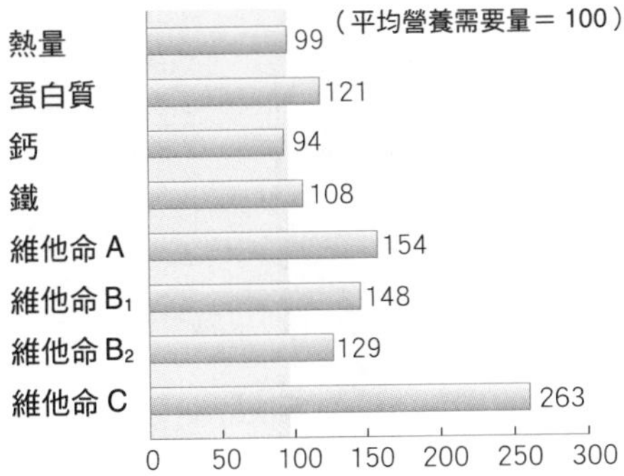

鈣的主要作用

- 製造骨骼、牙齒
- 幫助血液凝固
- 使肌肉與神經的功能正常

各種食物的鈣攝取構成比

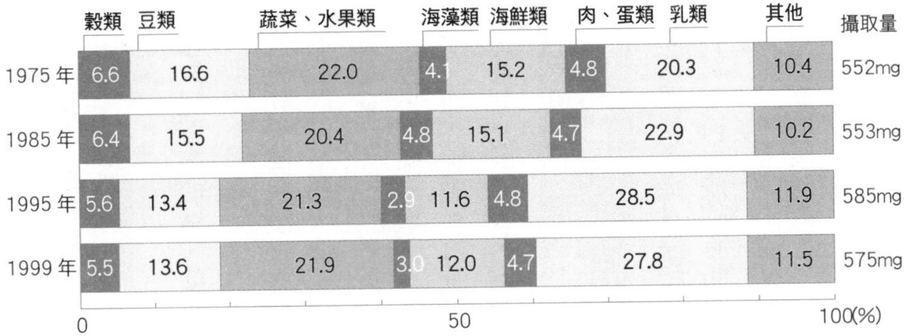

鈣的量與吸收率

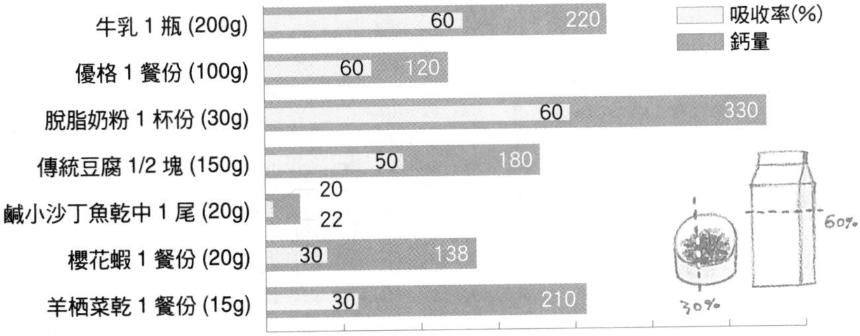

(註) 吸收率具有年齡等個人差

磷

DATA
多量元素
元素符號／P
一天的需要量／男性・女性都是700mg
缺乏症／對骨骼、牙齒的發育有害

必須考慮到與鈣的平衡來攝取

在體內，磷是僅次於鈣的多量礦物質，約佔體重的1%。其中80~85%與鈣結合生成磷酸鈣，成爲骨骼和牙齒的主要成分。

磷存在於植物性食品和動物性食品中，最近則當成加工食品的添加物來使用；與其說會攝取不足，還不如說會攝取過剩而造成問題。

尤其是經常在外用餐或食用調理包、加工食品的人，更是要考慮攝取過剩的問題。

磷會影響鈣的吸收。磷和鈣最理想的攝取比例是1比1。如果磷的攝取比例高於鈣，就會降低鈣的吸收率。

此外，如果磷過剩存在於血中，則爲了取得平衡，就會將原本儲藏在骨骼中的鈣釋放到血中。現代人鈣的攝取量原本就不足，如果骨骼的儲藏鈣再減少，那麼就更會加速鈣不足的現象。

製造骨骼、牙齒，對於腦和神經發揮作用

磷和鈣都是製造骨骼和牙齒的主要材料。磷生成磷脂肪，構成細胞膜，以核酸、磷蛋白質的方式成爲細胞的構成成分。

與醣類、脂肪、蛋白質的代謝反應有關，而且也是輔酶（NAD、FAD）的構成成分，促進熱量代謝，以ATP（生命活動的熱量源）、肌酸磷酸的方式儲藏熱量。此外，血中的磷酸鹽與調節pH值、滲透壓有關，能使腦、神經、肌肉的機能正常。

一旦缺乏，就會引起骨軟化症或發育不全，降低新陳代謝、肌肉衰弱，產生疲勞感。嚴重缺乏症會引起癲癇。

另一方面，過剩攝取不僅會影響鈣的吸收、排泄，同時也會導致甲狀旁腺機能亢進或骨代謝障礙。腎臟不好的人或是骨質疏鬆症患者，必須要限制磷的攝取量，注意磷過剩攝取的問題。

磷含量較多的食物

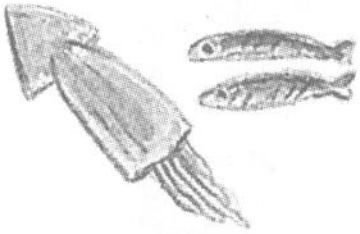

每 100g		標準量
2300mg	沙丁魚乾	1 大匙 (5g) 115mg
240mg	黍魚子	1 尾 (5g) 12mg
1100mg	乾魷魚	1 片 (100g) 1100mg
1100mg	小麥胚芽	100g 1100mg
290mg	潤目鰮	1 尾 (33g) 95.7mg

磷的主要作用

- 中和血中的酸鹼值
- 幫助醣類的代謝
- 保持體內的鈣平衡

主要食物的磷與鈣的含量

mg ／每 100g

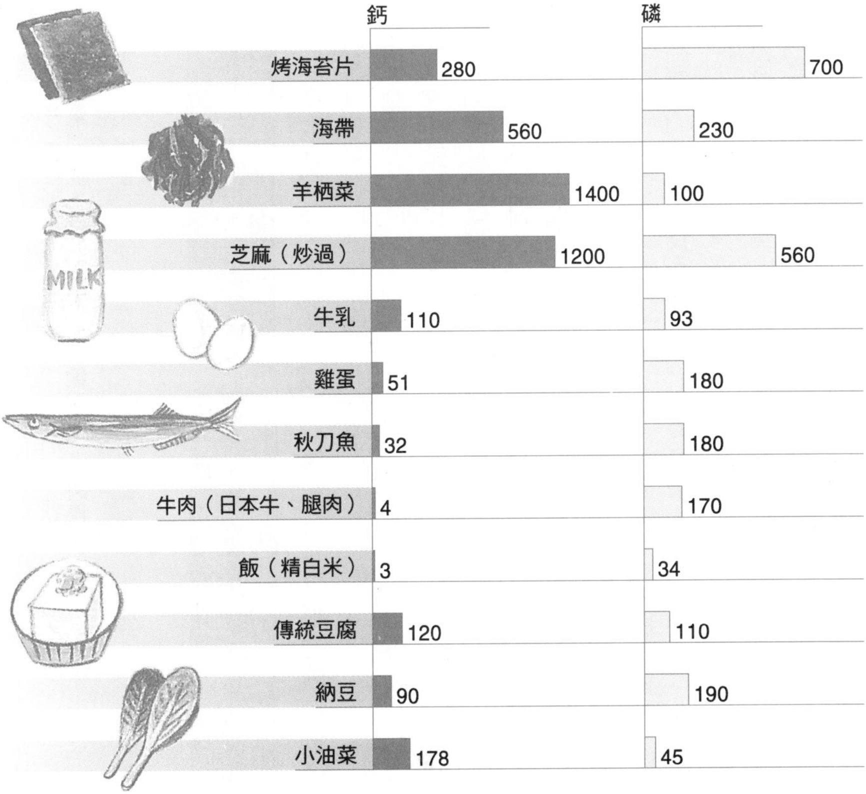

食物	鈣	磷
烤海苔片	280	700
海帶	560	230
羊栖菜	1400	100
芝麻（炒過）	1200	560
牛乳	110	93
雞蛋	51	180
秋刀魚	32	180
牛肉（日本牛、腿肉）	4	170
飯（精白米）	3	34
傳統豆腐	120	110
納豆	90	190
小油菜	178	45

鎂

防止心臟病、去除壓力

DATA
多量元素
元素符號／Mg
一天的需要量／男性310mg、女性250mg
缺乏症／神經過敏症、妄想、缺血性心臟疾病、肌肉痙攣

與各種酵素反應都有關，能調節新陳代謝

存在於我們體內的鎂，大約60%在骨骼，20%在肌肉中，而血清中則不到1%。

一旦缺乏鎂，骨中的鎂就會游離出來供身體使用。

鎂與生物體內三百多種的酵素反應都有關。與熱量的產生、蛋白質的合成、神經傳導、肌肉收縮、體溫調節、血壓調節等也有關。此外，也有抑制神經興奮的作用。

鎂堪稱是各種酵素的活化劑，是調節新陳代謝不可或缺的物質。

預防狹心症或心肌梗塞等心臟疾病

均衡的攝取鎂和鈣，就能夠保持心臟等循環系統的健康，強健骨骼與牙齒。

與鈣、鉀、鈉相比，人體內只存在些許的鎂。一旦缺乏鎂，則與鈣的平衡就會不良。

慢性缺乏鎂，會使循環系統產生毛病，引起狹心症或心肌梗塞。

如果與鈣的平衡不良，細胞內的鈣增加太多，肌肉無法順暢收縮，就容易引起肌肉痛，有時會出現痙攣、發抖等症狀。

被視為抗壓力礦物質，能保持精神狀態的穩定

鎂和鈣有抗壓力礦物質之稱。

一旦缺乏鎂，細胞內的鈣增加，就會引起各種精神症狀或神經症狀。

精神症狀方面包括抑鬱症、不安感、妄想、精神錯亂等，而神經症狀方面則包括神經過敏症、振顫（肌肉不隨意顫抖）、肌肉痙攣。

鎂是緩和焦躁情緒、穩定精神狀態不可或缺的礦物質。

有效的攝取方法

鎂存在於葉綠素中，廣泛分布於蔬菜類中。蔬菜中的鎂含量豐富，是供給鎂的重要來源。

米、麥在精製前也含有豐富的鎂，一旦精白或磨成粉，亦即經過加工調理之後，含量就大幅降低。

杏仁、芝麻等種子類或海藻類中也含有豐富的鎂。

經常喝酒的人必須注意。大量飲酒，血中濃度上升，鎂會隨著尿一起排泄到體外。

喝酒時，最好以鎂含量豐富的堅果類、海藻或深色蔬菜等當成下酒菜。

以下的人必須注意鎂的不足

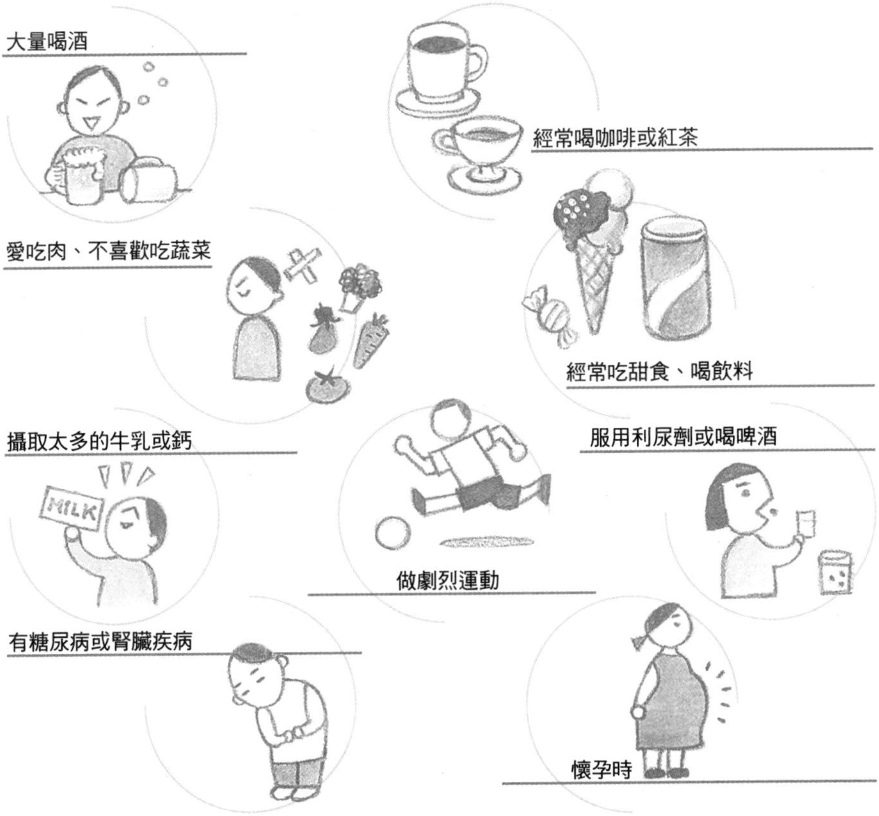
大量喝酒
經常喝咖啡或紅茶
愛吃肉、不喜歡吃蔬菜
經常吃甜食、喝飲料
攝取太多的牛乳或鈣
MILK
服用利尿劑或喝啤酒
做劇烈運動
有糖尿病或腎臟疾病
懷孕時

鎂的主要作用

- 幫助醣類的代謝
- 維持循環系統健康
- 使因為受到刺激而興奮的肌肉或神經恢復正常

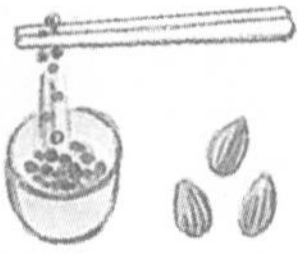

缺血性心臟疾病死亡與飲食性鈣、鎂比的相互關係

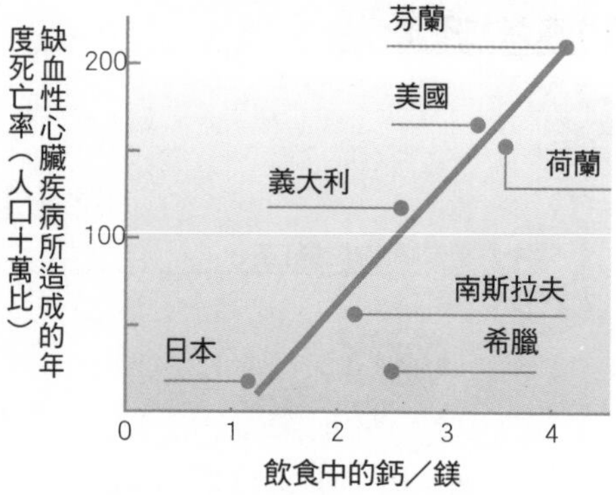

鎂在體內的分布

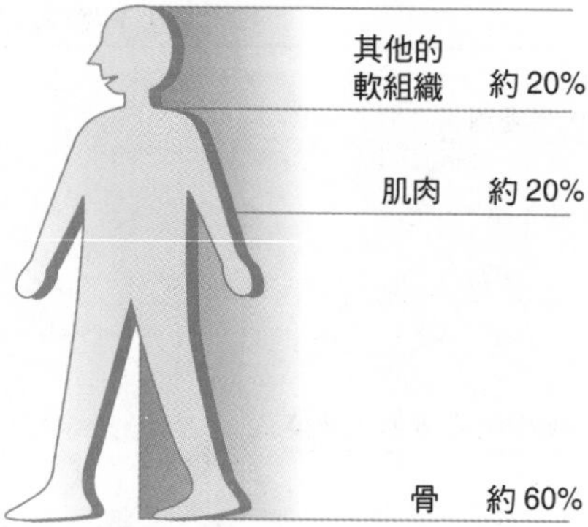

鎂含量較多的食物

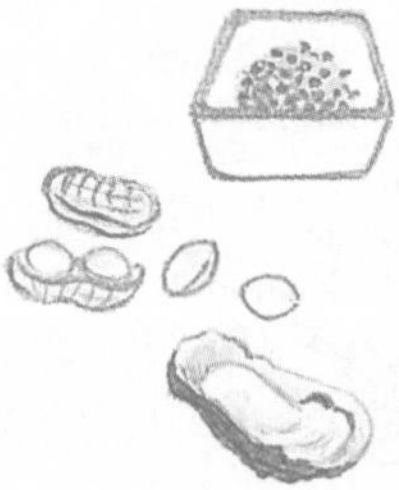

	每 100g 中	標準量	
芝麻	370mg	1 大匙 (9g)	33.3mg
花生（炒過）	200mg	1 杯 (110g)	222.2mg
糙米	110mg	1 杯 (160g)	176mg
納豆（拔絲納豆）	100mg	1 大匙 (25g)	25mg
牡蠣（貝類）	74mg	牡蠣肉 1 個 (10g)	7.4mg

鐵

將氧運送到體內，預防貧血

DATA
微量元素
元素符號／Fe
一天的需要量／男性10mg、女性12mg
缺乏症／缺鐵性貧血、腦障礙

構成血紅蛋白的物質，將氧供應到全身

成人男性的體內，鐵的含量爲4～5g，而女性則爲男性的70％。其中的60～70％存在於血中的色素蛋白血紅蛋白中，以血紅素鐵＝機能鐵的形態存在於體內。

剩下20～30％的鐵則與蛋白質結合，成爲儲藏鐵，儲藏在肝臟、骨髓、脾臟中。

當血紅素鐵缺乏症，儲藏鐵就會釋放到血液中補充。

機能鐵是紅血球中血紅蛋白的成分，與氧結合，將由肺取得的氧運送到身體各器官。

在肌肉中，一部分的鐵以肌紅蛋白（類似血紅蛋白的蛋白質）的形態存在，將氧儲藏在肌肉中。

將氧運送到身體各器官是鐵的工作，一旦缺鐵，身體就會出現缺氧狀態而引起貧血症狀。

如何提高鐵的吸收率？

鐵包括存在於動物性食物中的血紅素鐵和植物性食物中的非血紅素鐵。一般來說，血紅素鐵比非血紅素鐵更容易吸收。

鐵的吸收率只有 8%，但是和維他命C、蛋白質一併攝取，就能提高吸收率。

例如搭配維他命 C 一併攝取植物性食物中所含的非血紅素鐵，就能提高鐵的吸收率，所以在菜單中加入 1 杯柳橙汁，就能將鐵的吸收率提高為 5.7～12.9%。

此外，牛肝的吸收率為 20%，非常高，含有豐富的血紅素鐵和蛋白質，有助於鐵的攝取。

使用鐵的調理器具就可以攝取到鐵，而利用醋等酸性食品慢慢的熬煮食材，則可以攝取到更多的鐵。

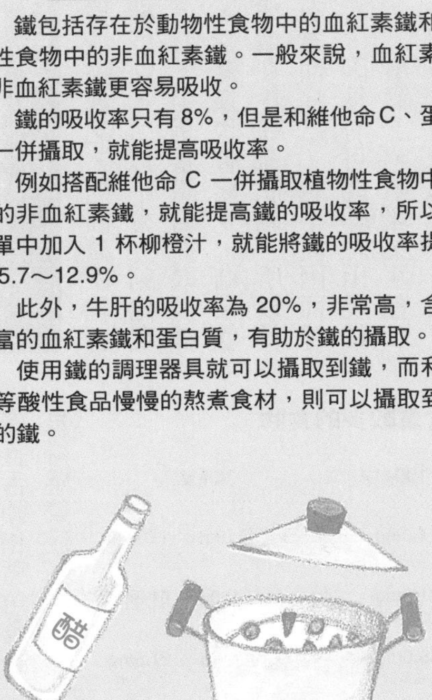

女性較容易出現鐵攝取不足的狀況

鐵的確是不容易吸收的成分，但是可以在體內反覆被利用，所以原則上，如果能每天補充因爲排泄而失去的1mg的鐵，就不會出現缺乏症。男性或停經後的女性不會出現鐵的缺乏症。

停經前的女性，每個月的月經會使鐵流失到體外，因此要比男性攝取更多的鐵。

尤其是月經過多的人，因子宮肌瘤、痔瘡而出血的人，更要多攝取鐵。

最近則有因爲減肥而導致缺鐵的傾向。

兒童之所以會出現貧血等症狀，是因爲鐵的攝取量不足，無法供應急速成長所需的鐵量。

因為缺鐵性貧血而出現疲勞感或食欲不振

機能鐵缺乏，則儲藏鐵就會支援機能鐵，所以不會立刻出現貧血症狀。但是當鐵的攝取量減少時，儲藏鐵也會變少，結果就會造成潛在性缺鐵狀態。所以就算沒有貧血症狀，也不能因而感到安心，因爲有可能即將出現貧血症狀。事實上，年輕女性有三分之一到一半的人都有潛在性缺鐵症狀。

懷孕時，隨著血量增加，鐵的需要量也會增加。如果是儲藏鐵量較少的潛在性缺鐵者，則一旦懷孕後，就會出現貧血症狀。所以懷孕前就要增加儲藏鐵。

一旦罹患缺鐵性貧血症時，紅血球的血紅蛋白量減少，體內無法得到足夠的氧。因此皮膚蒼白，出現呼吸困難、心悸、疲勞感、無力感、食欲不振等現象，而且舌頭和嘴角發紅、潰爛，容易得感染症。

鐵含量較多的食物

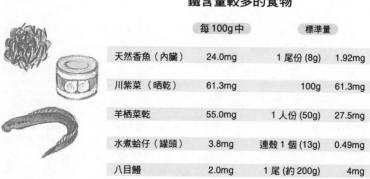

	每100g中	標準量	
天然香魚（內臟）	24.0mg	1 尾份 (8g)	1.92mg
川紫菜（晒乾）	61.3mg	100g	61.3mg
羊栖菜乾	55.0mg	1 人份 (50g)	27.5mg
水煮蛤仔（罐頭）	3.8mg	連殼 1 個 (13g)	0.49mg
八目鰻	2.0mg	1 尾 (約 200g)	4mg

鐵的主要作用

- 紅血球的構成成分
- 將氧運送到細胞
- 促進成長
- 提高免疫力

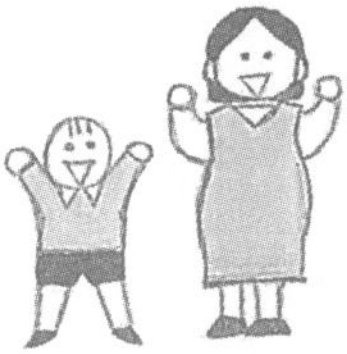

鐵攝取量與調查對象的平均營養需要量的比較 (調查對象的平均營養需要量＝100)

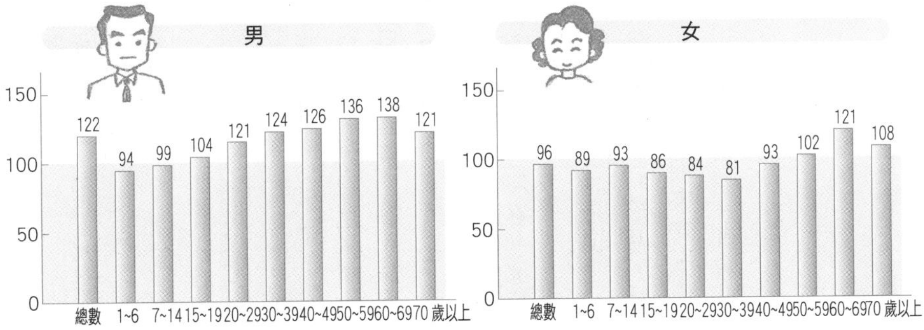

各種食物的鐵攝取構成比

	穀類	豆類	蔬菜、水果類	海鮮類	海藻類	肉、蛋類	其他	攝取量
1975 年	17.6	17.6	18.5	13.0	2.8	13.9	16.6	10.8mg
1985 年	15.7	15.7	21.3	13.0	2.8	14.8	16.7	10.8mg
1995 年	13.3	13.9	21.9	12.2	5.3	17.5	15.9	11.8mg
1999 年	13.2	14.4	21.9	12.5	3.6	16.9	17.5	11.5mg

0　50　100(%)

鈉

攝取過多會導致高血壓

DATA
多量元素
元素符號／Na
一天的需要量／男性・女性都是10 g以下（以食鹽的方式攝取）
缺乏症／不容易缺乏

對細胞內外的物質交換或神經的刺激傳遞發揮作用

我們主要是經由食鹽來攝取鈉，然後由腎臟排泄，再由排泄物或皮膚排泄到體外。

鈉和鉀一起調節細胞內外的物質交換或細胞的滲透壓、體液的pH值、水分的作用。

此外，也對神經刺激傳遞發揮作用，所以與鉀拮抗，與肌肉收縮有關，會促進心肌放鬆。

是負責維持正常機能的重要工作。

傳統的飲食生活會使得鈉過剩攝取，要注意

以食鹽的換算量來看，成人的鈉目標攝取量，每人每天是10 g以下，最好是6 g以下。

但經常使用味噌或醬油的傳統飲食，要想控制在10 g以下並不容易。

日本成人的鈉攝取量，每人每天為12～15 g，超過了目標攝取量。以男女別來看，男性較高，以地區別來看，則東北地方較高。

食鹽含量較多的食物

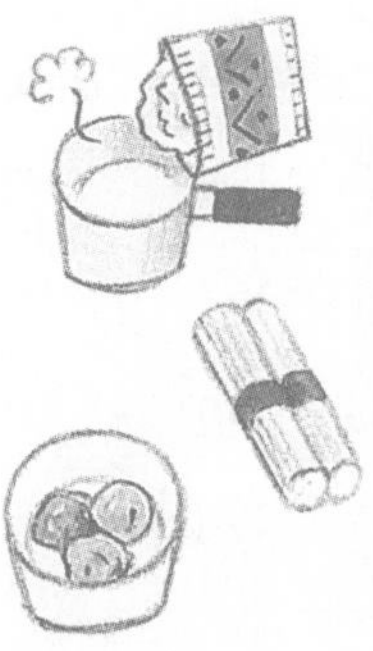

	每 100g	標準量
泡麵	2700mg	1 個 (120g) 3253mg
乾烏龍麵	1700mg	1 束 (300g) 5100mg
鹽漬沙丁魚	2400mg	1 尾 (60g) 1437mg
醃鹹梅	8700mg	1 個 (約 10g) 870mg
烏賊	2700mg	100g 2700mg

鈉的主要作用

- 調整血液或細胞間液等的濃度
- 讓鈣或蛋白質容易溶於血中

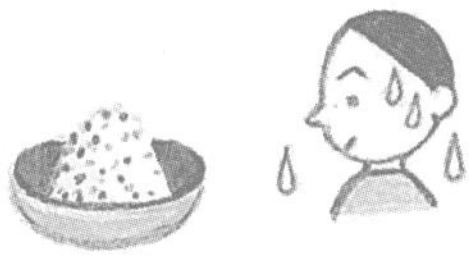

食鹽攝取量（性別、年齡層別，20 歲以上）（每人每天）

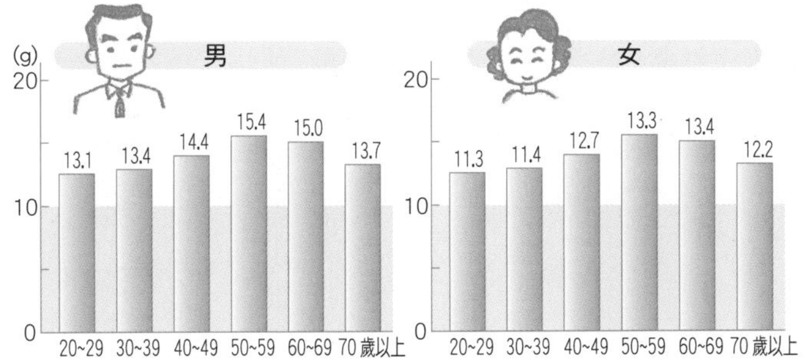

日本各地區的食鹽攝取量（每人每天）

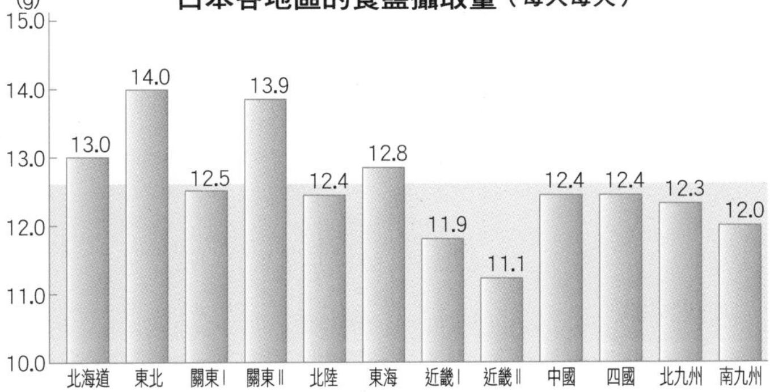

慢性攝取過多會導致高血壓或動脈硬化

正常的飲食生活不會有缺乏症，但若是出現腹瀉、嘔吐、發汗、腎上腺功能降低等症狀時，就要注意了。

原本，鈉攝取過多時，會經由尿液等排泄出來，太少時則可以由體內抑制其排泄量，所以不會有過剩症的問題。但是如果持續慢性鈉攝取過多，就可能引起高血壓、胃潰瘍、動脈硬化等，要注意。此外，鈉攝取過多，也會成爲胃癌的促進因子。

鉀

去除多餘的鈉，降血壓

DATA
多量元素
元素符號／K
一天的需要量／男性・女性都是2g
缺乏症／肌力減退、焦躁、食欲不振

藉著與鈉的平衡保持正常血壓

我們的細胞內存在著鉀，細胞外存在著許多鈉，而細胞內外濃度差大約保持在三十倍左右。

鉀存在於血液中，所以攝取較多食鹽時，細胞外的鈉增加，而爲了與細胞內的鉀取得平衡，血漿量會增加，導致高血壓的發生。

鈉攝取較多時，如果沒有多攝取一點鉀，就無法保持細胞內外的平衡。

食鹽攝取過多，導致鈉／鉀上升，使得血壓也上升。

鈉過剩攝取或缺乏鉀，則原本沒有鈉的心臟或肌肉細胞內就會增加鈉的量，使得心肌的功能遲鈍，引起心律不整或心臟衰竭。

此外，全身肌肉也會產生無力感，變得沒有力氣、食欲不振，出現夏日懶散症。

鉀是容易缺乏的礦物質

鉀存在於海藻類、豆類、薯類、穀類、肉類、蔬菜、水果等許多食品中，但是鉀卻是容易缺乏的礦物質，因爲烹調時容易流失。

例如煮菜大約會失去30％的營養素，因此，不需經過烹調就可以吃的水果或水果乾等，就成爲鉀的良好供給源。

此外，食鹽攝取量增多時，會和鈉一起排出體外。愛吃甜食或是愛喝酒、長期服用利尿劑、慢性嘔吐或腹瀉、壓力等，都是導致鉀減少的原因，要注意。

鉀的主要作用

- 調整細胞內側體液的濃度
- 是肌肉產生熱量時不可或缺的物質

鉀

鉀含量較多的食物

	每 100g	標準量	
海帶	3200mg	5cm 正方形 (2g)	64mg
乾海帶芽	5200mg	1 人份 (2g)	104mg
波菜	690mg	1 束 (270g)	1863mg
芋頭	640mg	中 1 個 (60g)	383.2mg
高麗菜心	610mg	1 個 (15g)	91mg

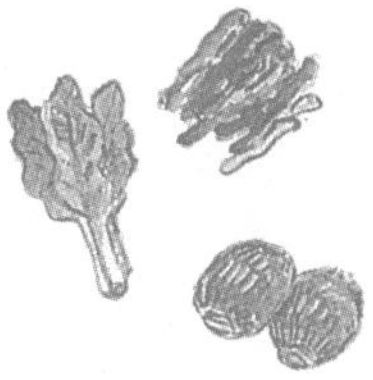

水果中所含鉀的標準量（mg）

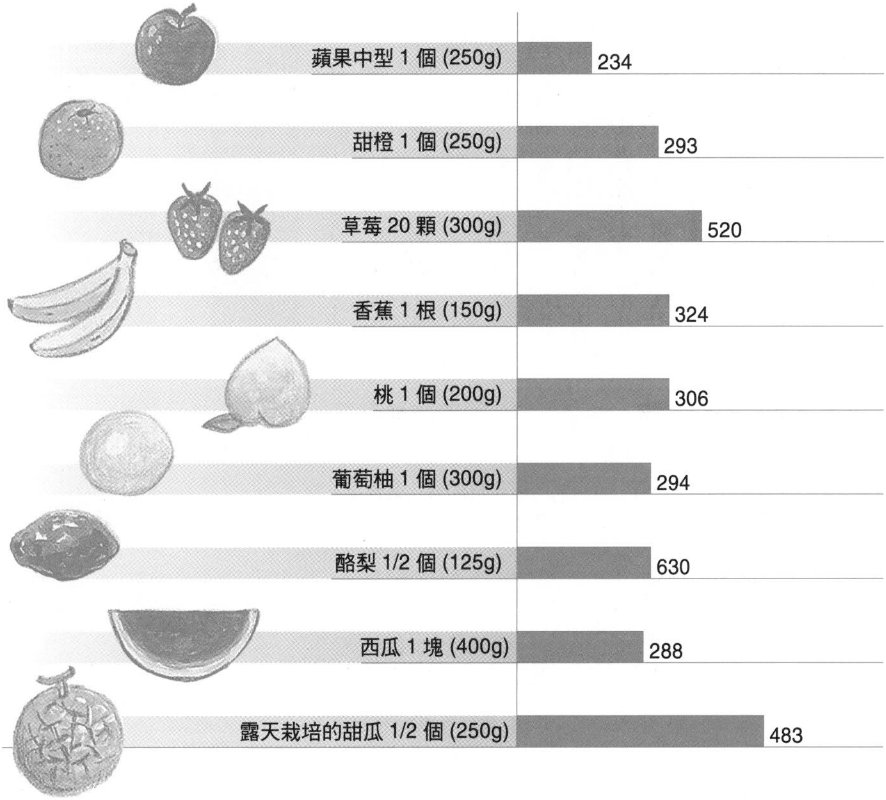

氯

可以對胃內的食物進行殺菌並促進消化

DATA
多量元素
元素符號／Cl

存在於胃液或細胞外液中

提到氯，大家就會想到漂白劑或自來水的消毒。氯也是一種礦物質，在體內有各種作用。

成人體內含有150g的氯。以鹽酸的形態存在於胃液中的氯，能活化幫助蛋白質消化的胃蛋白酶，促進消化。此外，可以降低胃中的酸鹼值，使胃液呈現酸性，殺死食物中的細菌。

在胰臟可以促進胰液的分泌，幫助消化，大量存在於細胞外液當中，和鈉或鉀等其他的礦物質一起調節酸鹼值的平衡與滲透壓。

會藉著尿或汗排出，不必擔心過剩症

氯主要是經由食鹽或自來水攝取。食鹽（氯化鈉）是由氯和鈉構成，高血壓的原因是鈉，所以不必擔心攝取氯。

大量攝取的氯，會隨著尿和汗排出體外，所以不用擔心過剩症的問題。一旦缺乏，會降低胃液的酸度，出現食欲不振或消化不良的現象，不過只要飲食正常，就不必擔心這個問題。

喝了摻入氯的水，腸內益菌不容易繁殖，不過吃優格等就可以解決這個問題。

氯的主要作用

- 活化幫助消化的胃蛋白酶
- 促進消化
- 降低胃中的酸鹼值，使胃液成為酸性，對食物殺菌
- 幫助調節酸鹼值的平衡以及滲透壓

氯含量較多的食物

鹽

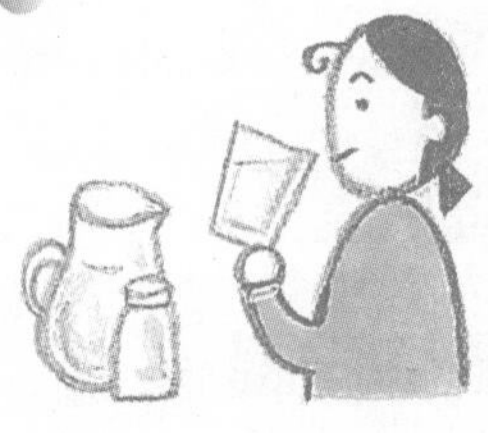

硒

具有制癌效果，是備受注目的礦物質

DATA 微量元素
元素符號／Se
一天的需要量／男性50～60μg、女性45μg
缺乏症／心肌症、肌肉衰弱

藉著抗氧化的作用，防止細胞組織氧化

「硒」在希臘文中是熱量的意思，燃燒後會綻放如月光般的光芒，所以命名爲硒。構成我們身體的細胞膜等含有不飽和脂肪酸；不飽和脂肪酸容易氧化，氧化之後所生成的過氧化脂肪會使組織老化，成爲引發動脈硬化的關鍵。硒是分解過氧化脂肪的酵素的重要成分，具有抗氧化作用，能防止細胞氧化。

具體來說，能夠延緩老化，預防動脈硬化所引發的心肌梗塞或腦中風，抑制癌症，改善血液循環障礙或更年期障礙的症狀。

與其擔心缺乏症，不如擔心過剩症

一天從海鮮類或穀類中可以攝取到100μg的硒，所以不用擔心缺乏症，反而要擔心過剩症。

硒攝取過多會引起中毒症狀，所以一天不可以攝取超過250μg。

中毒症狀包括噁心、皮膚乾燥、掉髮、肝硬化、貧血等。

急性中毒時會出現腹痛、呼吸系統障礙等。經由藥劑過剩攝取才會出現這些症狀，所以只要飲食正常就不用擔心這個問題。

硒的有效攝取法

植物性食物和動物性食物中都有硒。

海鮮類、動物的內臟、肉類含量較多。小麥胚芽或糙米、蔥、蒜中也有，而穀類和蔬菜的含量則依土壤硒的濃度不同而有很大的差異。

與硒同樣具有分解過氧化脂肪作用的就是維他命 E 和維他命 C，一併攝取，就更能夠增強效果。

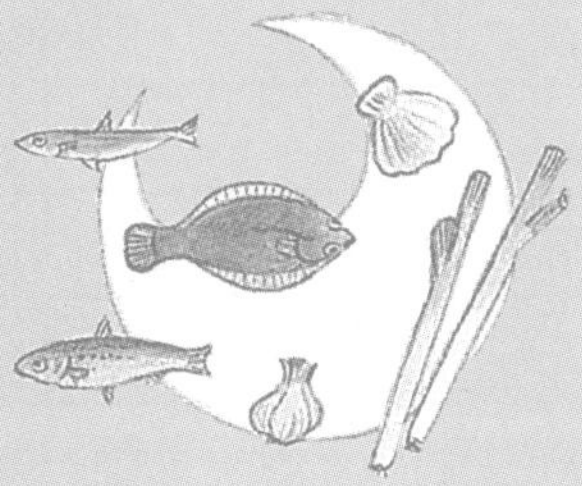

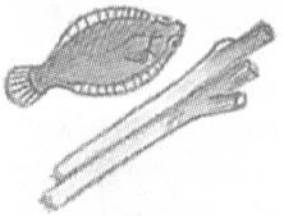

硒含量較多的食物

	每 100g	標準量
若鷺	124 μg	80g 99 μg
沙丁魚	118 μg	1 尾 (80g) 94.5 μg
鰈魚	66 μg	1 塊 (100g) 66 μg
扇貝	72 μg	70g 54 μg
蔥	132 μg	30g 40 μg

硒的主要作用

- 和維他命 E 同樣具有抗氧化作用
- 防止組織老化
- 活化抗氧化酵素

硒攝取標準

年齡 (歲)	男 需要量 (μg)	女	容許上限攝取量
0~(月)	15	15	—
6~(月)	20	20	—
1~2	25	25	—
3~5	35	35	—
6~8	40	40	—
9~11	50	45	—
12~14	55	50	—
15~17	60	45	250
18~29	60	45	250
30~49	55	45	250
50~69	50	45	250
70 以上	45	40	250
孕婦		＋7	250
哺乳婦		＋20	250

鋅

細胞生成及身體發育不可或缺的礦物質

DATA 微量元素
元素符號／Zn
一天的需要量／男性11～12mg、女性9～10mg
缺乏症／味覺和嗅覺降低、生長與生殖機能降低

活化酵素機能的必需元素

鋅是存在於一百多種酵素中的必需元素，與蛋白質、醣類、脂肪的代謝有關。

身體要製造新的細胞，必需傳遞基因訊息，而且要合成蛋白質。而能夠促進這些作用的，就是含有鋅的酵素。

一旦缺乏鋅，則細胞的生長停滯，延緩皮膚和骨骼的發育及維持。

尤其是成長期的兒童，發育延遲的情況特別顯著。

缺乏鋅，也會影響性荷爾蒙等激素的活性，傷口不易復元、掉髮、指甲出現白斑等，會影響

女性因減肥而缺乏鋅，導致味覺障礙

高齡者味覺異常，是因為舌頭感覺味道的味蕾器官老化所致。而食量減少，鋅缺乏，也會導致味覺異常。

最近在年輕女性身上，「感覺不出味道」的味覺障礙有增加的趨勢。以女子大學學生為對象進行調查，發現味覺障礙的原因就是輕度的缺乏鋅。

年輕女性之所以缺乏鋅，是因為積極減肥，導致食量減少所致。此外，經常食用加工食品也會缺乏鋅而引起味覺障礙，要小心。

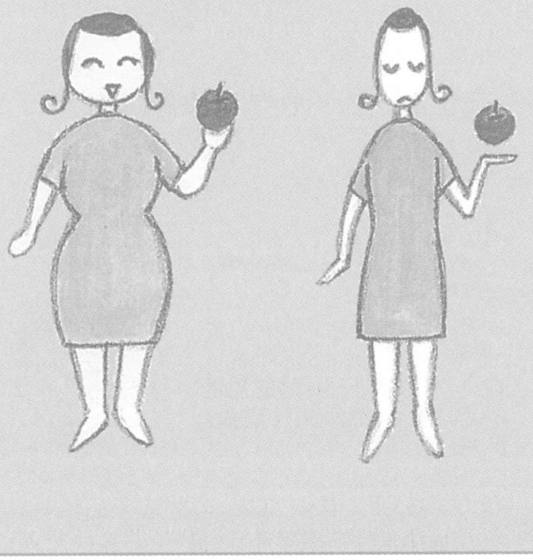

各種器官。

鋅能夠活化腦的功能，具有提升學習力的效果。

有效的攝取方法

肉類、海鮮類、穀類都含有鋅，只要飲食正常，就不會缺乏鋅。

若是偏重於植物性食品的飲食或只食用速食品，就會缺乏鋅。

加工食品中當成品質改良劑使用的成分，會使鋅排出體外，所以要避免攝取過多的加工食品。

此外，大量飲酒也會增加鋅的消耗量。

人體容易缺乏鋅，所以要適量的攝取。

鋅含量較多的食物

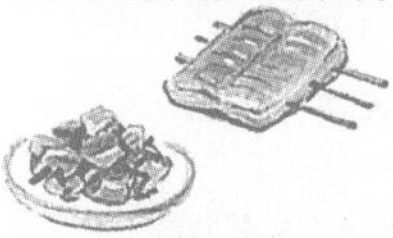

每 100g		標準量
13.2mg	牡蠣	牡蠣肉 1 個 (20g) 2.64mg
4.4mg	日本牛（腿瘦肉）	薄片 1 片 (50g) 2.2mg
6.9mg	豬肝	韭菜炒豬肝 1 人份 (50g) 3.45mg
2.7mg	烤鰻	1 串 (80g) 2.16mg
3.1mg	豬肉（腿肉、叉燒肉）	薄片 1 片 (30g) 0.93mg

鋅的主要作用

- 細胞分裂不可或缺的元素
- 與維持皮膚、骨骼、味覺、生殖器官的發達有關
- 保護人體免於有害金屬的傷害

毛髮中含鋅越多，表示血中含男性荷爾蒙量越多

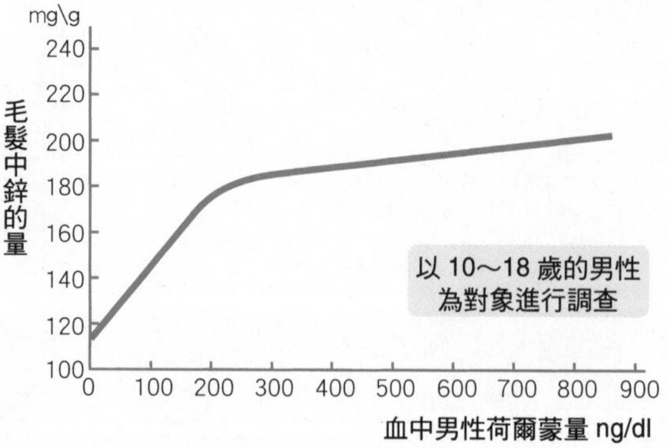

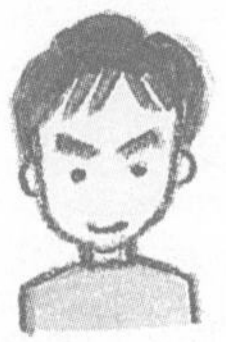

碘

製造甲狀腺激素的主要構成成分

DATA 微量元素
元素符號／I
一天的需要量／男性・女性都是150μg
缺乏症／甲狀腺腫、甲狀腺機能障礙

甲狀腺激素的原料，促進發育

喉結下方類似蝴蝶展翅形狀的甲狀腺，會分泌甲狀腺激素。甲狀腺激素具有活化細胞新陳代謝的作用，而碘則是製造甲狀腺激素中的甲狀腺素和三碘甲狀腺素的材料。

甲狀腺激素正常發揮作用時，就能提高交感神經的感受性，促進蛋白質、脂肪、醣類的代謝。

胎兒期到幼兒期的孩子，可以利用甲狀腺激素促進身體、精神的發育。此外，也具有促進呼吸、使心跳次數增加、保持皮膚

經常吃海鮮的人要注意

我們所攝取的碘，80%來自海帶芽、海帶等海藻類，其他則是經由海鮮類、穀類、肉類、蛋類攝取到的。肉類和蛋類的碘濃度則依家畜所吃飼料的碘含量多寡而有不同。

1 天的需要量為 150μg，但是一般人即使飲食正常，攝取量也會多出 5 倍。1 天超過 3000 μg，就會引起甲狀腺腫；所以經常吃海鮮的人要特別注意，不可攝取太多。

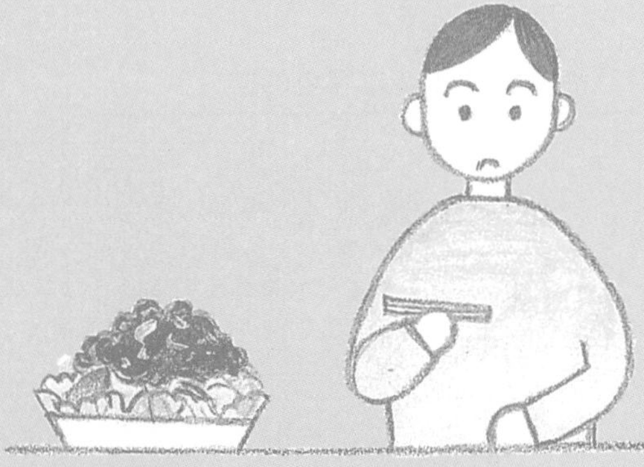

及頭髮健康等各種作用。

甲狀腺腫瘤是因為甲狀腺激素缺乏或過剩所致

碘是容易缺乏的礦物質之一。

然而海洋環繞的島國居民，幾乎不會缺乏碘。因爲碘的主要來源是海產物。

一旦缺乏碘，喉嚨的甲狀腺腫脹，會出現甲狀腺腫。內陸土壤中碘含量低的地區，容易出現甲狀腺腫患者。

即使是島嶼住民，也有可能會有甲狀腺腫患者，而且是在海產豐富的海岸地帶。由此可知，攝取過多的碘也會引起甲狀腺腫。

碘的主要作用

- 甲狀腺激素的構成元素
- 促進成長
- 活化基礎代謝
- 保持頭髮、指甲、皮膚的健康

碘含量較多的食物

海帶　海帶芽（乾）
沙丁魚　鯖魚　紫菜

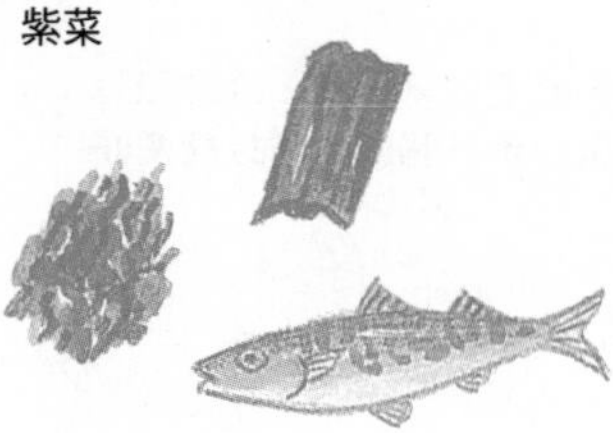

容易出現碘缺乏症的地區（塗成黑色的部分）

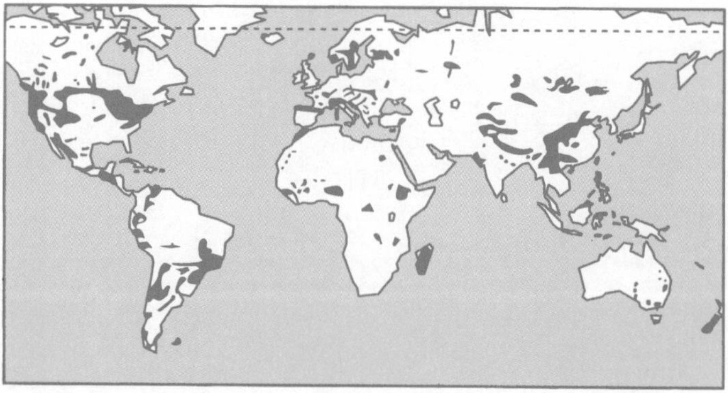

錳

與活化酵素、性功能有關的「愛情礦物質」

DATA 微量元素
元素符號／Mn
一天的需要量／男性4mg、女性3～3.5mg
缺乏症／生殖機能減退、疲勞感

與生成骨骼，代謝醣類、脂肪、蛋白質有關

錳是輔酶，具有活化各種酵素的作用。

例如發育期的兒童，強壯骨骼和關節的結締組織，必需利用以錳爲輔酶的酵素製造出來。

因此，成長期缺乏錳，就會導致發育不全。

此外，錳也能活化醣類、脂肪、蛋白質的代謝，是構成許多酵素的成分，同時也是合成蛋白質、產生熱量不可或缺的重要物質。

攝取錳時必須了解的事項

土壤中也有錳，因此經由土壤吸收營養的植物性食品錳的含量較多，而動物性食品中錳的含量較少。

錳含量特別多的食品就是茶。100g 中有 67mg，比其他的食品多了很多，泡成茶後，茶葉中錳的含量會減少 1%。

種子類、穀類、豆類等都含有錳。動物性食品錳的含量比較少，但是牡蠣等貝類含量比較多。

日本人不會出現缺乏錳的情況，不過規定攝取的上限量為 10mg。

只要正常飲食，就不用擔心過剩症，但是大量攝取則會引起中毒。

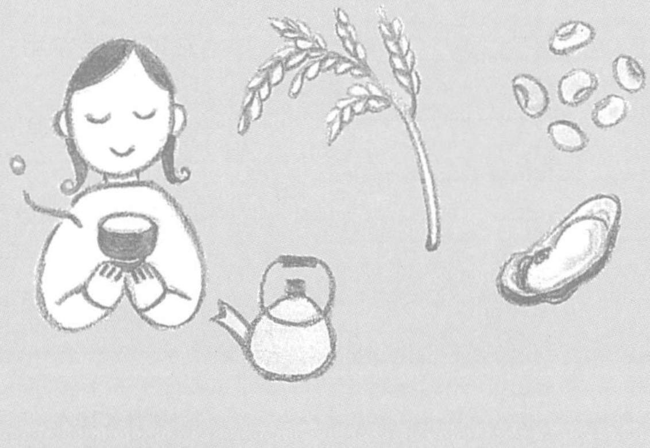

與性功能或懷孕機能有關的「愛情礦物質」

一旦缺乏錳，合成性激素與懷孕的能力就會降低。

據說兔子吃了不含錳的飼料，就不會懷孕，所以錳有「愛情礦物質」之稱。

雖然兔子的故事難辨眞假，但是缺乏錳的動物所生下的孩子，的確會出現運動機能失調或平衡機能障礙的現象；而攝取很多錳的動物所生下的孩子，就不會出現運動機能失調的現象。

錳含量較多的食物

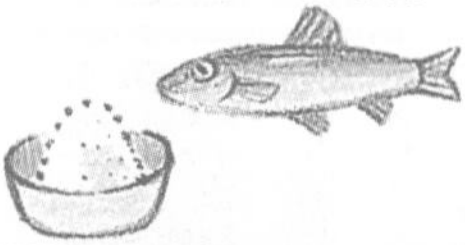

每 100g		標準量
4.90mg	扇貝	1 個 (70g) 3.43mg
6.19mg	香魚（天然、烤過）	1 尾 (44g) 2.73mg
4.02mg	高筋麵粉（全麥粉）	1 小匙 (3g) 0.12mg
4.09mg	麵粉（進口、硬質）	1 杯 (160g) 6.49mg
5.24mg	榛果	10 粒 (20g) 1.05mg

錳攝取標準

年齡 (歲)	需要量 (mg) 男	需要量 (mg) 女	容許上限攝取量
0~(月)	0.003	0.003	—
6~(月)	1.2	1.2	—
1~2	1.8	1.8	—
3~5	2.5	2.5	—
6~8	3.0	3.0	—
9~11	3.5	3.0	—
12~14	3.5	3.0	—
15~17	4.0	3.0	—
18~29	4.0	3.0	10
30~49	4.0	3.5	10
50~69	4.0	3.5	10
70 以上	3.5	3.0	—
孕婦		＋0	10
哺乳婦		＋0	10

錳的主要作用

- 促進骨骼的生成
- 活化肝臟和骨骼的酵素的作用
- 緩和疲勞和壓力
- 增強記憶力

硫磺

製造強健的皮膚、光澤的秀髮、健康的指甲

DATA
多量元素
元素符號／S
一天的需要量／—
缺乏症／皮膚炎、斑點

具有蛋白質成分作用的硫磺

硫磺存在於蛋白質的蛋胺酸和胱胺酸等含硫胺基酸當中，對於蛋白質的功能具有重要的作用。

具體而言，硫磺大量存在於毛髮或指甲的蛋白質中，可製造出具有光澤的頭髮和健康的指甲、軟骨、骨骼、肌腱。

此外，硫磺也是構成維他命B_1和泛酸的要素，對醣類或脂肪的代謝發揮作用。

同時，還可以防止有害礦物質蓄積在體內，增強防禦細菌感染的抵抗力，對身體而言具有非常重要的作用。

只要攝取蛋白質就不必擔心缺乏的問題

平常只要攝取足夠的蛋白質，就不會出現硫磺缺乏症。但是如果不足，則會引起皮膚炎、掉髮、關節軟化、解毒力降低、黑斑等問題。從食物中攝取，就不用擔心過剩症的問題。

硫磺含量較多的食物

- 蛋
- 大豆

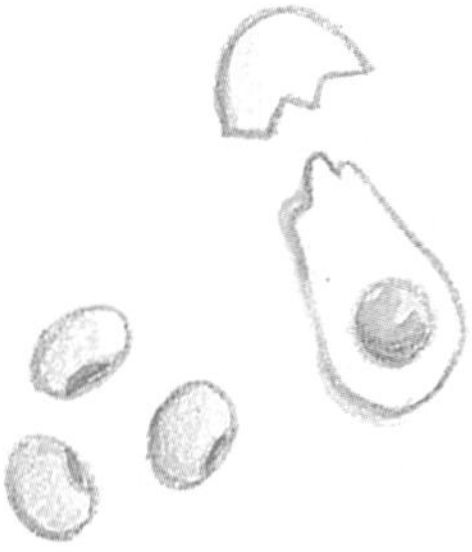

硫磺的主要作用

- 保持頭髮、指甲、皮膚的健康
- 製造軟骨、骨骼、肌腱
- 構成維他命B_1和泛酸的成分
- 對於醣類、脂肪的代謝產生作用
- 增強防禦細菌感染的抵抗力

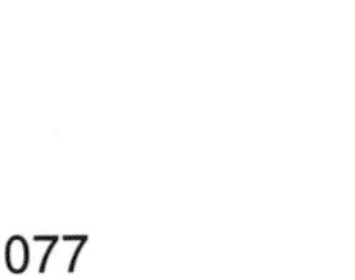

DATA 微量元素
元素符號／Cu
一天的需要量／男性1.8mg、女性1.6mg
缺乏症／貧血、腦障礙

幫助血紅蛋白合成，強化骨骼或血管壁

提到貧血，一般會想到缺鐵。缺鐵時，紅血球中的血紅蛋白量會降低而引起貧血。但是鐵和血紅蛋白結合需要銅，因此缺乏銅也會引起貧血。

含銅的酵素對生成膠原蛋白產生作用，會強化骨骼和血管壁。

一旦缺乏會抑制黑色素的生成

銅對於製造黑色素所需要的酵素而言是不可或缺的物質，因此缺乏銅時，頭髮和皮膚的顏色會脫落，頭髮容易斷裂，而且會抑制膠原蛋白的生成，容易得骨質疏鬆症或動脈硬化等。正常的飲食生活不會造成過剩症，但是利用銅的容器保存、烹調酸性食品，則可能會引起急性中毒。

銅的主要作用

- 促進血紅蛋白的合成
- 幫助鐵的吸收

銅含量較多的食物

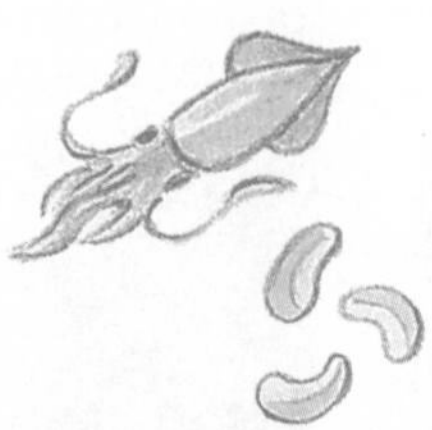

	每 100g	標準量
大扇貝（煙燻）	12.0mg	1 個 (5g) 0.6mg
牛肝	5.3mg	100g 5.30mg
蝦蛄	3.46mg	1 尾 (30g) 1.04mg
檟如果	1.89mg	10 粒 (15g) 0.28mg
豬肝	0.99mg	韭菜炒豬肝 1 人份 (50g) 0.50mg

鉻

對醣類、脂肪的代謝產生作用

DATA
微量元素
元素符號／Cr
一日需要量／男性30～35μg、女性25～30μg
缺乏症／血糖值上升、體重減少

預防糖尿病、動脈硬化、高血壓

鉻存在於肝臟、腎臟、血液、脾臟中；與胰島素結合，具有降低血糖值的作用。

胰島素是將糖分轉換爲熱量時所需要的激素；攝取的糖分，分解爲葡萄糖而被血液吸收，然後藉著胰臟所分泌的胰島素溶入肌肉和肝臟中。鉻能夠幫助胰島素的作用，活化醣類的代謝，預防糖尿病。

此外，還能活化脂肪的代謝，降低血中的中性脂肪值和膽固醇值，可預防動脈硬化或高血壓。

正常的飲食不用擔心缺乏的問題

鉻存在於穀類、肉類、魚類等許多食品中，正常飲食的人不用擔心缺乏的問題。

攝取一般的食品，不用擔心過剩症的問題。但是環境污染中的六價鉻，則是氧化力極強的有毒物質。

鉻的主要作用

- 與胰島素結合可降低血糖值
- 降低血中的中性脂肪值與膽固醇值

鉻含量較多的食物

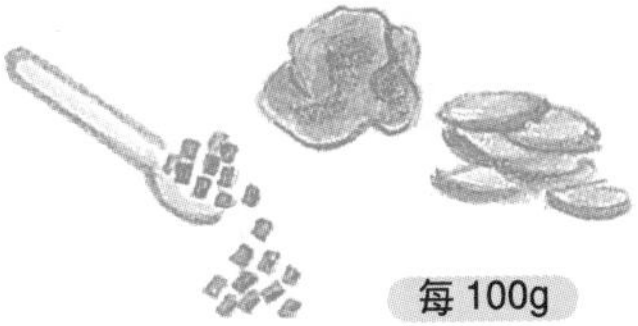

	每 100g	標準量
榨菜	63μg	1 個 (80g) 50μg
牛腿肉 (帶有肥肉)	100μg	薄片 1 片 (50g) 50μg
海帶芽	100μg	1 人份 (2g) 2μg
沙丁魚乾	110μg	10 尾 (4g) 4μg
綠紫菜 (晒乾)	480μg	1 大匙 (2g) 10μg
羊栖菜乾	270μg	1 人份 (10g) 27μg

鉬

幫助醣類、脂肪代謝，提高鐵的作用

DATA 超微量元素
元素符號／Mo
一天的需要量／男性30 μg、女性25 μg
缺乏症／貧血、疲勞、尿酸代謝障礙、不孕

過剩攝取會引起銅缺乏症

鉬是肝臟或腎臟的氧化酵素不可或缺的成分，不僅能幫助醣類、脂肪的代謝，同時能提高鐵的利用率，具有預防貧血的作用，有貧血傾向的人一定要攝取。

此外，與銅具有相反的作用，過剩攝取會增加銅的排出量，引起銅缺乏症，要注意。正常的飲食不用擔心過剩症的問題。

一旦出現明顯的缺乏症狀，則可能會導致貧血、疲勞、尿酸代謝障礙、不孕等。

主要供給來源是乳製品或豆類

除了牛奶和乳製品之外，豆類、穀類等植物性食物中也含有很多鉬。不過植物性食物的鉬量則依生長土壤鉬的含量多寡來決定。

鉬的主要作用

- 肝臟、腎臟的氧化酵素不可或缺的物質
- 幫助醣類、脂肪的代謝
- 提高鐵的作用
- 與銅具有相抗衡的作用

鉬含量較多的食物

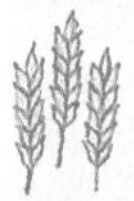

	每100g	標準量
脫脂奶粉	110μg	1大匙 (8g) 8.8μg
蠶豆	570μg	1粒 (4g) 22.8μg
黃豆粉	300μg	1大匙 (8g) 24μg
小麥胚芽	200μg	(100g) 200μg
牛肝	110μg	(100g) 110μg

是否具有抗癌作用的可能性？

根據非洲、中國、俄羅斯的疫學調查顯示，土壤或飲水中的鉬含量比較少的地區，容易發生食道癌，因此認為鉬可能具有抗癌作用。

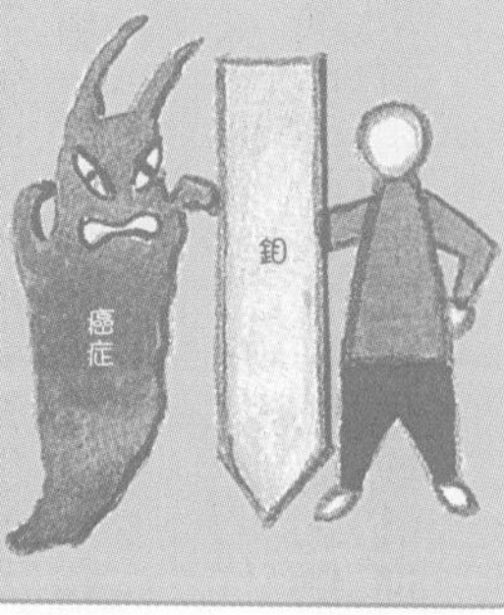

鈷

存在於維他命B_{12}中，防止貧血，保持神經正常

DATA 超微量元素
元素符號／Co
一天的需要量／—
缺乏症／惡性貧血、食欲不振、神經過敏

一旦缺乏會出現惡性貧血、注意力減退、神經過敏等症狀

一九三五年，發現維他命B_{12}中含有鈷，因此認爲它是必需礦物質。鈷不像其他的礦物質能夠單獨發揮作用，只能夠以維他命B_{12}的輔因子形態存在。因爲體內無法合成維他命B_{12}，因此光是攝取鈷根本無效，而要和維他命B_{12}一併攝取才有效。

鈷的作用，就是藉著維他命B_{12}的作用生成血紅蛋白，防止惡性貧血，保持神經功能正常。

一旦缺乏，會引起惡性貧血，出現舌炎、食欲不振、消化不良、手腳發麻的症狀。而神經方面，則會出現注意力、記憶力減退及神經過敏的現象。

素食者容易缺鈷，要注意

鈷的供給來源是含有維他命B_{12}的食品，因此肝臟、肉類、海鮮類、乳製品等動物性食品中含量比較多。所以嚴格實行素食主義的人會缺乏維他命B_{12}，也就是會缺乏鈷。

不過，植物性食品中的納豆和豆芽菜中則含有鈷。

鈷的主要作用

- 構成維他命B_{12}的元素
- 是骨髓造血時不可或缺的物質
- 促進紅血球、血色素的生成
- 提升注意力
- 保持神經功能正常

鈷含量較多的食物

每100g		標準量
		(100g)
11μg	牛肝	11μg
		1串 (50g)
22μg	鰻魚內臟	11μg
		(100g)
22μg	水煮蛤仔	22μg
		涼拌1人份 (29g)
4μg	豆芽（黃豆芽）	1.16μg
		1顆 (6g)
130μg	蕨菜乾	7.8μg

氟

預防蛀牙，強健骨骼

DATA
超微量元素　元素符號／F
一天的需要量／—
缺乏症／容易蛀牙

強健骨骼及牙齒，但是過剩攝取有害

具有預防蛀牙效果的氟，是以氟化鈣的形態存在於牙齒或骨骼表面，可以鞏固牙齒的琺瑯質，預防蛀牙，強健骨骼。超微量存在即可，過剩攝取時，則牙齒表面會形成點狀斑，失去光澤，最後發黑而出現斑狀齒。

含氟量豐富的食物包括小魚乾、青蝦、抹茶、明膠等。

氟含量較多的食物

- 小魚乾
- 青蝦
- 抹茶
- 明膠

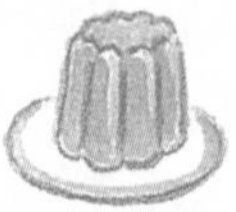

硅（矽）

強化身體的結締組織

DATA
超微量元素　元素符號／Si
一天的需要量／—
缺乏症／指甲斷裂、皮膚鬆弛、骨骼脆弱

吸收膠原蛋白，強化結締組織

幫助膠原蛋白沉著於鈣，強化結締組織。所以骨骼、肌腱、血管、牙齒、指甲等強韌的組織中含有很多硅。

一旦缺乏，則指甲斷裂、皮膚鬆弛，會出現掉髮等症狀。骨骼脆弱，這可能也和硅的攝取不足有關。此外，脂肪容易沉著於血管，加速動脈硬化的進行。

硅含量較多的食物

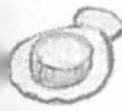

	每100g	標準量
糙米	4700μ	1碗 (150g) 7050μg
小米	4500μ	1杯 (160g) 7200μg
稗子	4000μ	1杯 (160g) 6400μg
大扇貝	3000μ	連殼1個 (100g) 3000μg
菊紫菜	3400μ	1片(15g) 510μg

釩

抑制膽固醇的生成

DATA
超微量元素　元素符號／V
一天的需要量／—
缺乏症／動脈硬化、膽固醇沉著於血管

預防動脈硬化，可以預防及治療糖尿病

釩可以促進脂肪的新陳代謝，抑制膽固醇生成。一旦缺乏，則膽固醇容易蓄積在血管，引起動脈硬化，引發心臟病。同時也和骨骼、牙齒的硬化有關。此外，根據最近的研究發現，釩可以穩定胰島素的分泌，使血糖值正常，可以期待它用來預防及治療糖尿病。

釩含量較多的食物

- 牛奶
- 蕎麥
- 沙丁魚
- 鯖魚
- 豆腐
- 海帶芽
- 蛋

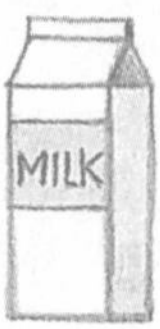

鎳

幫助酵素，具有各種作用

DATA
超微量元素　元素符號／Ni
一天的需要量／—
缺乏症／—

幫助酵素，具有各種作用

鎳分解蛋白質的最後產物尿素的酵素構成要素。能促進尿的分解，提升鐵的吸收，同時還能按照基因訊息促進細胞再生，穩定核酸，同時與激素的分泌有關，和維他命B_6一起維持酵素活性。不會出現缺乏症或過剩症。心肌梗塞或腦中風發病後，血中的鎳濃度會提高。

鎳含量較多的食物

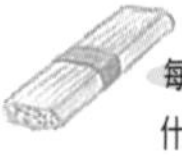

	每100g	標準量
大豆	590μg	什錦豆1人份(20g) 118μg
菜豆	180μg	1大匙(12g) 22μg
黃豆粉	1000μg	1大匙(8g) 80μg
蕎麥(乾)	67μg	1束(120g) 80μg

鋰

用來防止憂鬱病復發

DATA
超微量元素　元素符號／Li
一天的需要量／—
缺乏症／影響生殖

用來治療急性躁鬱症，同時防止躁鬱症復發

與自律神經、不隨意神經的機能有關，用來治療急性躁鬱症或防止躁鬱症復發。治療時使用少量即可，使用太多則會出現胃腸障礙或運動機能失調、精神錯亂等中毒症狀。此外，具有增加白血球、降血壓、使生物體規律產生變化的作用。根據報告顯示，一旦缺乏，會影響生殖。

鋰含量較多的食物

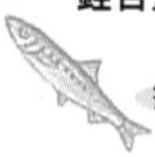

	每100g	標準量
玉筋魚	110μg	10尾(20g) 22μg
遠東沙鱲魚	1300μg	中1尾(50g) 650μg
蛤仔	72μg	連殼1個(4g) 3μg
沙丁魚乾	3400μg	10尾(4g) 136μg
黍子魚乾	64μg	1尾(5g) 3μg

鍺

DATA
超微量元素　元素符號／Ge
一天的需要量／—
缺乏症／出現退化疾病

提升免疫機能，具有抗氧化作用

對人體而言，鍺並不是必需的元素，不過卻具有提升免疫機能以及抗氧化等作用，所以重要性逐漸提高。能活化免疫作用，產生干擾素，抑制病毒增加，同時可以用來治療B型病毒所引起的慢性肝炎。目前已經確認，鍺的化合物可以預防癌症以及癡呆。

鍺含量較多的食物

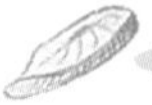

	每100g	標準量
陸奧魚	380μg	1塊(120g) 456μg
鯡魚	370μg	1尾(165g) 611μg
柳葉魚	120μg	1尾(18g) 22μg
羊栖菜乾	1300μg	1人份(10g) 130μg
小麥胚芽	590μg	(100g) 590μg

醣類是何種營養素？

醣類是腦的唯一熱量來源

醣類是三大營養素之一，也稱爲碳水化合物。

進入體內之後變成葡萄糖，發揮熱量的作用。最小單位是單醣。單醣類又分爲葡萄糖、果糖。二個單醣類結合起來就是雙醣類，而多數結合起來就是多醣類。

醣類是腦或神經系統、紅血球、肌肉等活動的唯一熱量來源。所以，缺乏醣類，血糖值會下降，而這些機能也會下降。

腦無法儲藏葡萄糖，所以每天至少要攝取100 g以上的醣類。

攝取過多會成為生活習慣病的原因

過剩攝取會成爲生活習慣病的原因。

多餘的葡萄糖會以肝糖的形態儲藏在肝臟或肌肉中，必要的時候會消耗掉。如果還剩下很多，則會運送到脂肪組織，成爲體脂肪蓄積下來。因此會成爲肥胖的原因，同時也會引發糖尿病或脂肪肝、動脈硬化等。

尤其是砂糖或水果中含量較多的果糖，在體內容易變成脂肪，要注意。

但是，如果藉著穀類或薯類中含量較多的澱粉來攝取醣類，就可以有效的預防糖尿病。

各年齡層一天的醣類攝取量

年齡	男	女
20~29 歲	308g	244g
30~39 歲	305g	248g
40~49 歲	301g	252g
50~59 歲	301g	262g
60~69 歲	307g	259g
70 歲以上	281g	240g

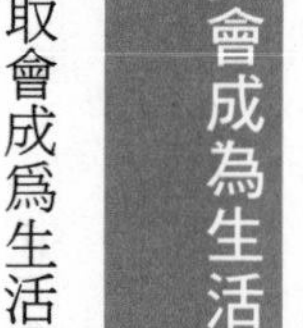

適度的有氧運動對身體很好的理由

走路或游泳、跳韻律舞等有氧運動，都能燃燒體脂肪。

運動時，醣類和脂肪會轉化爲熱量使用掉。但是沒有氧，脂肪酸就無法燃燒，所以必需供給氧才能燃燒體脂肪。

太過於劇烈的運動無法長時間持續下去，所以選擇身體能夠負擔的有氧運動，其理由就在於此。

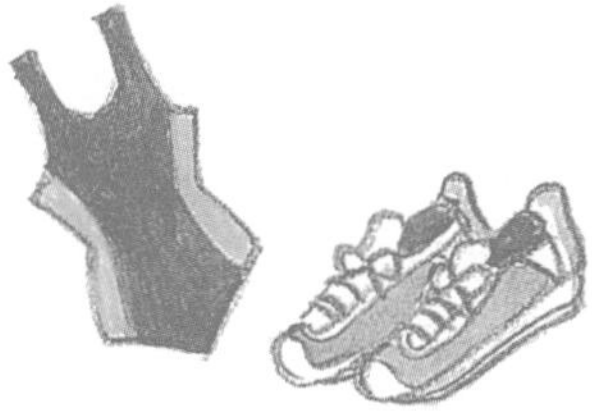

醣類含量較多的食物

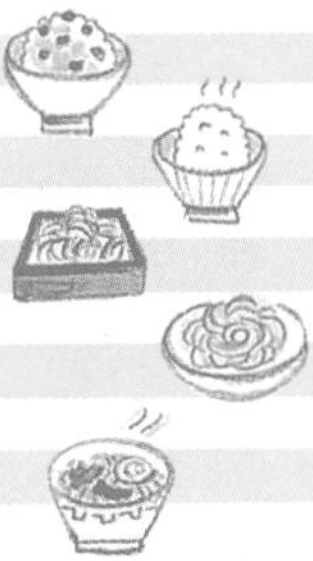

	每 100g	標準量	
小紅豆飯	42.4g	1 碗 (150g)	63.6g
白飯	37.1g	1 碗 (150g)	55.7g
熟蕎麥麵	26.0g	1 份 (200g)	52.0g
熟義大利麵	28.4g	1 份 (180g)	51.1g
熟中華麵	29.2g	1 份 (170g)	49.6g

和維他命 B_1 一起攝取

沒有維他命 B_1，醣類就無法順暢的消耗掉。沒有使用完的醣類，會使得疲勞的根源物質乳酸殘留在體內。維他命 B_1 是消除疲勞的維他命，能夠提高醣類的代謝，防止疲勞物質堆積。所以在攝取醣類時最好一併攝取維他命 B_1。豬肉或火腿、鰻魚、大豆中都含有維他命 B_1。

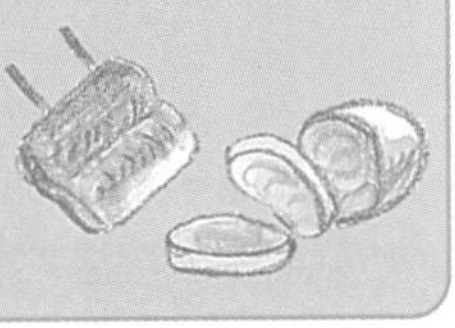

碳水化合物攝取量的演變

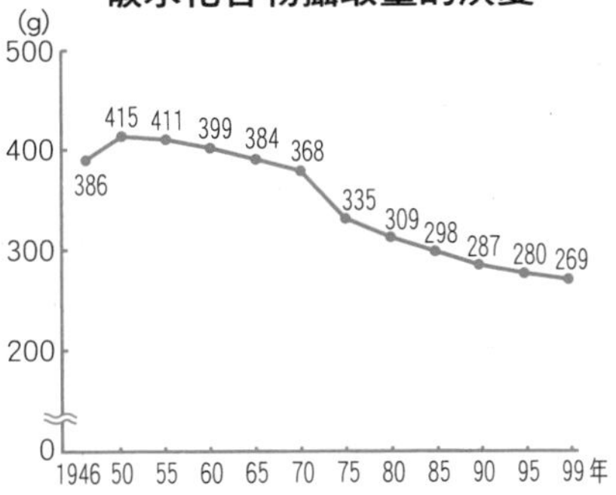

葡萄糖

自然界中最多的糖

水果或蜂蜜中含有很多的葡萄糖，而澱粉是許多葡萄糖結合而成的多醣類。葡萄糖可以說是自然界中存在最多的糖，血液中大約有0.1％以血糖的形態存在。醣類最後都會轉換爲葡萄糖，當成熱量來活用。

蔗糖

在腸中分解為葡萄糖、果糖被吸收

葡萄糖和果糖結合而成的物質就是蔗糖。蔗糖是非常重要的甜味料，99％的砂糖是蔗糖。蔗糖在小腸分解爲葡萄糖與果糖而被身體吸收，葡萄糖直接當成熱量來源，果糖則在肝臟轉換爲葡萄糖後再當成熱量來源使用。

麥芽糖

具有清爽甜味，用來製作點心或果醬

兩個葡萄糖結合而成的醣類，和蔗糖同樣歸類爲雙醣類。麥芽糖和糖稀含量比較多，與蔗糖相比，甜味較淡，比較清爽。會產生光澤，可以用來製作點心、果醬或烹調海味等。

除了糖以外，糖也可以從營養素中製造出來

正常人的血糖值經常保持穩定。一旦葡萄糖被消耗掉，則肝醣的肝糖就會成為葡萄糖釋放到血液中。如果還是不夠，那麼也可以經由糖以外的營養素（胺基酸、乳酸、甘油）合成葡萄糖。

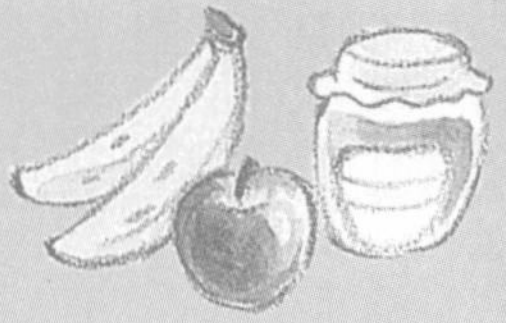

蔗糖為 100 時，其他糖分的甜度

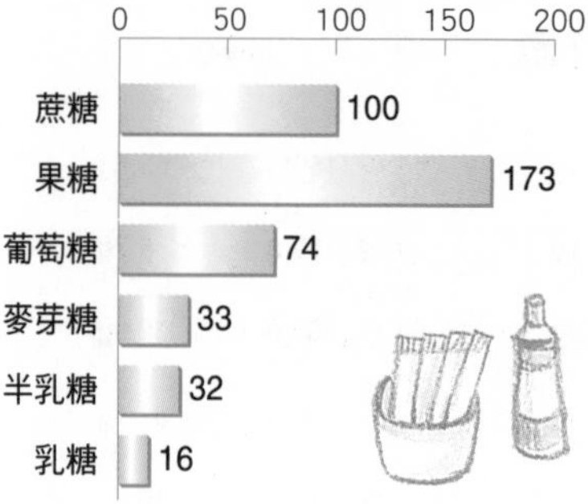

熱量的比較

食品名	淨重	熱量
上等白糖	1 大匙＝ 9g	**35** kcal
砂糖	1 大匙＝ 12g	**48** kcal
	(1 小匙＝ 4g)	**16** kcal
糖稀	1 大匙＝ 25g	**82** kcal
蜂蜜	1 大匙＝ 22g	**65** kcal

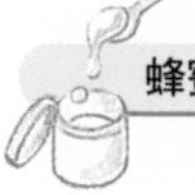

甜度最強

果糖

DATA
過剩症／肥胖

為什麼水果冰過以後比較好吃？

水果和蜂蜜中含有很多果糖，在醣類中，甜度最強，約爲葡萄糖的兩倍半。

由葡萄糖和果糖結合而成的砂糖，其主要成分是蔗糖。果糖帶有清爽的甜味，易溶於水。

水果中溶於水的果糖的分子構造，分爲α型與β型，β型的甜度爲α型的三倍。冰過之後，β型增加；溫度上升時，α型增加。

一般來說，水果冰過之後比較好吃，就是因爲冷卻使得甜度較強的β型增加的緣故。

成為具有速效性的熱量來源

和澱粉相比，果糖能迅速消化吸收；所以想要迅速補充熱量時，可以有效的利用果糖。此外，運動時，可以有效的燃燒脂肪，抑制肝醣的消耗。具有維持體力的效果，可以用來補充運動時的熱量。

果糖含量較多的食物

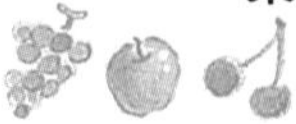

	每 100g	標準量	
葡萄	6.9g	1 串 (128g)	8.8g
蘋果	6.2g	大 1 個 (298g)	18.5g
櫻桃	4.6g	1 個 (5g)	0.2g
梨	4.5g	1 個 (255g)	11.5g

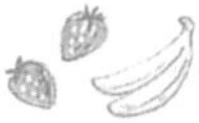

水果的糖分 (100g 中)

果實	果糖	葡萄糖	蔗糖	合計
香蕉	2.0	6.0	10.0	18.0
葡萄	6.9	8.1	0	15.0
蘋果	6.2	2.6	1.9	10.7
杏	2.0	4.0	3.0	9.0
溫州橘	1.1	1.5	6.0	8.6
枇杷 (肉)	3.6	3.5	1.3	8.4
櫻桃	4.6	3.8	0	8.4
梨	4.5	1.9	1.2	7.6
西瓜	3.4	0.7	3.1	7.2
桃子 (黃)	0.9	0.8	5.1	6.8
夏橙	1.1	1.7	3.2	6.0
草莓	1.6	1.4	0.1	3.1

為什麼吃太多水果容易發胖呢?

果糖會合成中性脂肪，所以比葡萄糖更容易變成脂肪。攝取太多水果、砂糖容易發胖，正是因為含有大量果糖的緣故。水果是維他命和礦物質的供給源，但是不可吃太多。

乳糖

DATA
過剩症／腹瀉

增加腸內益菌

乳糖是葡萄糖和半乳糖結合而成的物質，存在於母乳和牛奶中，甜味比較少，不到蔗糖的五分之一，是嬰兒重要的營養來源。嬰兒還無法分泌澱粉酶（消化酶）來消化澱粉，因此乳糖是重要的熱量來源。

乳糖在腸內成爲乳酸菌的營養來源，使乳酸菌增加。乳酸菌是益菌，能夠保持腸內健康，使排便順暢。所以可消除便秘、預防生活習慣病。

此外，也可以提高鈣或鎂等的吸收率。

喝牛奶容易腹瀉的人

有的人喝下牛奶之後，肚子會咕嚕咕嚕的叫，出現腹瀉。這就是乳糖不耐症。乳糖在小腸藉著乳糖酶被分解，但是隨著成長，乳糖酶的功能衰退，無法分解乳糖而引起消化不良。

含有乳糖的食物

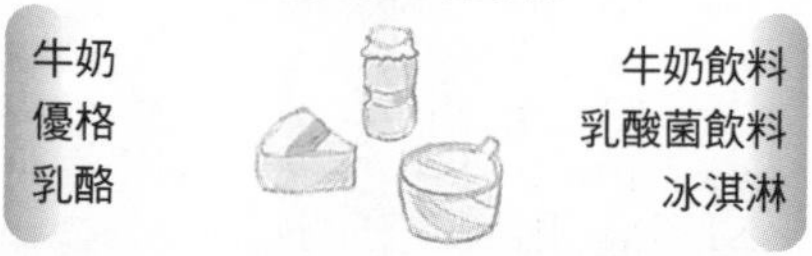

隨著年齡的增長而演變的腸內細菌

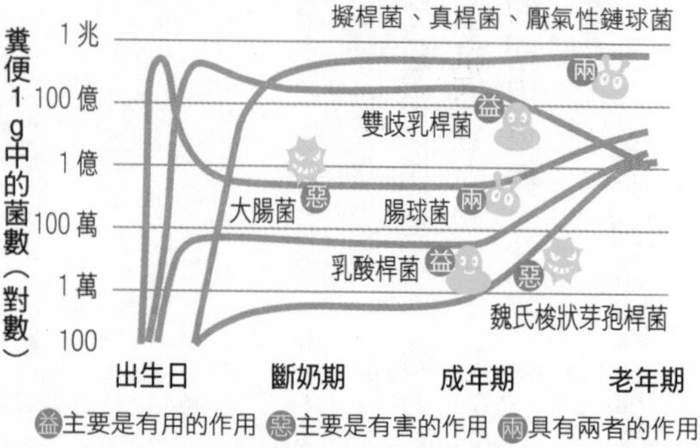

何謂乳酸菌？

分解醣類、製造乳酸的細菌就是乳酸菌。具有整腸作用，抑制魏氏梭狀芽孢桿菌等腸內害菌的增殖。

可以用來製造優格、乳酪、發酵奶油或乳酸菌飲料等。

優格所使用的乳酸菌是雙歧桿菌或保加利亞乳桿菌、嗜酸乳桿菌等。

寡糖

消除便秘，預防大腸癌

DATA
過剩症／腹瀉

具有超強的整腸作用，可以消除便秘

寡糖是由2～20個葡萄糖或果糖等單醣結合而成的物質。包括像砂糖一樣可以被消化吸收成單醣類的寡糖，以及人類的消化酶所無法分解的寡糖等。

這些無法被小腸吸收的寡糖，直接被送到大腸，成爲雙歧乳桿菌等腸內益菌的營養來源，增加益菌。

因此，能夠抑制產生致癌物質或惡臭物質的害菌的活動，保持腸內健康。

寡糖可以消除便秘，改善高血脂症，預防大腸癌，強化免疫力等。

寡糖的種類

寡糖有二十種，代表的種類如下。

●**果寡糖**　主要成分是蔗糖。不容易被消化吸收，所以是低熱量物質，甜味接近砂糖。不容易蛀牙，可以有效的預防生活習慣病、消除便秘。

洋蔥、香蕉、牛蒡中都有。

●**異麥芽糖寡糖**　不容易蛀牙，能夠增加雙歧乳桿菌或乳酸菌等益菌，保持腸內健康。

耐酸、耐熱，帶有濃厚的甜味。在味噌、醬油、酒、蜂蜜中都有。市面上販賣的則是從玉米製造出來的異麥芽糖寡糖。

●**大豆寡糖**　存在於大豆中的寡糖。甜度比砂糖更爲清爽，是低熱量物質。耐酸、耐熱，只要使用少量就能夠消除便秘。

●**半乳糖寡糖**　主要成分是乳糖。具有清爽的甜味，可以增加雙歧乳桿菌，使排便順暢。

●**木糖寡糖**　可使大便的水分成爲理想的80％的程度，使排便順暢。竹筍中含有少量的木糖寡糖。此外，還有龍膽寡糖、麥芽糖寡糖、環狀寡糖等。作用大致相同。

寡糖含量較多的食物

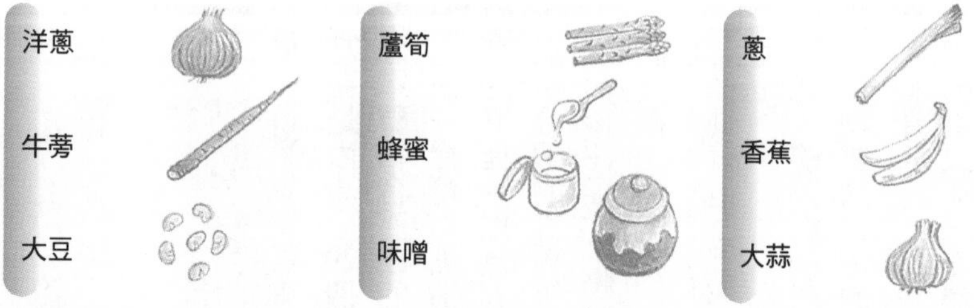

寡糖能增加雙歧乳桿菌

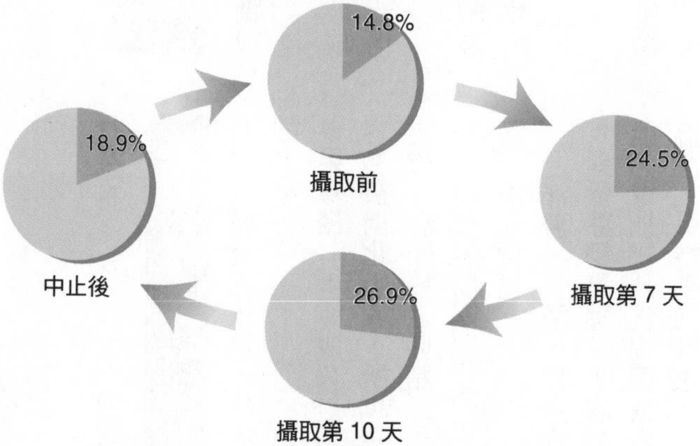

市售的寡糖，一天使用 16g，連續使用兩週異麥芽糖寡糖之後，根據總菌數來調查腸內雙歧乳桿菌比例的變化（26～48 歲的健康成人），發現雙歧乳桿菌確實增加了。

含有寡糖的特定保健用食品

我們很難從一般的食物中有效的攝取寡糖，因此市面上販賣由大豆和玉米等製造出來的寡糖，使用少量就具有足夠的效果，可以取代砂糖當成甜味料來使用。

此外，市面上也有很多含有寡糖的飲料或優格、餅乾、糖果等。

有關單位認定這些特定成分可以維持及增進健康，效能標示則可以利用當局認可的「特定保健用食品」的標示。

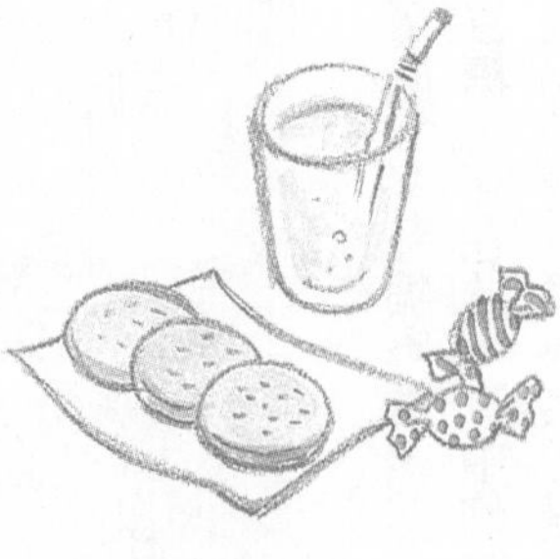

代糖

不會蛀牙，可預防及治療糖尿病

DATA 過剩症／腹瀉

預防蛀牙與肥胖

反映最近的健康旋風，「無糖的標示」已經取代了砂糖，使用代糖的人增加了。

砂糖在小腸會被分解爲葡萄糖與果糖，一旦被人體吸收，則血糖會上升。攝取過多，可能會導致肥胖。而代糖則不容易被人體吸收，是低熱量物質，不會使血糖值上升，也不會成爲肥胖的原因。

血糖值不會上升，因此糖尿病患者可以放心食用。此外還可以預防蛀牙。

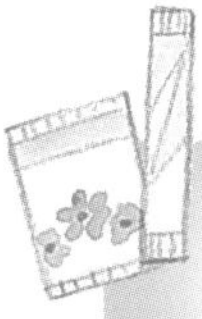

新甜味料的分類

醣類甜味料		山梨醇、多醇、木糖醇、泊雷糖、海藻糖
非醣類甜味料	天然甜味料	斯替維、羅漢果
	合成甜味料	糖精、Aspartame

代糖的種類

種類很多，可以分爲醣類代糖和非醣類代糖。

醣類代糖

● **山梨醇、多醇** 山梨醇是由葡萄糖製造出來的，而多醇則是由麥芽糖製造出來的。具有適當的甜味，經常添加於點心中。

不容易被吸收，可以預防蛀牙或肥胖。糖尿病患者也可以食用。

● **木糖醇** 由木糖製造出來的物質。不容易被吸收，就算被吸收也無法被代謝掉，會直接排泄到尿液中。

無法成爲熱量來源（幾乎爲0大卡），所以有助於治療及預防糖尿病。此外，蛀牙的原因菌繆坦斯菌無法利用木糖醇，所以不會蛀牙。可促進腸內益菌增殖，消除便秘、預防大腸癌。可以添加在口香糖等零食中。

● **泊雷糖** 由蔗糖製造出來的物質。是不會蛀牙的砂糖，可代替砂糖來使用。會被消化吸收，所以可以當成熱量來源。

●**海藻糖**　由兩個葡萄糖結合而成的雙醣，廣泛存在於植物或昆蟲中。甜度爲砂糖的45%。可以包住水分以防止澱粉變質，具有使食品持久的作用。添加於冷凍食品中。

非醣類代糖

●**甜葉菊**　甜葉菊是原產於南美的菊科植物，這是從其葉子萃取的天然甜味料。甜度爲砂糖的200～400倍，但是不容易蛀牙，能有效的預防肥胖。可添加在飲料或優格、點心、罐頭食品、減肥用甜食中。

●**羅漢果**　羅漢果是原產於中國的葫蘆科果實的萃取液。根據報告顯示，其具有抑制自由基的效果。市面上販賣的則是果實或濃縮液等。無熱量，可預防肥胖或糖尿病。

●**糖精**　是世界上最早被發現的人工代糖。甜度爲砂糖的300～400倍。有一陣子認爲其具有致癌性，不過一九九九年FDA（美國食品藥品管理局）發表它是有助於健康的代糖，所以可以添加在飲料、冰淇淋或醃製菜中。

●**阿斯巴甜**　是天門冬胺酸和苯丙胺酸這兩種胺基酸結合而成的人工代糖。在水溶液的狀態下，甜度爲砂糖的一百六十倍。幾乎無熱量，可以預防及治療肥胖或糖尿病。

代糖含量較多的食物

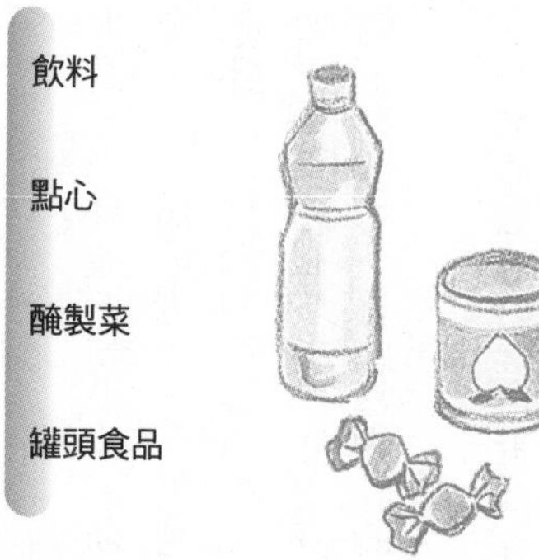

備受注目的新型甜味料　阿舍沙爾菲姆K

阿斯巴甜不耐酸、不耐熱，為了彌補這個缺點，德國開發出稱為阿舍沙爾菲姆 K 的人工代糖。甜度為砂糖的 200 倍，口感順暢，而且價格又比阿斯巴甜便宜，所以在歐美非常盛行。

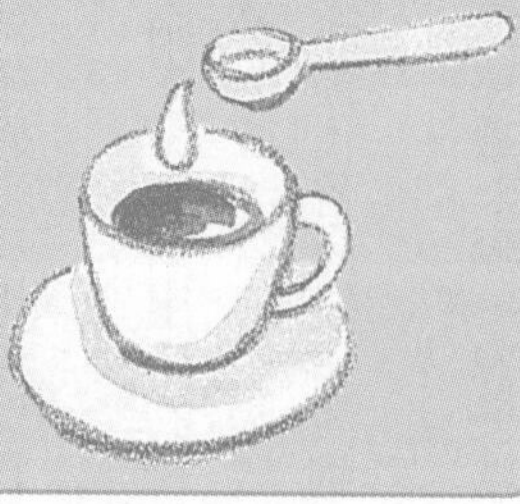

具有強大抗癌效果的「多醣體力量」

蕈類中所含的多醣體β-葡聚糖，具有強大的抗癌作用。例如採絨格蓋菌的「PSK」或香菇的「香菇糖」等，都是現今常使用的抗癌劑。

而稱爲肽甘露聚糖的多醣體，則可促進干擾素分泌。

此外，目前已知多瓣奇果菌中所含的多醣體 MD-FRACTION，具有抑制癌細胞增殖的作用。

紫菜細胞壁的多醣體，也具有同樣的作用。

菊芋中所含的多醣體菊粉，可以防止血糖值上升，同時也具有排出LDL膽固醇（壞膽固醇）的作用。

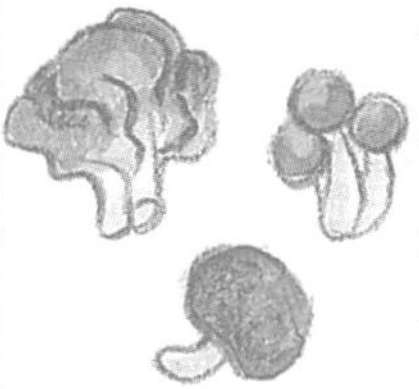

使用阿斯巴甜的減肥可口可樂

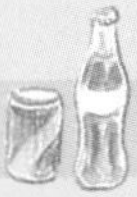

國名	正式名稱	內容量	甜味料	熱量
美國	Diet Coke（USA）	355ml	阿斯巴甜	0kcal
法國	Coca Cola light	330ml	阿斯巴甜 阿舍沙爾菲姆	0.2kcal
澳洲	Diet Coke（Australia）	375ml	阿斯巴甜	1.5kcal
加拿大	Diet Coke Caffeine Free（Canada）	355ml	阿斯巴甜 阿舍沙爾菲姆	0.2kcal
日本	Coca Cola light（新 335/285 罐）	335/285ml	果糖、高果糖液糖 阿斯巴甜	42/33.6kcal
香港	Diet Coke（香港）	355ml	阿斯巴甜	0kcal

香菇的抗癌作用

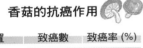

處置	致癌數	致癌率 (%)
致癌劑加香菇	9 隻	52（17 隻中）
只有致癌劑	10 隻	100（10 隻中）

比較只攝取致癌物質以及攝取致癌物質加香菇的老鼠的致癌率

去除關節痛的葡糖胺

大量存在於蝦蟹殼等甲殼質中的一種氨基糖。

在體內，則大量存在於關節部分的軟骨中。年輕時在體內能順暢的製造出來，但是隨著年齡的增長，生成量漸減，所以有不少人因爲關節痛而煩惱。

葡糖胺具有去除這種疼痛的效果。

市面上也有販售葡糖胺的營養輔助食品。

脂肪、脂肪酸

構成身體的成分，是重要的熱量來源

油包括食用油、奶油、豬油這些「可以看到的油」，以及穀類、蔬菜、豆類、海鮮類、肉類、乳類、蛋、點心中所含的「看不到的油」。不過這些在營養學上全都稱爲脂肪。

脂肪酸是構成脂肪的主要成分，約有四十種，各個脂肪酸所含的比例會造成油的作用以及營養價的差距。脂肪給人壞蛋的印象，不過它卻是構成細胞膜、荷爾蒙、血液等的成分，是身體不可或缺的營養素。此外，一克可以產生九大卡的熱量，是非常重要、有效率的熱量來源。

分為飽和脂肪酸與不飽和脂肪酸兩種

脂肪酸是由碳、氫、氧構成的，依構造不同又分爲沒有雙重結合的飽和脂肪酸以及含有雙重結合的不飽和脂肪酸。不飽和脂肪酸又因雙重結合數的不同而有不同，雙重結合數只有一個，就稱爲單元不飽和脂肪酸，兩個以上則稱爲多元不飽和脂肪酸。此外，也因雙重結合位置的不同，分爲n－9系、n－6系、n－3系這三個系列。n－9系的代表是油酸，n－6系的代表是亞油酸，n－3系的代表則是α－亞麻油酸。亞油酸和亞麻油酸是人體無法合成的脂肪酸，因此稱爲必需脂肪酸。

脂肪酸的分類

- 脂肪酸
  - 飽合脂肪酸
    ※在體內合成
  - 不飽合脂肪酸
    - 單元不飽和脂肪酸（n−9系列）
      ※在體內合成油酸
    - 多元不飽和脂肪酸
      ※無法在體內合成必需脂肪酸
      - n−6 系列
        ※亞油酸→γ-亞麻油酸→二十碳四烯酸
      - n−3 系列
        ※α-亞麻油酸→EPA→DHA

多元不飽和脂肪酸無法在體內合成，一定要經由食品攝取。

1 天的需要量
（脂肪熱量比率）

成人 20～25%

過剩症、肥胖、動脈硬化、心臟疾病、過敏性疾病

理想的脂肪攝取法

脂肪是成爲熱量來源、製造身體基礎的物質，有助於吸收脂溶性維他命，是具有重要作用的營養素，但是攝取過多會導致肥胖或動脈硬化。

根據一般人的營養需要量，建議採用以下的攝取方式。

脂肪熱量比率

不可以超過總攝取熱量的 20%～25%

脂肪酸攝取的比率

飽和：單元不飽和：多元不飽和＝ 3：4：3
n-6 系脂肪酸：n-3 系脂肪酸＝ 4：1

膽固醇

高膽固醇血症體質的人，
1 天攝取量為 300mg 以下。

掀起話題的健康油

不容易成爲體脂肪的烹飪油，非常暢銷。

主要成分是天然油脂甘油二酯，被小腸吸收之後很難進入血液中，具有在體內燃燒掉的性質，因此不會成爲體脂肪蓄積下來。

此外，還開發出利用中鏈脂肪酸的烹調油。中鏈脂肪酸是存在於椰子中的天然成分，具有容易燃燒的性質，不過因爲冒煙溫度比較低，所以過去並未被當成食用油來使用。

這個油被吸收之後，直接運送到肝臟而被迅速分解掉，所以不容易成爲體脂肪蓄積，膽固醇值也就不容易上升。擔心肥胖或膽固醇的人可以活用這些油。

各種營養素的熱量攝取構成比（年度演變）

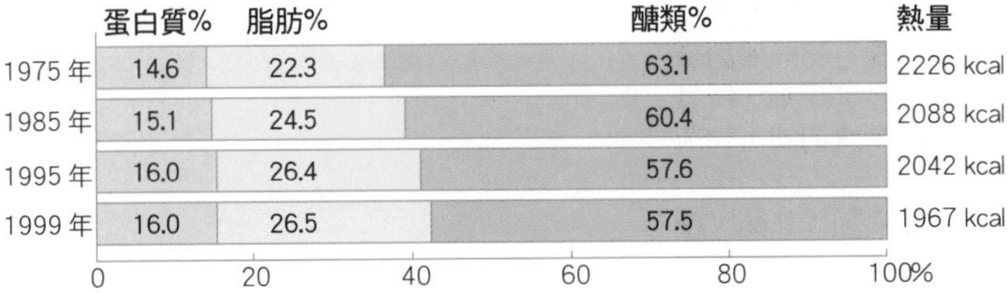

飽和脂肪酸

大量存在於肉類或乳製品中

DATA
過剩症／動脈硬化、腦梗塞、心肌梗塞、肥胖
缺乏症／貧血、腦溢血、神經障礙

大量存在於動物性脂肪中

飽和脂肪酸大量存在於肉類或乳製品中，在常溫下是凝固狀態的油脂。像牛或豬的脂肪在常溫下為白色凝固的油脂，而肥肉部分也是固體，這些凝固的部分含有飽和脂肪酸。

代表性的飽和脂肪酸，包括肉類脂肪中含量較多的棕櫚酸、硬脂酸、豆蔻酸，以及乳製品中含量較多的酪酸等。另外，還有來自於植物的油脂，例如棕櫚油中有棕櫚酸，而椰子油中則含有很多的牛磺酸。

有些植物油中也含有很多飽和脂肪酸，要注意。

攝取過多會引起動脈硬化

隨著飲食生活的歐美化，攝取大量的肉類，導致脂肪過剩，結果動脈硬化、高血壓等生活習慣病患者增加了。

飽和脂肪酸會增加中性脂肪或ＬＤＬ膽固醇，攝取過多，會引起動脈硬化等生活習慣病。而且凝固溫度較高，進入體內時容易凝固，會使血液變得黏稠。

現代人不容易出現缺乏症，因此可以減少飽和脂肪酸的攝取量。

注意看不到的油

我們會注意看得到的油，但是卻容易忽略看不到的油。

國人攝取看不到的油的量比看得到的油多 2.5 倍。所以要注意食品中所含的油，均衡的攝取。

尤其是愛吃加工食品、速食、零食、肉類、蛋糕等食物，以及經常在外用餐的人，要特別注意。

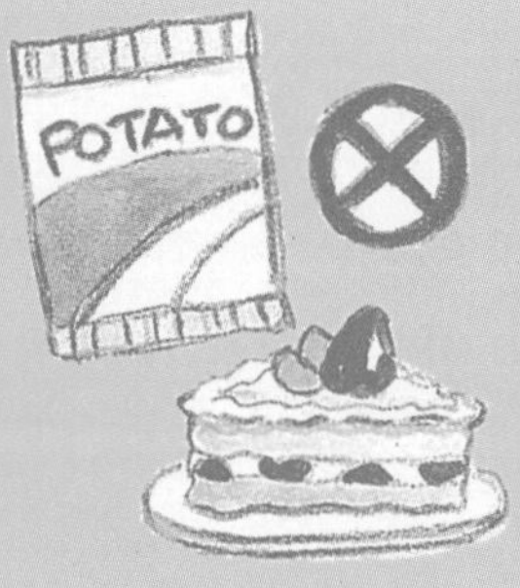

飽和脂肪酸

飲食生活歐美化所形成的生活習慣病——健康狀態（性別、年齡層別）

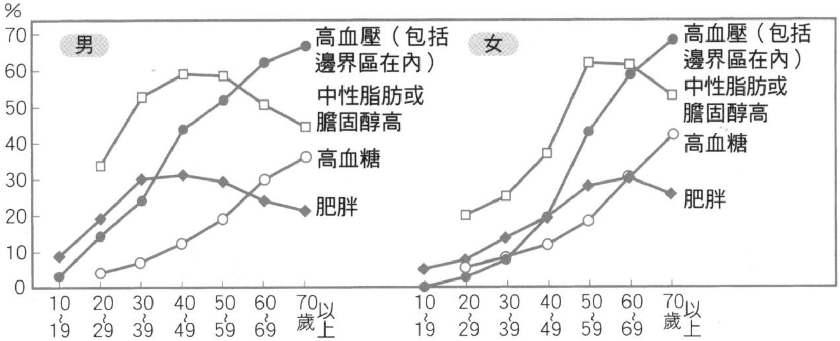

棕櫚酸含量較多的食物

	每 100g	標準量	
棕櫚油	41.8g	1 大匙 (13g)	5.4g
豬油	25.3g	1 大匙 (13g)	3.3g
牛油	24.3g	1 大匙 (13g)	3.2g
奶油	22.1g	1 大匙 (14g)	3.1g
牛肩肥肉	20.6g	薄片 1 片 (60g)	12.4g

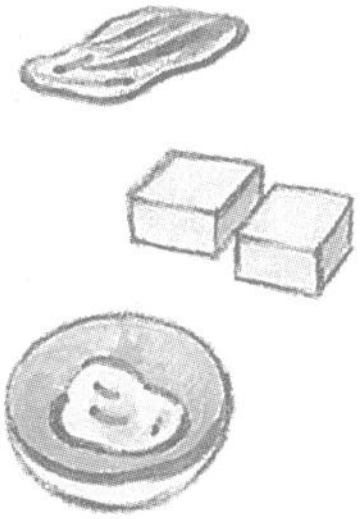

減少飽和脂肪酸的秘訣

挑選脂肪較少的肉來吃。

吃較瘦的腿肉或里肌肉。帶有脂肪而且脂肪很難去除的沙朗牛肉最好不要吃。

雞肉要去皮後再吃，這才是健康的吃法。

最好採用蒸、煮、烤等烹調方式。去除脂肪再吃。

罐頭牛肉、培根、香腸等加工品脂肪較多，要減少攝取量。

盡量避免攝取奶油、豬油或鮮奶油等。

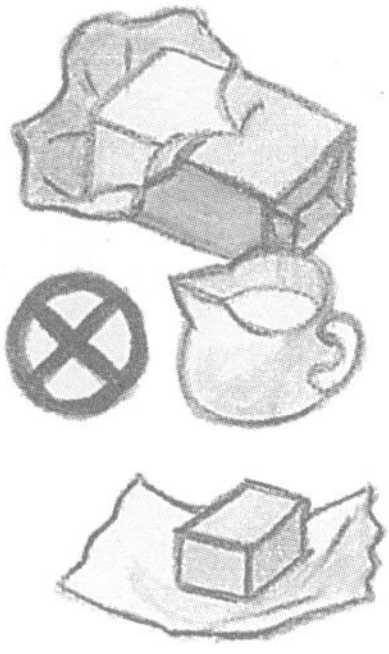

橄欖油中含量較多

油酸

單元不飽和脂肪酸（n-9系）

DATA
缺乏症／動脈硬化、心臟疾病

地中海式飲食生活可以預防心肌梗塞的理由

油酸是單元不飽和脂肪酸，在橄欖油或高油酸型（含有很多油酸型）的紅花油、葵花油中含量很多。

根據一九六〇年代所進行「世界各國飲食生活與疾病相關調查」的結果顯示，住在地中海沿岸地區的人與其他歐洲國家的人相比，心肌梗塞的罹患率非常低。

根據後來的研究發現，橄欖油的消費量與心臟疾病的低罹患率有密切的關係，這也使得橄欖油中含量較多的油酸嶄露頭角。

不容易氧化，可以預防癌症及動脈硬化

不飽和脂肪酸具有減少膽固醇的作用，但是卻有容易氧化的缺點。一旦氧化，就會變成過氧化脂肪，損傷細胞內的DNA，導致惡性腫瘤的發生。

油酸是最穩定的脂肪酸，不會變成過氧化脂肪。

氧化的穩定性標準稱爲AOM值，油酸含量較多的橄欖油，AOM值很高。亦即油酸具有很好的制癌效果。而且不像亞油酸一樣會減少HDL膽固醇（好膽固醇），反而會減少LDL膽固醇（壞膽固醇），所以在預防及治療動脈硬化或心肌梗塞上非常有效。

油酸的主要作用

- 減少血中的膽固醇
- 預防生活習慣病或癌症
- 調整胃酸的分泌

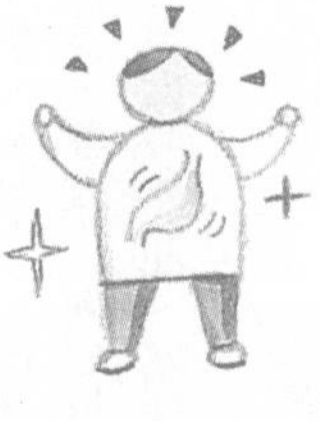

食用油脂的 AOM 穩定性

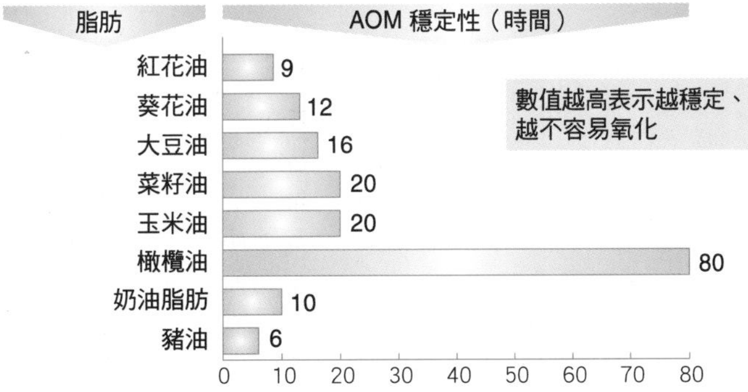
脂肪
AOM 穩定性（時間）
紅花油 9
葵花油 12
大豆油 16
菜籽油 20
玉米油 20
橄欖油 80
奶油脂肪 10
豬油 6
0 10 20 30 40 50 60 70 80
數值越高表示越穩定、越不容易氧化

油酸含量較多的食用油

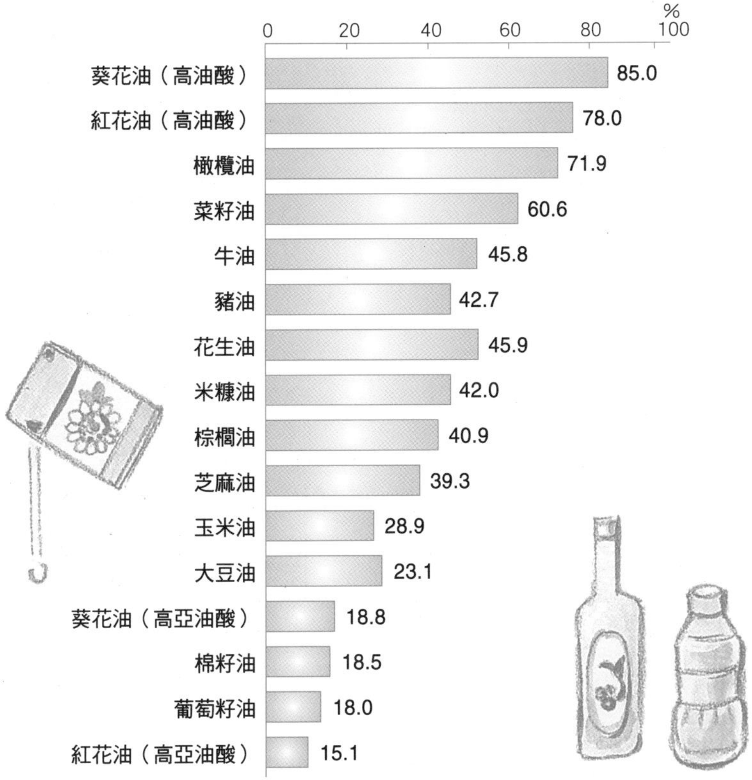
%
0 20 40 60 80 100
葵花油（高油酸） 85.0
紅花油（高油酸） 78.0
橄欖油 71.9
菜籽油 60.6
牛油 45.8
豬油 42.7
花生油 45.9
米糠油 42.0
棕櫚油 40.9
芝麻油 39.3
玉米油 28.9
大豆油 23.1
葵花油（高亞油酸） 18.8
棉籽油 18.5
葡萄籽油 18.0
紅花油（高亞油酸） 15.1

從植物油中攝取比較有效

雖然牛油、豬油中含有很多油酸，但是也含有很多飽和脂肪酸，攝取過多會造成反效果。最好從橄欖油等植物油中攝取。

橄欖油還含有維他命E以及β-胡蘿蔔素、多酚等，不容易氧化，可以安心的加熱烹調，而且耐保存。

高油酸型的紅花油或葵花油，經過品種改良之後，提高了油酸的含有率，可以巧妙的活用。

植物油中的脂肪酸比率（％：分析率）

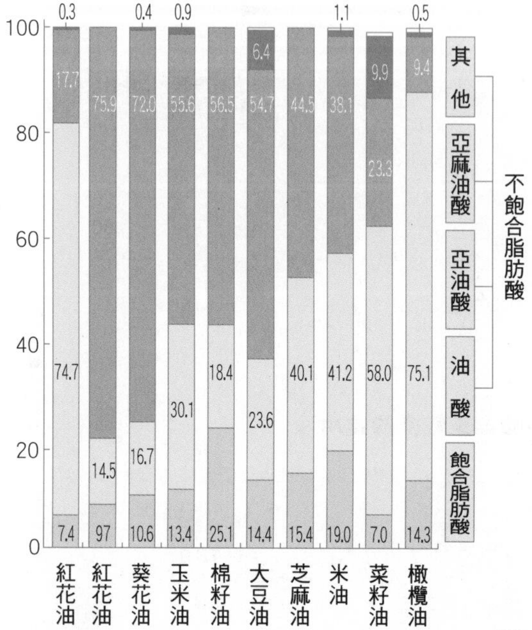

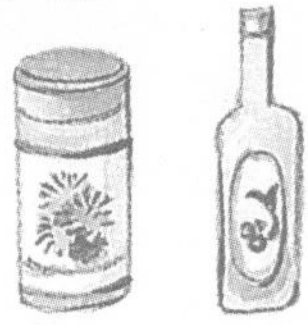

強化腦血管的棕櫚油酸

昆士蘭果油和鰻魚、黑鮪魚、鰤魚中的棕櫚油酸含量豐富。

人的皮膚中也含有棕櫚油酸，成長期會增加，但是邁入中高年齡層之後會驟然減少。

棕櫚油酸是少數能夠進入腦內血管的脂肪酸之一，可強化血管。

可以期待它成為彌補亞油酸或α-亞麻油酸機能不足的脂肪酸。

不容易氧化，所以不容易生成過氧化脂肪，可以安心的加熱烹調昆士蘭果油，當然也可以直接吃。

棕櫚油酸的含量比較

品 名	1 次使用量	棕櫚油酸的含量
昆士蘭果油	1 大匙 (9g)	1.36g
乳瑪琳	1 大匙 (11g)	0.03g
棉籽油	1 大匙 (9g)	0.05g
烤鰻	1 串 (80g)	1.28g
黑鮪魚	1 人份 (80g)	0.72g
鰤魚	1 塊 (80g)	0.72g

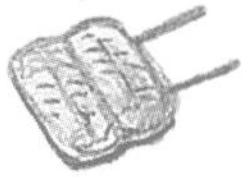

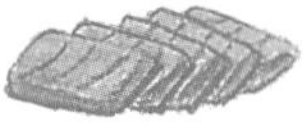

昆士蘭果油中含有豐富的棕櫚油酸

醣類含量較多的食物

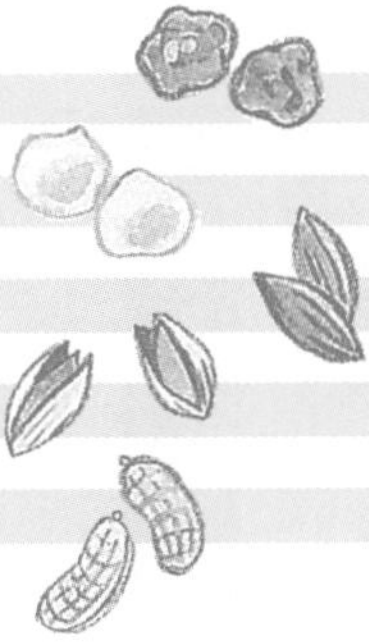

	每 100g	標準量	
榛果（炒過）	45.9g	10 粒 (15g)	6.9g
昆士蘭果	42.1g	10 粒 (20g)	8.4g
杏仁（炒過）	35.4g	10 粒 (15g)	5.3g
開心果（炒過）	30.2g	10 個 (4g)	1.2g
花生（炒過）	23.2g	10 個 (18g)	4.2g

不可以因為對身體很好而攝取太多，否則會發胖

雖說油酸能夠抑制生活習慣病或癌症，但畢竟是脂肪，就算能預防動脈硬化，然而攝取過多還是會發胖。肥胖會成爲高血壓或糖尿病等生活習慣病的導因。不論是哪一種油，一克都有九大卡的熱量，絕對不可忘了這一點。不要因爲對身體好就攝取太多。

正確保存橄欖油的方法

橄欖油不容易氧化，與其他油相比，較耐長期保存，但是和其他油一樣，要盡量移到玻璃瓶中，塞子要蓋緊，避免接觸到空氣。

置於晒不到太陽的陰涼處即可。不需要擺在冰箱裡。

低溫時可能會變得白濁或產生沉澱物，但是不會影響品質。

植物油中含量較多的必需脂肪酸

亞油酸

多元不飽和脂肪酸（n-6系）

DATA

過剩症／癌症、動脈硬化、過敏、老化、癡呆等。降低免疫力，減弱對付疾病的抵抗

降低膽固醇值

亞油酸是n-6系的多元不飽和脂肪酸，是體內無法合成的必需脂肪酸之一。

根據一九五〇年代美國所發表的報告顯示，「亞油酸能夠有效的降低血中的膽固醇值」，因此很多人開始積極攝取亞油酸，想要藉此預防生活習慣病。

事實上，亞油酸的確能夠將膽固醇封在肝臟內，降低血中的膽固醇值。

但是甚至連HDL膽固醇值都減少了，所以攝取過多反而會使膽固醇增加。

目前認爲和n-3系的脂肪酸一起均衡的攝取，才是正確的做法。

會促進癌症或過敏

亞油酸容易氧化，在體內製造過氧化脂肪，這就是它的缺點。

由亞油酸合成的二十碳四烯酸，會促進血小板凝集，形成過敏症狀以及促進癌症。

肺癌、大腸癌、乳癌等歐美型癌症急增的原因，可能就是因爲亞油酸攝取過多所致。

亞油酸含量較多的食物

	每100g	標準量	
紅花油	72.3g	1大匙(13g)	9.4g
葵花油	65.8g	1大匙(13g)	8.6g
棉籽油	53.5g	1大匙(13g)	7.0g
玉米油	47.3g	1大匙(13g)	6.1g
芝麻油	42.0g	1大匙(13g)	5.5g

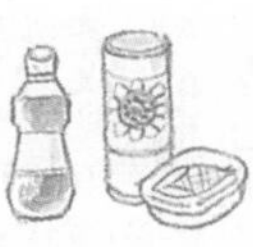

降低膽固醇能夠有效防癌的「亞油酸複合體（CLA）」

亞油酸複合體是存在於瘦肉及乳製品中的脂肪酸，能幫助代謝蛋白質，具有降低血中膽固醇的作用。可以減少體脂肪，增加肌肉，抑制動脈硬化或糖尿病，而且還具有提升免疫力等的作用，所以可以有效的防癌。在美國認為它能夠減肥，所以出現市售的營養輔助食品。

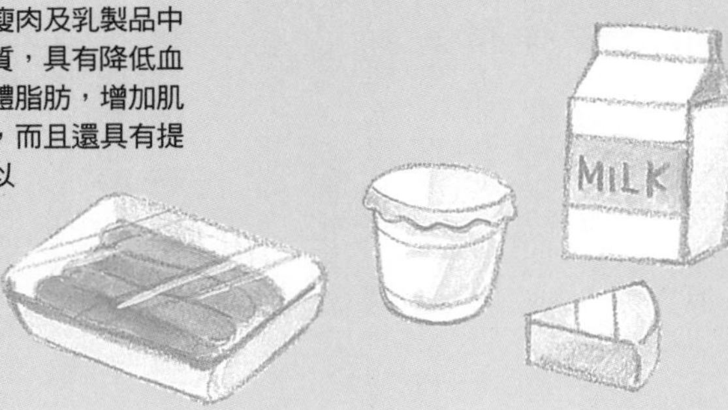

攝取過多亞油酸群，則死於心臟病的例子增多

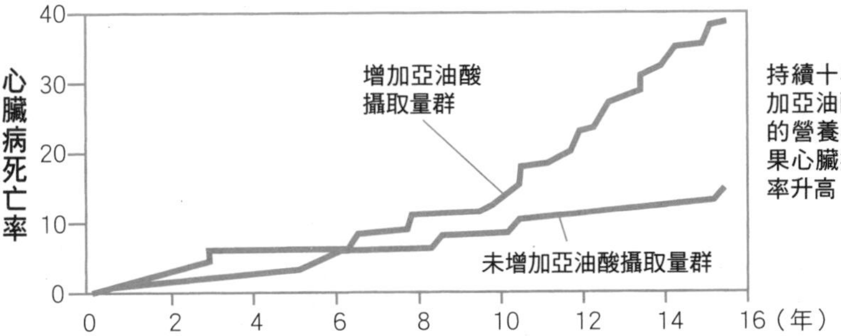

持續十年進行增加亞油酸攝取量的營養指導，結果心臟病的死亡率升高

要控制亞油酸的攝取量

亞油酸是必需脂肪酸，所以一定要從食物中攝取。但是只要飲食正常，就不會缺乏。

相反的，過剩攝取反而會形成問題，所以不要使用含有較多亞油酸的油。

油炸食物時，裹麵衣炸比直接炸的吸油率更高，所以最好直接炸。

此外，像茄子等水分較多的蔬菜容易吸油，所以也要避免油炸。

炒菜鍋要先加熱，倒入油，鍋子吸收油之後再放入素材，這樣就可以減少油的用量。

每天稍微下點工夫，就可以減少亞油酸的攝取量。

防止過剩攝取，才是維持健康的關鍵。

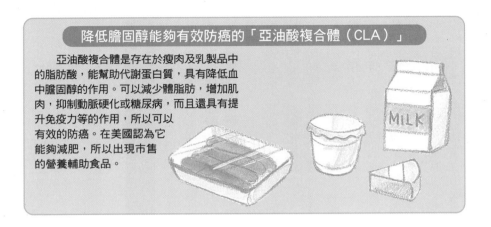

一旦缺乏，容易罹患生活習慣病或過敏

γ-亞麻油酸

多元不飽和脂肪酸（n-6系）

DATA
過剩症／無

調整身體機能，保持健康

只要攝取含有亞油酸的食品，體內就可以合成γ-亞麻油酸。γ-亞麻油酸又會變成二聚γ-亞麻油酸，轉換成二十碳四烯酸。二聚γ-亞麻油酸是前列腺素的原料。此外，也是構成細胞膜的成分，能活化細胞。

前列腺素是調整身體各組織作用的激素，可以調整血壓或血糖值，預防高血壓或糖尿病。

同時，還可以降低血中膽固醇值，抑制血小板凝集，避免血液中凝聚脂肪。

具有擴張血管、使血流順暢的作用，可以預防動脈硬化或心肌梗塞等。對異位性皮膚炎或支氣管氣喘等也有效。

γ-亞麻油酸具有各種作用，所以無法充分合成γ-亞麻油酸時，身體的功能就無法正常的發揮作用。

嬰兒無法合成γ-亞麻油酸，而成人過了四十歲之後，合成能力也會急速降低，所以高齡者容易缺乏這種物質。

此外，飲食不規律、喝太多酒、動物性脂肪攝取過多的人，以及糖尿病患者或壓力過剩的人，都比較不容易製造出身體所需要的γ-亞麻油酸。

現代人容易缺乏γ-亞麻油酸

根據英國醫大所進行的研究發現，高血壓或動脈硬化等生活習慣病，以及肝炎、過敏、肥胖、經痛、月經不順、過動兒、自律神經失調症、憂鬱症、風濕等患者，血中的γ-亞麻油酸比正常人低。可能是亞油酸無法順暢的轉換爲γ-亞麻油酸所致。

此外，根據報告顯示，基於遺傳因素，有四分之一的人無法充分製造出γ-亞麻油酸。

喝太多酒、動物性脂肪攝取過多、壓力、化學物質等的影響，使得很多現代人都缺乏γ-亞麻油酸。

γ-亞麻油酸

γ-亞麻油酸含量較多的食物

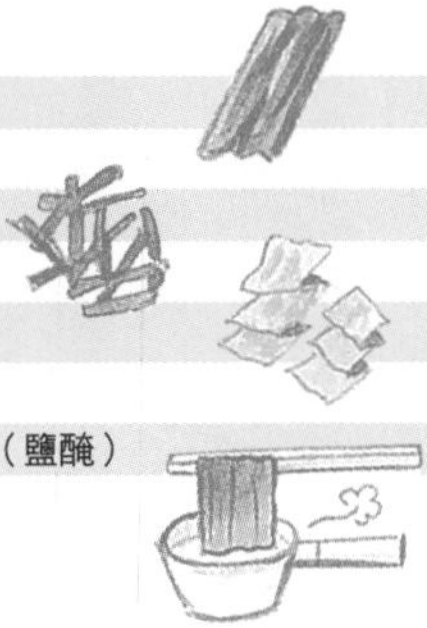

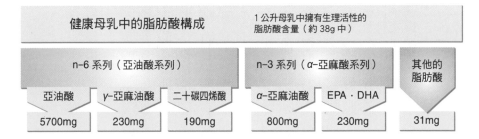

	每 100g	標準量	
海帶（晒乾）	15mg	5cm 正方形 (2g)	0.3mg
海帶絲	2mg	1 人份 (3g)	0.06mg
海帶片	4mg	海帶湯 1 人份 (2g)	0.08mg
用滾水燙過的海帶芽（鹽醃）	4mg	1 人份 (10g)	0.4mg

嬰兒由母乳中攝取必要的γ-亞麻油酸

健康母乳中的脂肪酸構成

1 公升母乳中擁有生理活性的脂肪酸含量（約 38g 中）

n-6 系列（亞油酸系列）			n-3 系列（α-亞麻酸系列）		其他的脂肪酸
亞油酸	γ-亞麻油酸	二十碳四烯酸	α-亞麻油酸	EPA · DHA	
5700mg	230mg	190mg	800mg	230mg	31mg

γ-亞麻油酸是包含二聚γ-亞麻油酸的合計量，而 EPA 與 DHA 也是合計量

一般食物中沒有，被當成健康食物在市面上販賣

一般食物中沒有γ-亞麻油酸，市面上販賣的健康食物是取自於月見草或琉璃苣的油。目前已經開發出利用微生物發酵葡萄糖等醣類，以人工方式製造的技術，因此也有添加這一類物質的果凍或飲料上市。

生物體調節激素「前列腺素」

前列腺素是由 20 個碳的多元不飽和脂肪酸所製造出來的生物體調節激素，有 27 種，分為 3 組。均衡攝取具有相反作用的前列腺素，就能維持健康。其中已有一些採用化學合成的方式當成醫藥品來使用。

稱為維他命F的必需脂肪酸

二十碳四烯酸

多元不飽和脂肪酸（n-6系）

DATA
過剩症／容易引起癌症、動脈硬化、高血壓、發炎性疾病、過敏性疾病、自體免疫疾病（膠原病及其他）等

調整血壓或免疫機能

二十碳四烯酸和γ-亞麻油酸都稱爲維他命F，是一種必需脂肪酸。大量存在於肉、魚、蛋等動物性脂肪中，而攝取亞油酸的食品，就可以在體內先生成γ-亞麻油酸、二聚γ-亞麻油酸，然後再變成二十碳四烯酸。

二十碳四烯酸是前列腺素二系列的生物體調節激素的原料。這個激素與前列腺素一系列互相發揮作用，調整血壓或免疫系統的機能。是胎兒或嬰兒正常發育不可或缺的物質。

過剩攝取會引起各種疾病

二十碳四烯酸能夠保持身體的正常機能，也是維持健康的重要脂肪酸，但是過剩攝取會引起癌症或過敏、發炎症狀、血栓等。

這五十年來，二十碳四烯酸的攝取量增加了四倍。肉食增加、亞油酸攝取過剩都是原因。而這也使得肺癌、大腸癌、乳癌、前列腺（攝護腺）癌、皮膚癌等歐美型癌症患者遽增。減少亞油酸的攝取量，就可以避免二十碳四烯酸過剩。

二十碳四烯酸含量較多的食物

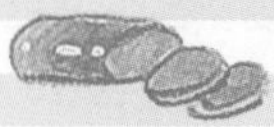

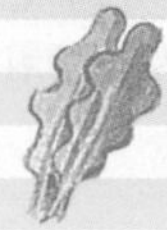

	每 100g	標準量	
豬肝	301mg	韭菜炒豬肝 1 人份 (50g)	105.5mg
蠑螺	18mg	1 個 (30g)	5.4mg
羊栖菜乾	88mg	1 人份 (10g)	8.8mg
龍蝦	58mg	1 尾 (60g)	34.8mg
海帶芽（鹽醃）	33mg	1 人份 (10g)	3.3mg
鮑魚	13mg	連殼 1 個 (135g)	17.6mg

淨化血液，對癌症、過敏有效

α-亞麻油酸

多元不飽和脂肪酸（n-3系）

DATA
缺乏症／神經障礙、過敏性疾病，抗癌作用降低

體內會變成EPA或DHA

α-亞麻油酸是n-3系的多元不飽和脂肪酸，與亞油酸同樣都是必需脂肪酸。

無法在體內合成，只能從食品中攝取。在紫蘇油、芝麻油、亞麻仁油中含量較多。

目前已經逐漸了解n-6系脂肪酸攝取過多的弊端，因此開始注意到n-3系脂肪酸，重新評估其效用。

尤其像EPA、DHA的驚人效力掀起話題。α-亞麻油酸在體內代謝之後會變成EPA、DHA，因此也和這些脂肪酸具有相同的效用。

使血液清爽，防止動脈硬化

α-亞麻油酸能夠使血液清爽，防止血栓的生成。以前認爲血栓是積存在血管內的膽固醇造成的，但是根據最近的研究發現，血小板凝集比膽固醇的影響更大。

α-亞麻油酸能抑制血小板凝集，使得血管柔軟，擴張血管，使血液循環順暢，所以能夠防止動脈硬化或心肌梗塞、腦梗塞等。這些作用是由α-亞麻油酸所生成的EPA、DHA的效用所造成的。

此外，能夠使末梢血流順暢，所以具有降血壓的效果。以罹患高血壓的大鼠做研究，發現攝取α-亞麻油酸之後，血壓降低15%左右。正常的大鼠則沒有出現降低血壓的作用。擔心高血壓或動脈硬化的人，可以使用α-亞麻油酸含量較多的油。

α-亞麻油酸的主要作用

- 淨化血液，防止動脈硬化
- 抑制癌症或過敏疾病
- 降血壓
- 防止老人癡呆症或阿茲海默症
- 活化腦細胞，提高學習能力
- 改善憂鬱症

抑制過敏

α－亞麻油酸與亞油酸互相抗衡，發揮作用，所以當飲食中的α－亞麻油酸／亞油酸比上升時，就可以抑制因爲過剩攝取亞油酸而引起的各種疾病。

攝取太多亞油酸時，細胞的二十碳四烯酸增加，而會大量的製造出組織胺、凝血黃素、無色三烯、活化血小板因子等活性較強並會引起過敏及發炎症狀的媒介物。

成爲引起花粉症、氣喘或異位性皮膚炎等過敏疾病的原因。

α－亞麻油酸能夠有效的抑制這些作用，因此能夠防止過敏。

α－亞麻油酸與亞油酸的含有率（單位％）

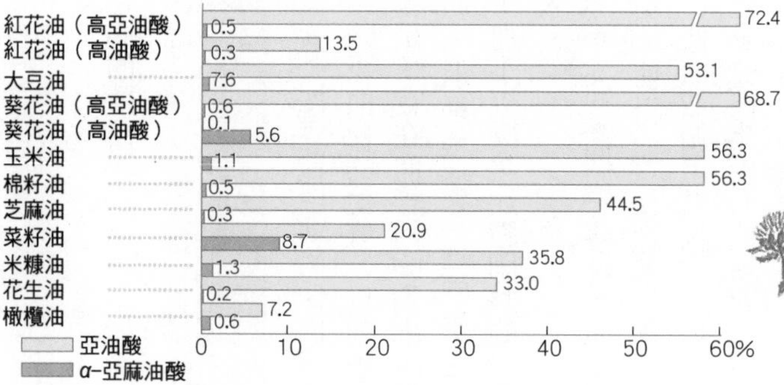

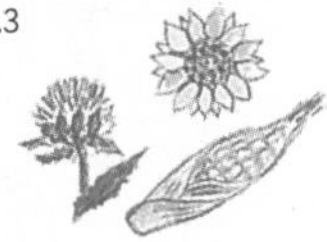

α－亞麻油酸含有率較高的油（單位％）

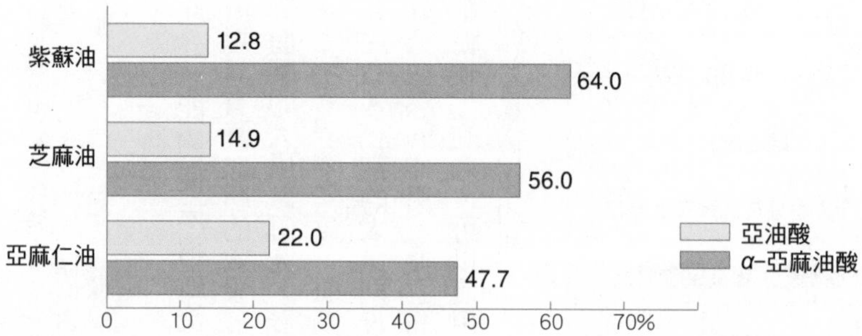

α-亞麻油酸

α-亞麻油酸能抑制過敏

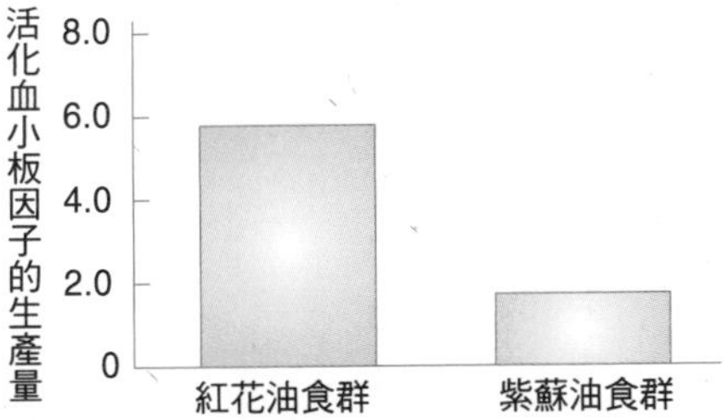

比較含有較多α-亞麻油酸的紫蘇油及含有較多油酸的紅花油，結果發現，吃了含有紫蘇油飼料的老鼠其過敏疾病的誘因活化血小板因子的生產量變少了。

容易氧化，所以要生食

α-亞麻油酸含有三個雙重結合因子，因此很容易氧化，容易生成過氧化脂肪。所以要避免炒、油炸、加熱的調理方式，最好做成沙拉或涼拌菜。此外，要盡早吃完，老舊的油不要重複使用，否則會增加過氧化脂肪，造成反效果。

α-亞麻油酸含量較多的食物

	每 100g	標準量	
核桃	9.0g	1 個 (8g)	0.7g
軟乳瑪琳	2.1g	1 大匙 (14g)	0.3g
大豆（國產）	1.8g	1 大匙 (13g)	0.2g
黃豆粉	1.7g	1 大匙 (8g)	0.1g
油漬鰹魚罐頭	1.2g	1 小罐 (80g)	1.0g

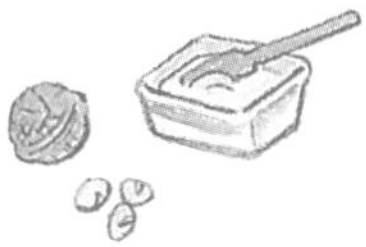

多攝取α-亞麻油酸的方法

一般來說，植物油中含有較多的亞油酸，所以盡量不要採取炸或炒的方式，而採用蒸、烤、煮的方式調理較好。

避免使用市售的調味料，必要時，可以用紫蘇油或芝麻油做調味料。青魚中含有豐富的α-亞麻油酸系的DHA、EPA，要盡量多吃。此外，海藻類中也含有α-亞麻油酸，要經常攝取。

盡量將亞油酸系的油更換爲α-亞麻油酸系的油，n-6系與n-3系以四比一的比例來攝取最爲理想。

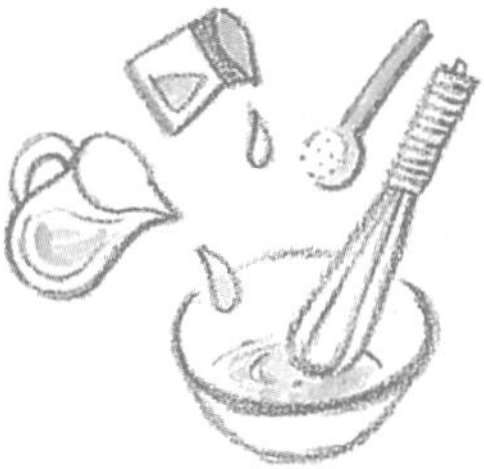

淨化血液，恢復血管彈性

EPA

多元不飽和脂肪酸（n-3系）（二十碳五烯酸）

DATA 過剩症／出血不止

青魚中含量豐富

EPA是n-3系的多元不飽和脂肪酸。攝取同屬於n-3系的脂肪酸α-亞麻油酸，就可以在體內轉換爲EPA。

青魚中含量豐富。

青魚指的是竹筴魚、沙丁魚、鯖魚、鰹魚、秋刀魚、鮪魚等青色魚。

這些魚是EPA的主要供給源，想要得到EPA效果的人，就要多吃青魚。當然，選擇油脂肥厚時節的魚最有效。

EPA的抗血栓效果

一九七〇年代，丹麥的研究者以愛斯基摩人和丹麥人爲對象進行疫學調查，這也就是發現青魚效用的契機。

愛斯基摩人與丹麥人的脂肪攝取量相同，但是總膽固醇值較高，爲丹麥人的二倍，然而卻很少得動脈硬化或腦梗塞、心肌梗塞等血栓症。而丹麥人則40%以上的死因都是心肌梗塞。

其間差距到底在何處呢？調查結果發現，關鍵在於愛斯基摩人經常吃的海豹和魚中所含的EPA和DHA，這些物質都具有防止血栓的效果。

在日本，則以千葉縣的漁民和農民爲對象，進行飲食生活的比較與調查，並得到同樣的結果。漁民攝取的EPA量爲農民的2.7倍，血小板凝集的程度爲農民的三分之一。所以因爲心肌梗塞或腦障礙而造成的死亡率也比較低。

EPA 的主要作用

- 溶解血栓
- 抑制血小板凝集
- 使血管擴張，促進血液循環
- 保持血管的彈力與柔軟
- 減少血中的中性脂肪
- 減少 LDL 膽固醇，增加 HDL 膽固醇
- 抑制二十碳四烯酸的作用，防止癌細胞的發生或增殖

主要生活習慣病死亡率的比較

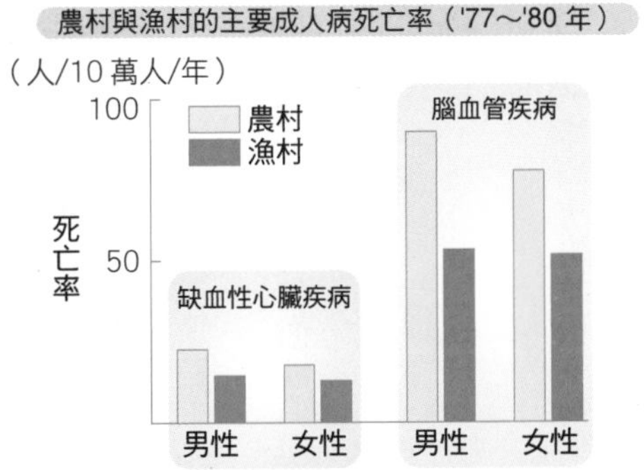

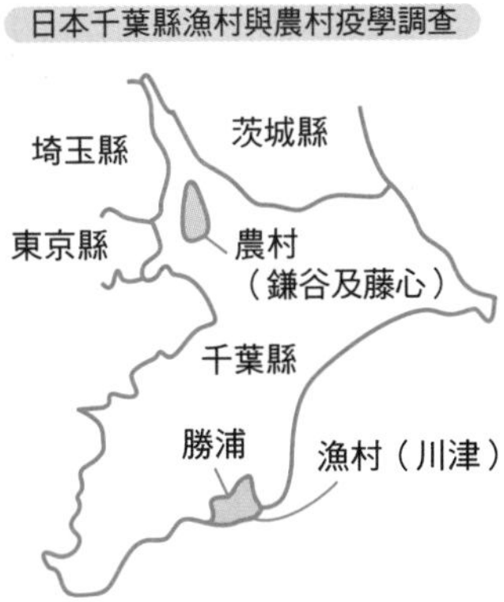
日本千葉縣漁村與農村疫學調查
埼玉縣
茨城縣
東京縣
農村
（鎌谷及藤心）
千葉縣
勝浦
漁村（川津）

EPA 含量較多的食物

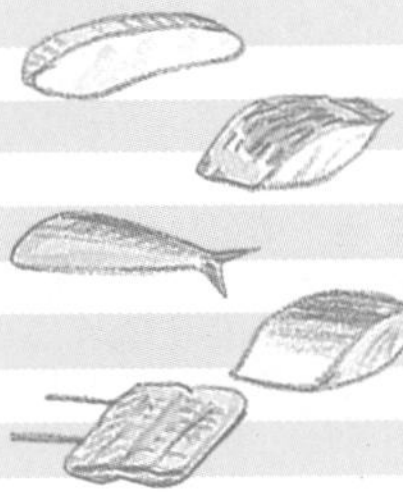

	每 100g	標準量	
鰤魚（養殖）	1.5g	1 塊 (80g)	1.2g
大翅鯧魚	1.5g	1 塊 (80g)	1.2g
沙丁魚（遠東沙腦魚）	1.4g	1 塊 (80g)	1.1g
鯖魚	1.2g	1 塊 (80g)	1.0g
烤鰻	0.9g	1 串 (100g)	0.9g

有效的攝取EPA

魚的脂肪中含有較多的EPA，爲了防止脂肪損失，最好採用生魚片的食用方式。

煮或烤會流失20％。採用煮的方式時，味道較淡，最好連煮汁一起喝。

採用油炸方式時，會流失50～60％的EPA。

而且魚會吸收炸油，所以要盡量避免採用油炸方式。

爲了防止在體內氧化，最好和β胡蘿蔔素含量較多的深色蔬菜或維他命E較多的芝麻等種子類一起攝取。

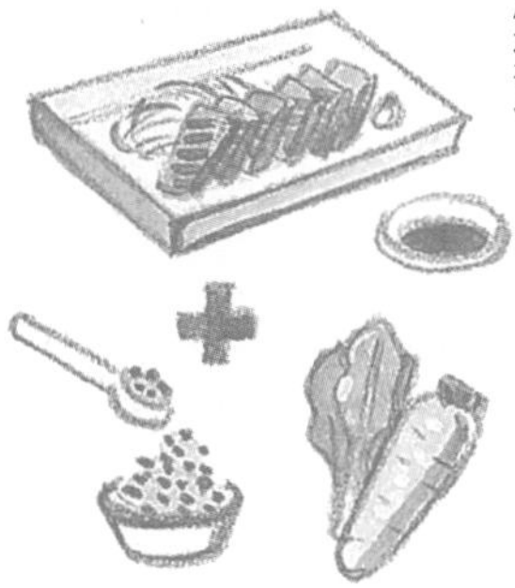

能夠有效防止血栓與癌症

先前說過，EPA能抑制血小板凝集，淨化血液，防止血栓形成。

具有擴張血管、使血液循環順暢的作用。

而且能夠減少中性脂肪及LDL膽固醇，並且增加HDL膽固醇。

因此，能夠預防並治療動脈硬化、心肌梗塞、腦梗塞、高血壓等生活習慣病。

同時也能夠抑制過敏或發炎症狀，而且還能夠抑制會產生致癌媒介物的二十碳四烯酸的作用，因此也可以有效的預防花粉症或異位性皮膚炎等過敏性疾病，以及慢性關節炎等發炎性疾病和癌症。

DHA的作用和EPA類似，不過EPA的減少中性脂肪與預防血栓的效果較好，而DHA則是減少LDL膽固醇的效果較好。

n-3 系的紫蘇油和魚的脂肪不會使膽固醇值上升

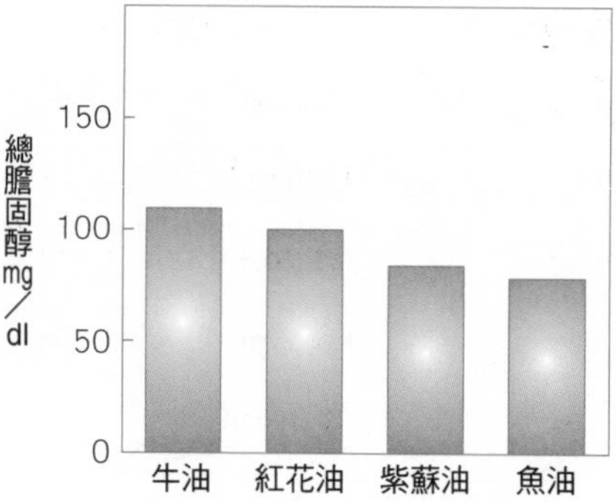

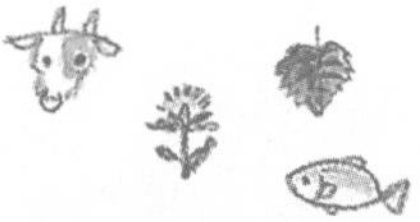

這是長期攝取紅花油、牛油、紫蘇油和魚油的大鼠膽固醇值比較圖表。紫蘇油和魚油比紅花油和牛油保持在較低的數值範圍內。

含有豐富的EPA、DHA，鮮度極佳的魚的分辨法

當令季節、鮮度極佳的魚，最能發揮EPA、DHA的效果。

整條魚非常肥厚，眼睛清澄，腹部富於彈性、光澤，內臟沒有流出或切斷，鰓呈鮮紅色，而且鱗片牢牢的附著在表面，這就是好魚。

如果是切塊的魚，則要看皮是否緊實，是否有彈性，肉和血的顏色是否鮮艷，皮肉交界處是否分明，擺魚的托盤裡是否有積水。當鮮度變差時，魚的脂肪會被氧化，對身體造成不良影響。

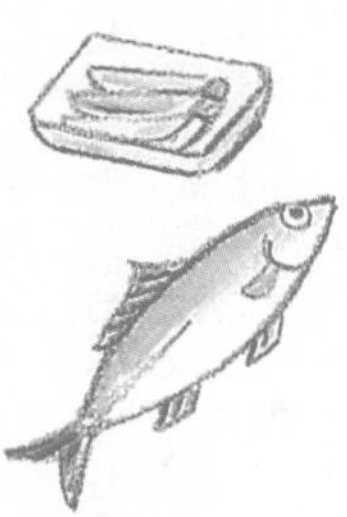

活化腦機能

DHA

多元不飽和脂肪酸（n-3系）（二十二碳六烯酸）

DATA
過剩症／出血時血流不止

提高腦或神經組織的機能

DHA是n-3系多元不飽和脂肪酸，一旦攝取含有α-亞麻油酸的食品，就可以在體內轉化爲EPA→DHA。和EPA同樣，青魚中含量較多。DHA與EPA最大的不同點在於，DHA是構成腦的成分，是腦或神經組織發育必需的營養成分，而EPA則無法通過腦入口的腦關卡。有一陣子認爲鮪魚、鰹魚等對頭腦很好，這是因爲魚眼睛周圍的脂肪含有較多DHA的緣故。

腦的神經元，也就是神經細胞突起尖端也有DHA，所以能活化神經細胞，使訊息傳遞順暢，因而提高學習能力或記憶力。

對於癡呆症也能發揮效力

對於阿茲海默症或老人癡呆症能夠發揮效果。阿茲海默症是腦神經細胞死亡、腦萎縮的疾病。DHA能夠修復受損的神經細胞，活化殘存的神經細胞功能。此外，能夠增加促進神經細胞發育的蛋白質的合成量。

因爲具有如此驚人的效力，所以期待DHA能發揮預防及治療阿茲海默症、老人癡呆症、血管性癡呆症的效果。

DHA 的主要作用

- 活化腦的機能，提高記憶力或學習能力
- 抑制血小板凝集，預防血栓或動脈硬化
- 預防癡呆症
- 減少 LDL 膽固醇，增加 HDL 膽固醇
- 減少血中的中性脂肪
- 降血壓
- 抑制癌細胞的發生或增殖
- 改善過敏性疾病或發炎性疾病
- 穩定情緒

預防生活習慣病、防癌

DHA和EPA同樣都具有減少血管壁的LDL膽固醇及中性脂肪的作用，而且還能夠提高細胞膜的流動性，使血管壁細胞柔軟，血流順暢。

因此，可以期待它發揮預防高血壓、高血脂症、動脈硬化、心肌梗塞、腦梗塞等生活習慣病的效果。

而關於致癌方面，根據研究顯示，能夠抑制二十碳四烯酸的合成，防止癌細胞發生。若已經發生癌症，則可以防止成長的癌細胞移動附著於其他的血管壁，抑制癌細胞增殖。因此不光是能防癌，同時也具有遏止癌細胞轉移的效果。

EPA也具有抗癌作用，但是效果不如DHA。

DHA可以減輕抗癌劑所產生的副作用。使用大鼠進行實驗，調查脫毛率，結果發現抗癌劑和DHA一併攝取，比起只攝取抗癌劑而言，脫毛率相當低。

使用抗癌劑所產生的自由基，會對於毛母細胞產生作用，使其機能受損而引起脫毛現象，而DHA可以抑制這個作用。

DHA 能穩定情緒

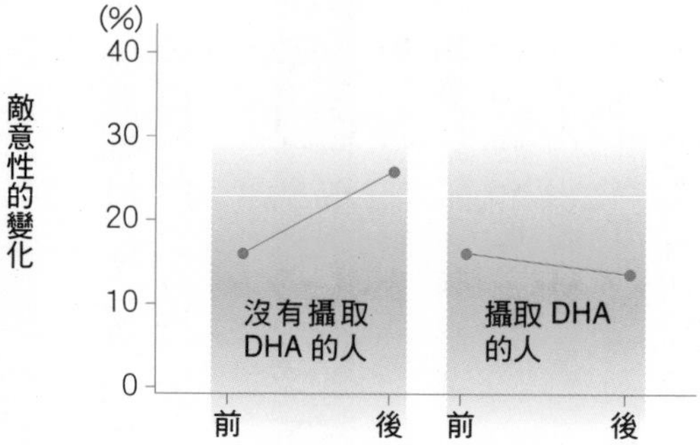

DHA 含量較多的食物

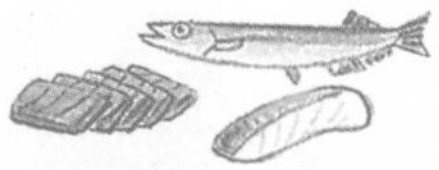

	每 100 克	標準量	
烤鰻	1.5g	1 串 (100g)	1.5g
黑鮪魚	2.9g	1 人份 5 塊 (50g)	1.5g
鰤魚	1.8g	1 塊 (80g)	1.4g
鯖魚	1.8g	1 塊 (80g)	1.4g
秋刀魚	1.4g	1 尾 (100g)	1.4g

利用罐頭食品可以輕易的攝取到 DHA

雖說青魚很好，但是每天烹調實在太麻煩了，這時就可以利用罐頭。例如鯖魚罐頭或沙丁魚罐頭等，價格適中。用當令季節捕獲的魚直接製成的罐頭，含有豐富的 EPA 和 DHA。罐頭鯖魚中含有 30g 的 DHA，相當於 1 條 350g 鯖魚的量。連骨頭一起吃，可以同時補充鈣質。

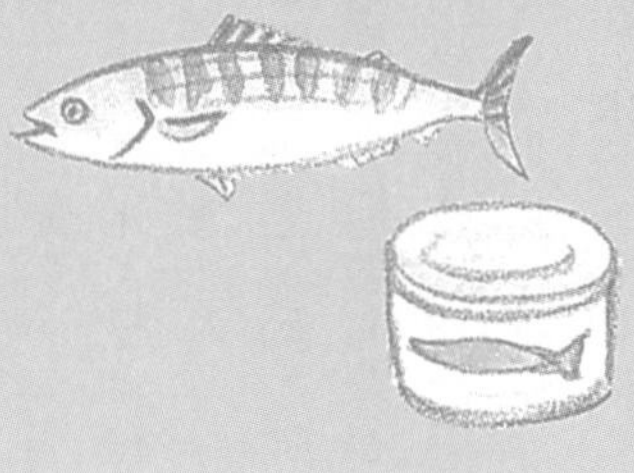

神經細胞（神經元）的構造

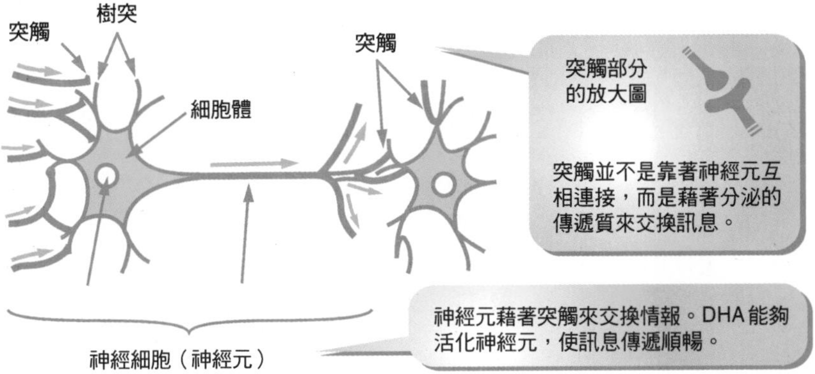
突觸
樹突
細胞體
突觸
突觸部分的放大圖
突觸並不是靠著神經元互相連接，而是藉著分泌的傳遞質來交換訊息。
神經元藉著突觸來交換情報。DHA 能夠活化神經元，使訊息傳遞順暢。
神經細胞（神經元）

吃青魚能使孩子頭腦聰明

DHA是胎兒或嬰幼兒的腦、視神經發育不可或缺的營養素。一旦缺乏，就會出現各種毛病。有些奶粉甚至添加了這種物質。

若是餵哺母乳，則母親要多吃含有DHA的魚。

根據最近的研究發現，DHA能夠提高集中力，具有穩定情緒的作用。

沙丁魚或竹筴魚、秋刀魚等青魚價格便宜，而且容易買到。要培養頭腦聰明的孩子，就要讓孩子多吃青魚。

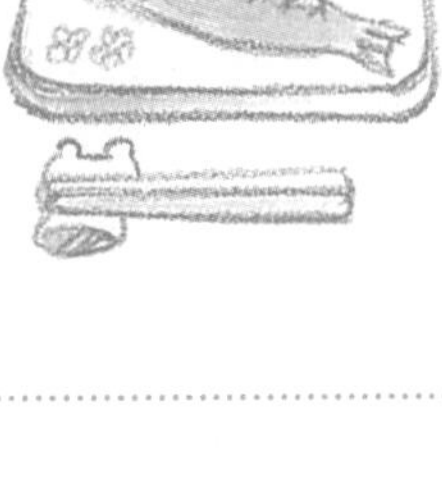

維持生命不可或缺的成分

膽固醇

DATA 過剩症／高血脂症、動脈硬化、高膽固醇血症、心肌梗塞、腦梗塞等

構成身體的重要成分

膽固醇是一種脂肪，在體內大約有100～150g，是構成細胞膜或生物體膜的成分，具有重要的作用。

同時也是腎上腺皮質激素或性激素、膽汁酸的原料，具有使神經傳遞順暢的作用，是維持生命不可或缺的成分。

腦和脊髓等神經系統、脂肪組織中含量較多。藉著血液運送到全身，所以也存在於血液中，不過量只有10～13g。身體一天所需要的膽固醇爲1000～2000mg，大半在肝臟合成，一部分則是經由飲食攝取。

轉化成脂蛋白運送到體內各處

存在於體內的脂肪，包括中性脂肪、磷脂肪、游離脂肪酸、膽固醇這四種。

膽固醇溶於血中，運送到各組織，但因爲是脂肪，不能直接溶入組織中，必需轉化爲親水性的磷脂肪以及阿樸蛋白所覆蓋的粒子形態，才能進入血中，這就是脂蛋白。

好膽固醇與壞膽固醇

脂蛋白因大小和比重的不同，又可以分爲乳糜微粒、VLDL、LDL、HDL四種。全都是用來運送中性脂肪和膽固醇，但各構成目的及作用都不同。

LDL（低比重脂蛋白）可將肝臟製造出來的膽固醇運送到身體各處。本身不會作惡，不過一旦增加過多，無處可去時，就會積存在血液中，氧化之後，就會附著於血管壁，成爲動脈硬化的原因，稱爲LDL膽固醇。

HDL（高比重脂蛋白）則可以回收多餘的膽固醇以及積存在血管的膽固醇，運送到肝臟。能夠清掃血管，所以被稱爲好膽固醇。

維持膽固醇的平衡

要減少LDL膽固醇、增加HDL膽固醇，則不可攝取太多動物性脂肪或高膽固醇食品，而要多攝取食物纖維或EPA、DHA含量較多的食品。

油酸能夠促進LDL溶入肝臟，減少血中的膽固醇。蝦蟹等貝類中含有很多牛磺酸，能夠強化肝功能，加強處理膽固醇的能力。而海藻中含量較多的藻酸能夠排出膽汁酸，消耗掉膽汁酸的原料膽固醇。

要防止LDL膽固醇氧化，則必需要多攝取具有抗氧化作用的β-胡蘿蔔素及維他命C、維他命E及多酚等。

脂蛋白的構造

脂蛋白的中央部有中性脂肪（三酸甘油酯）以及膽固醇酯，被磷脂質包圍之後，在磷脂質中溶入阿樸蛋白和膽固醇。

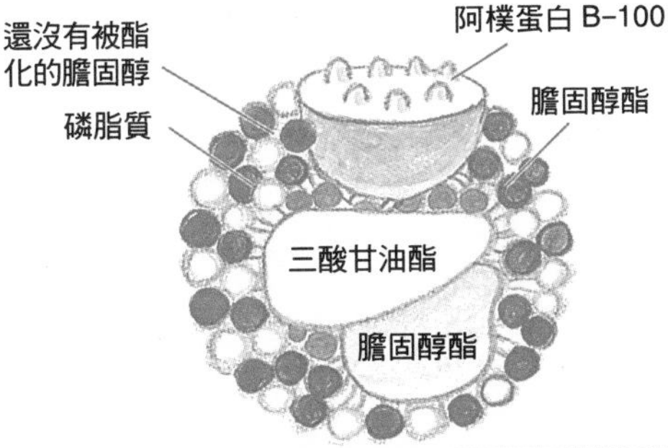

脂蛋白的種類與構成

	大小	比重	組成（重量%）				
			蛋白質	磷脂質	膽固醇	膽固醇酯	三酸甘油酯
乳糜微粒	75~1200	~0.95	2	7	2	3	86
VLDL	30~70	0.95~1.006	8	18	7	12	55
IDL	25~35	1.006~1.019	19	19	9	29	23
LDL	22	1.019~1.063	22	22	8	42	6
HDL_2	10	1.063~1.125	40	33	5	17	5
HDL_3	7.5	1.125~1.210	55	25	4	13	3

主要的機能

VLDL …超低密度(比重)脂蛋白
IDL …中間密度脂蛋白
LDL …低密度脂蛋白
HDL …高密度脂蛋白

乳糜微粒	熱量足夠時，將從食物中吸收的脂質運送到脂肪組織；飢餓時，則運送到肝臟或肌肉。
LDL	將肝臟和小腸所合成的脂質運送到脂肪組織或肌肉。
HDL_2	在末梢組織去除了乳糜微粒或 VLDL 中大部分的三酸甘油酯之後，就變成了 IDL 或 LDL。將膽固醇酯或脂溶性維他命從肝臟運送到末梢組織。
HDL_3	從肝臟分泌圓盤狀的 HDL_3，而從末梢組織接收膽固醇，變成膽固醇酯，儲存於內側，變成球狀的 HDL_2，將膽固醇酯運送到肝臟。

不同步數的 HDL 膽固醇值

	男		女	
	人　數	平均值 (mg/dl)	人　數	平均值 (mg/dl)
總　數	2018	53.2	3164	60.9
不到 2000 步	119	47.4	178	56.4
2000~	273	51.7	436	58.9
4000~	394	51.4	671	60.3
6000~	399	53.4	687	61.8
8000~	325	55.1	537	62.0
一萬步以上	508	55.5	655	62.5

走得越多，就越能增加 HDL 膽固醇！

膽固醇含量較多的食物

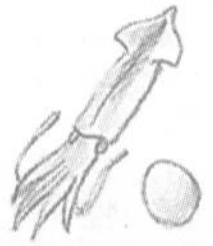

	每 100 克	標準量
魷魚乾	980mg	1/4 塊 (25g) 245mg
槍烏賊（生）	350mg	1/2 塊 (80g) 280mg
雞蛋（蛋黃）	1400mg	1 個 (20g) 280mg
烤鰻	230mg	1 串 (100g) 230mg
雞蛋（全蛋）	420mg	1 個 (50g) 210mg

適度運動也有效

劇烈的運動會產生自由基，造成反效果，而適度的運動則能增加 HDL 膽固醇。因此最好選擇像走路等隨時隨地都可以進行的運動。注意飲食，同時每天適度的運動，就能維持良好的膽固醇平衡。

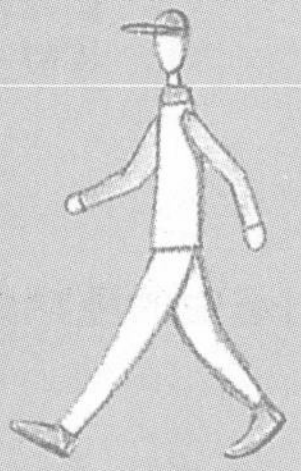

防止動脈硬化、提高記憶力或集中力的卵磷脂

卵磷脂也稱爲膽鹼酯酰，是一種磷脂質，也是構成生物體膜、腦、神經組織的成分，具有重要的作用。在蛋黃、大豆、精白米、花生和酵母中含量豐富。

卵磷脂包括親水性和親油性兩種，能夠溶解附著於血管壁的膽固醇，將其運送到肝臟，促進膽固醇排出，因此可以有效的防止動脈硬化。此外，能活化腦細胞和神經細胞，提高記憶力或注意力。對於老人癡呆症也有效。

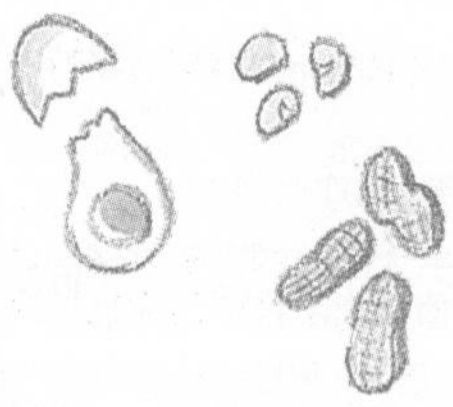

角鯊烯

氧的運送者，活化細胞

DATA
過剩症／無

大量存在於深海鯊的肝油中

體內可以生成角鯊烯，但是過了二十歲的顛峰期之後，其量就會逐漸減少。由深海鯊的肝油製造出來的深海魚油，含有很多角鯊烯，市面上已經開始販賣這種健康食品。此外，橄欖油和綿籽油中也有。

使新陳代謝旺盛

角鯊烯也稱爲「氧的運送者」，能夠將氧運送到身體各處，使新陳代謝旺盛，活化細胞。強化胃和肝臟等內臟的功能，抑制潰瘍或發炎症狀。

在體內會變成膽固醇，成爲腎上腺皮質激素或性激素等的類固醇激素，也是構成細胞膜的成分，保持身體機能正常。

同時也能活化巨噬細胞或T淋巴球、B淋巴球等免疫細胞，提高免疫力。具有抗氧化作用，能夠有效的防止老化及癌症。

角鯊烯含量較多的食物

- 深海鯊魚精
- 橄欖油
- 棉籽油
- 酪梨油

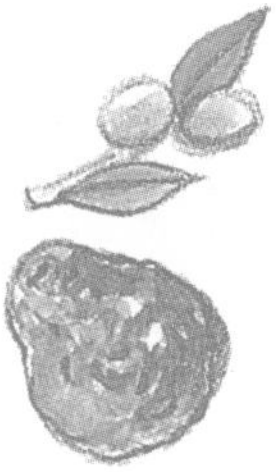

深海鯊的秘密

深海鯊的生命根源就在於肝臟。深海鯊的肝臟非常大，大部分是含有角鯊烯的肝油。深海鯊耐超高壓，能生存於低氧的深海中四億年，就是藉著角鯊烯之賜。

角鯊烯的主要作用

- 使新陳代謝旺盛
- 使荷爾蒙分泌旺盛，調整身體狀況
- 強化內臟功能
- 提高免疫力
- 防止老化及癌症
- 抑制疼痛及發炎症狀
- 藉著強大的殺菌作用擊退有害的病原菌
- 藉著強大的滲透力保護皮膚

蛋白質

維持生命活動不可或缺的營養素

蛋白質的英文是「PRO-TEIN」，語源來自於希臘文，意思是冠軍或第一名。是掌握生命活動關鍵的營養素，也是構成人體不可或缺的物質。我們的肌肉、臟器、皮膚、頭髮和指甲，全都是由蛋白質所構成。

不光是構成身體，同時也是代謝反應不可或缺的酵素、調節機能的肽激素、神經傳遞質、基因、血液成分、免疫力抗體等。也可以當成熱量來源，一克可以產生四大卡的熱量。

蛋白質是維持生命活動不可或缺的營養素，短期內缺乏，就會引起各種問題。首先是缺乏體力和耐力，對付疾病的抵抗力降低，腦功能遲鈍，記憶力、思考力減退，而成長期的兒童則會出現發育障礙。長期缺乏，會危及生命。

蛋白質是由二十種胺基酸組合而成的

蛋白質是由胺基酸化合物結合而成的。胺基酸共有二十種，這二十種以不同的量結合，就可以生成不同性質的各種蛋白質。

在體內無法合成、必需經由食品攝取的，稱爲必需胺基酸（不可缺乏胺基酸），其他的則稱爲非必需胺基酸（可缺乏胺基酸）。以往認爲只有幼兒才需要

主要的胺基酸種類

必需胺基酸（不可缺乏胺基酸）	非必需胺基酸（可缺乏胺基酸）
・異白胺酸	・甘胺酸
・白胺酸	・丙胺酸
・賴胺酸	・絲胺酸
・含硫胺基酸（蛋胺酸加胱胺酸）	・胱胺酸
・芳香族胺基酸（苯丙胺酸加酪胺酸）	・酪胺酸
・蘇胺酸	・天門冬胺酸
・色胺酸	・穀胺酸
・纈胺酸	・脯胺酸
・組胺酸	・胺酸

※必需胺基酸當中，一部分的賴胺酸和苯丙胺酸可以由非必需胺基酸中的胱胺酸及酪胺酸來代替、合成。

組胺酸，但是一九八五年WHO（世界衛生組織）以及FAO（聯合國糧食農業組織）、UNU（聯合國大學）的聯合委員會提出報告，認爲成人也需要這種胺基酸。

能夠有效攝取蛋白質的「胺基酸價」

食品中所含的蛋白質與構成身體的蛋白質，結構不同，胺基酸構成越接近身體的蛋白質，則合成身體蛋白質的效率就越好。這些稱爲優質蛋白質。

依體重的不同，一天的需要量也不同

成人一天所需的蛋白質量，體重 1 公斤需要1.1～1.2 克。

因此，體重50公斤的人，一天需要50～60克的蛋白質。

那麼應該如何分辨優質蛋白質呢？其中一個方法就是，估計身體所需要的必需胺基酸的量，然後再與食品的必需胺基酸的構成互相比較。由這個方法所計算出來的數值，就稱爲「胺基酸價」。胺基酸價的數值越接近一百越好。

由左表可知，肉、魚、蛋、牛乳等動物性食品中所含的蛋白質是屬於優質蛋白質。

主要食物的「胺基酸價」

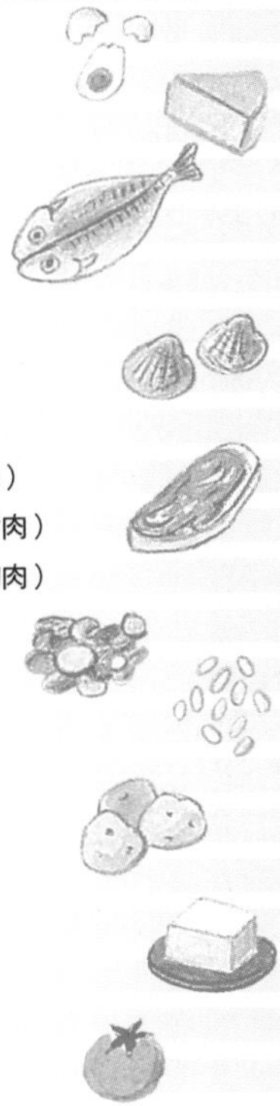

食物名稱	胺基酸價	第一限制胺基酸
雞蛋	100	—
牛乳	100	
加工乾酪	91	含硫胺基酸
竹筴魚	100	
沙丁魚	100	
鮭魚	100	
蛤仔	81	色胺酸
花枝	71	色胺酸
蝦	84	色胺酸
牛肉（沙朗）	100	
豬肉（脊背肉）	100	
雞肉（雞胸肉）	100	
雞肝	100	
精白米	65	賴胺酸
麵粉	44	賴胺酸
玉米	32	賴胺酸
馬鈴薯	68	白胺酸
大豆	86	含硫胺基酸
傳統豆腐	82	含硫胺基酸
波菜	50	含硫胺基酸
番茄	48	白胺酸
橘子	50	白胺酸

・第一限制胺基酸是指含有率比標準值更低的最低胺基酸。

穀胺酸

重要的鮮味成分，活化腦功能

DATA
非必需胺基酸
過剩症／情緒亢奮導致失眠、神經症、幻覺

提高智能，能有效治療精神分裂或癡呆

穀胺酸和穀酰胺、天門多酰胺、天門多胺酸同樣的，都是構成蛋白質的主要胺基酸，佔整體的三分之一（動物性蛋白質）到二分之一（植物性蛋白質）。

穀胺酸具有將進入體內之後會抑制腦功能的胺變成穀酰胺的作用。而且能促進排尿，將胺迅速排出體外。

腦中含有很多穀胺酸，與神經傳遞有關。攝取穀胺酸，能活化腦功能，提高智能，同時也可以有效的治療精神分裂症（綜合失調症）或癡呆。

此外，穀胺酸也和熱量、氮的代謝有關，可以改善酒精依賴症，使潰瘍提早治癒。

與其擔心不足，還不如擔心過剩攝取

一旦缺乏穀胺酸，則腦的各種機能受損，而且疲勞堆積，有抑鬱傾向，不過應該擔心的是過剩攝取的問題。

根據美國方面提出的報告顯示，過剩攝取穀胺酸，會損害腦細胞。

大量攝取時，會出現頭痛、血氣上衝、手腳發麻等症狀。而長期大量攝取，則會出現失眠症、神經症、誇大妄想或幻覺。

除了飲食之外，想要利用營養輔助劑攝取穀胺酸時，則事前要和醫師商量。

存在於人體內的穀胺酸

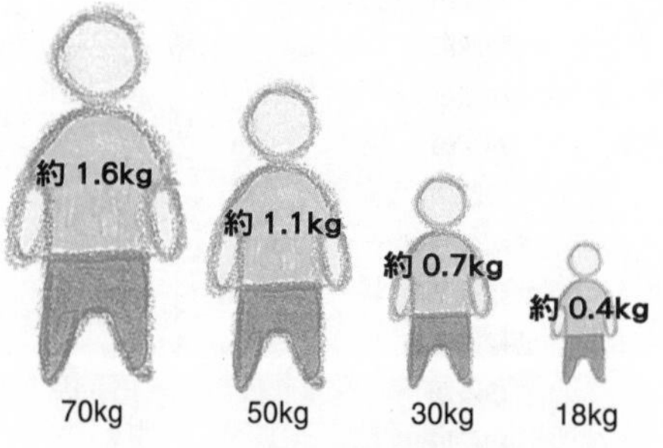

體內的穀胺酸約佔體重的 2.3%

穀胺酸的流程

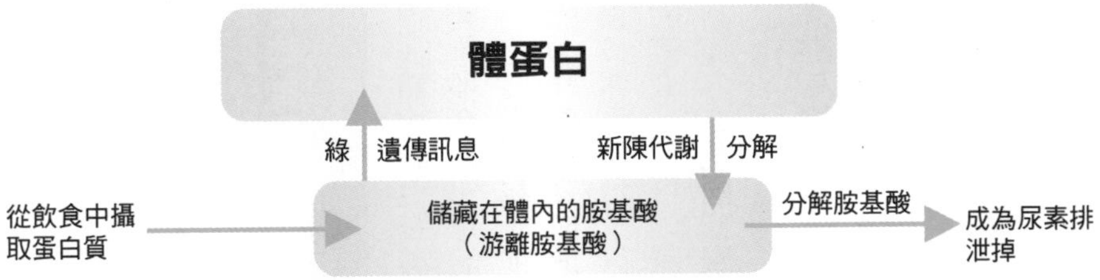

不需要的胺基酸被分解為水、胺及二氧化碳。胺在肝臟變成尿素，成為尿排泄掉。穀胺酸則具有將胺變成穀醯胺的作用，促進排尿。

番茄中的穀胺酸與天門冬胺酸

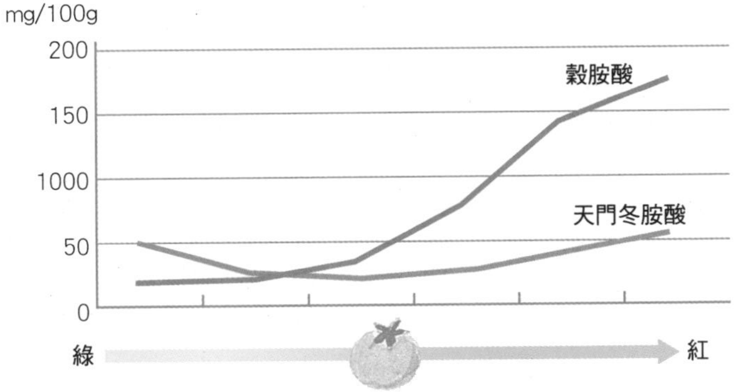

番茄味道不可或缺的穀胺酸和天門冬胺酸。當穀胺酸和天門冬胺酸的比例為 4：1 時最具有番茄味。

有效的攝取法

海帶高湯的鮮味來自於穀胺酸。

在日本，以前就利用海帶和柴魚片熬「高湯」。歐美和中國則是組合蔬菜和肉、魚類來熬「高湯」。此外，番茄、乳酪以及其他的發酵食物中也含有很多穀胺酸。

組合海帶與蔬菜或肉與蔬菜來調理，則這些食材中所含的穀胺酸的鮮味能發揮強化效果，可做出美味的料理，同時還可以攝取到豐富的穀胺酸。

穀胺酸含量較多的食物

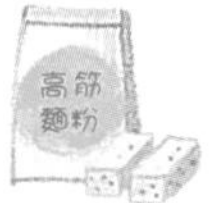

每 100g		標準量
4800mg	高筋麵粉	1 大匙 (11g) 528mg
4400mg	大豆	1 大匙 (13g) 572mg
6400mg	凍豆腐	1 個 (20g) 1280mg
6700mg	豆腐皮 (乾)	做成湯 1 人份 (5g) 335mg
9800mg	柴魚片	1 包 (5g) 490mg

色胺酸

製造具有鎮痛、催眠、安神作用的神經傳遞質

DATA
必需胺基酸
過剩症／肝硬化

製造具有催眠效果的血清素

進入體內的色胺酸，運送到腦，和維他命B_6、菸鹼酸、鎂一起製造出具有鎮痛、催眠、安神作用的神經傳遞質血清素。

根據報告顯示，只要提高血清素的濃度，就可以減輕慢性的下巴疼痛。在美國被視爲是天然的催眠劑。

據說某種憂鬱病和血清素濃度的異常有關。

「恢復青春藥物」褪黑激素的材料

血清素也可以成爲腦的松果體的褪黑激素。

褪黑激素可以延緩老化，因此被視爲是「神奇的恢復青春之藥」。

對免疫系統發揮作用，也對心臟病有效，具有抗癌作用，因此備受注目。

在美國，根據報告顯示，色胺酸可以調節膽固醇值或血壓，提高性能力，減輕更年期障礙，能夠改善多種疾病。

此外，色胺酸也可以緩和不安或緊張，抑制憂鬱症狀，具有自然的催眠效果。同時還可以緩和酒精依賴症的症狀。

長期攝取會危害肝臟

長期給予大鼠色胺酸，結果肝臟脂肪出現變化。

長期服用色胺酸，可能會引起肝硬化。

因此，在治療肝硬化時，要減少色胺酸或酪胺酸，而要增加纈胺酸、白胺酸、異白胺酸的攝取量。

當肝硬化患者腦中的色胺酸增加、腦功能減退時，爲了改善症狀，則最好投與能夠抑制色胺酸作用的胺基酸。

血清素的釋出與再吸收

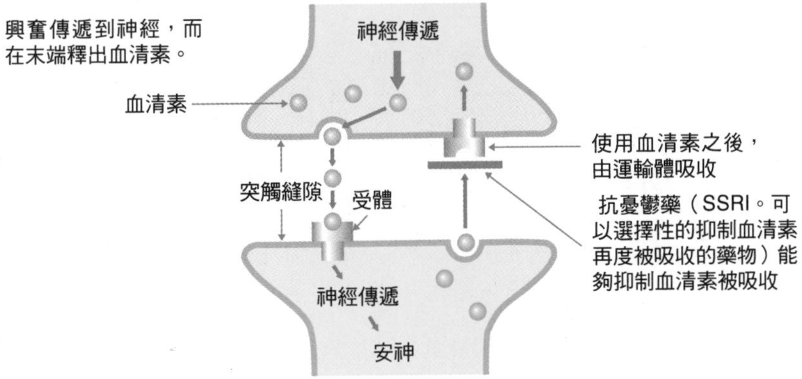
興奮傳遞到神經，而
在末端釋出血清素。
神經傳遞
血清素
使用血清素之後，
由運輸體吸收
突觸縫隙
受體
抗憂鬱藥（SSRI。可
以選擇性的抑制血清素
再度被吸收的藥物）能
夠抑制血清素被吸收
神經傳遞
安神

神經傳遞質的量決定精神狀態

神經傳遞質	釋放太多……	釋放太少……
血清素	不安、躁症	鬱症
多巴胺	精神分裂症（綜合失調症）	帕金森氏症
降腎上腺素	不安、躁症	鬱症
乙酰膽鹼	巴金森氏症	阿茲海默症

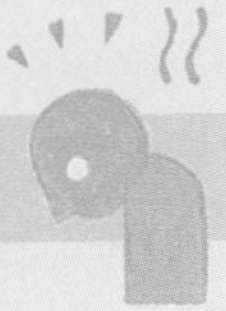

有效的攝取法

當成營養輔助食物攝取時，一併攝取維他命 B 複合體或菸鹼酸，就更能提高效果。

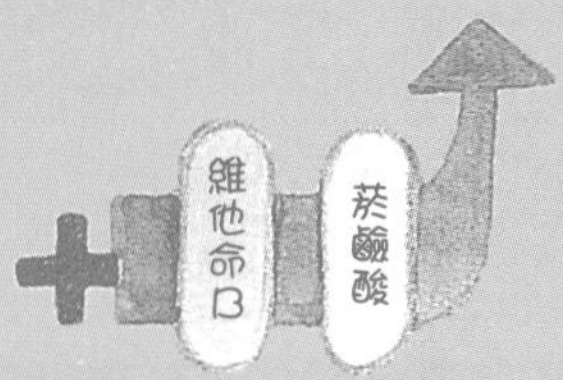
維他命B
菸鹼酸

色胺酸含量較多的食物

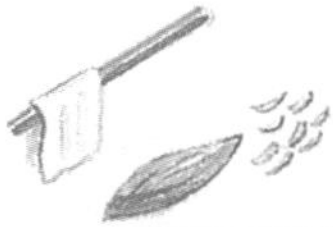

每 100g		標準量
760mg	凍豆腐	1 個 (20g) 152mg
780mg	豆腐皮 (乾)	做成湯 1 人份 (5g) 39mg
1000mg	柴魚片	1 包 (5g) 50mg
470mg	脫脂奶粉	1 大匙 (8g) 37.6mg
490mg	大豆	1 大匙 (13g) 63.7mg

促進新陳代謝，有效消除疲勞

天門冬胺酸

DATA 非必需胺基酸
過剩症／無

對疲勞產生抵抗力，提高活力

從蘆筍中發現的天門冬胺酸，是一種非必需胺基酸。

天門冬胺酸可以產生與熱量代謝（TCA循環）有關的草醯乙酸，提高氮或熱量的代謝。因此，能夠產生對付疲勞的抵抗力，提高活力。可以製成口服液來增強體力。

排出有害的胺

天門冬胺酸除了是合成蛋白質的材料之外，在進入體內的循環系統之後，具有將會揮發毒性的胺排出體外的作用。促進尿的合成以排除毒性，藉此保護中樞神經。同時也是神經傳遞質的原料。

必需注意的是，有些癌細胞會吸收進入體內的天門冬胺酸。因此，有些特定的癌症患者要投與天門冬胺酸分解酶。

天門冬胺酸含量較多的食物

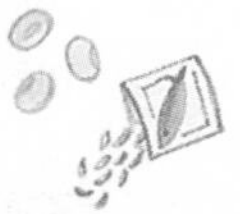

每 100g		標準量
4400mg	大豆	1 大匙 (13g) 572.17mg
6400mg	凍豆腐	1 個 (20g) 1280mg
6700mg	豆腐皮 (乾)	做成湯 1 人份 (5g) 335mg
3500mg	魩仔魚	1 大匙 (5g) 175mg
7400mg	柴魚片	1 包 (5g) 370mg

有效的攝取法

到處都可以買到豆芽菜和蘆筍，容易料理，而且是天門冬胺酸的供給源。只要稍微燙一下，然後急速冷卻，就能夠抑制水溶性維他命的流失，口感爽脆。如果要將營養發揮到最大限度，則可以生吃新鮮的蘆筍或炸來吃。若是豆芽菜，則炒來吃最能有效的攝取到天門冬胺酸。

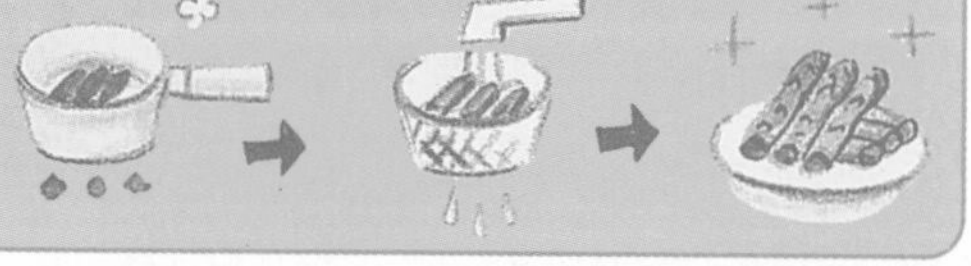

精胺酸

強化免疫機能與肌肉的胺基酸

DATA
非必需胺基酸
過剩症／肌膚乾燥、關節肥大、骨骼畸形

強化免疫機能，遠離疾病

生長激素具有活化身體、強化免疫機能的作用，而精胺酸則與合成這種激素有關。

強化免疫機能，就不容易生病，即使受傷，也能迅速痊癒。

促進脂肪代謝，強化肌肉

生長激素對於身心都具有重要作用，能夠燃燒身體的脂肪，強化肌肉，很多健美人士都將其當成營養輔助劑來使用。

一些能夠恢復精力的營養輔助食品中也含有精胺酸，但是以營養輔助食品的方式給予成長期的兒童太多精胺酸，則可能會得巨人症。

如果要以營養輔助食品的方式來攝取，則在就寢前或空腹時服用比較有效。

精胺酸含量較多的食物

每 100g	食物	標準量
2300mg	小麥胚芽	1 杯 (160g) 3680mg
2700mg	芝麻（乾）	1 大匙 (8g) 216mg
2800mg	大豆	1 大匙 (13g) 364mg
4200mg	凍豆腐	1 個 (20g) 840mg
4100mg	豆腐皮（乾）	做成湯 1 人份 (5g) 205mg

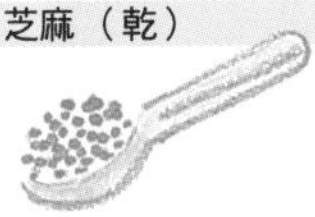

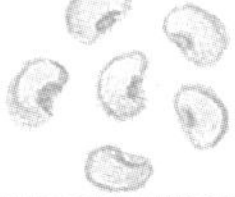

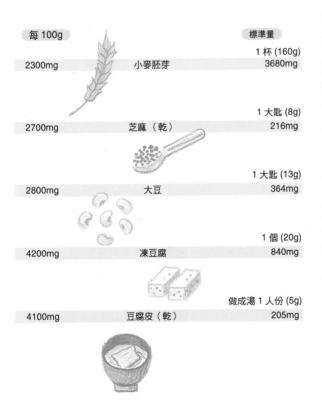

提高肝功能

白胺酸

DATA
必需胺基酸
過剩症／免疫力降低

提高肝功能最大的必需胺基酸

在必需胺基酸中，是一天需要量最大的胺基酸。主要作用是提高肝功能。存在於許多食品中，只要不偏食，就不用擔心缺乏的問題。過剩攝取則會和異白胺酸、纈胺酸之間的平衡會瓦解，引起免疫機能減退。

白胺酸含量較多的食物

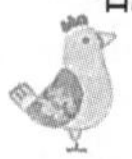

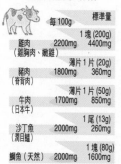

	每100g	標準量
雞肉（雞胸肉、嫩雞）	1900mg	1塊(200g) 3800mg
豬肝	1800mg	韭菜炒豬肝1人份(50g) 900mg
牛肝	1800mg	100g 1800mg
脫脂奶粉	3300mg	1大匙(8g) 264mg
天然乾酪（奇達乾酪）	2500mg	1塊(25g) 625mg

促進成長

異白胺酸

DATA
必需胺基酸
過剩症／體重下降（與白胺酸、纈胺酸的平衡瓦解時）

促進成長，輔助神經機能

人類的血清中，有0.9～1.8mg／dl的必需胺基酸。在體內可以促進成長，使神經功能順暢。此外，具有擴張血管、提高肝功能的作用。如果和白胺酸、纈胺酸的平衡瓦解，就會出現體重減輕等弊端。

異白胺酸含量較多的食物

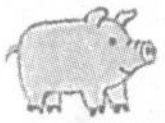

	每100g	標準量
雞肉（雞胸肉、嫩雞）	1200mg	1塊(200g) 2400mg
豬肉（脊背瘦肉）	960mg	薄片1片(20g) 192g
脫脂奶粉	1800mg	1大匙(8g) 144mg
天然乾酪（奇達乾酪）	1400mg	1塊(25g) 350mg
鹹鮭魚	1600mg	1大匙(20g) 320mg

消除疲勞，提高注意力

賴胺酸

DATA
必需胺基酸
缺乏症／疲勞感、頭暈、噁心、貧血、肝功能降低

修復身體組織，具有各種機能

蛋白質中，含量約爲2～10%的必需胺基酸。與身體組織的修復、成長有關，會製造抗體、激素、酵素等。能促進葡萄糖代謝，消除疲勞，提高注意力。此外，也可以提高肝功能。但是只攝取穀類則會引起缺乏症。

賴胺酸含量較多的食物

	每100g	標準量
雞肉（雞胸肉、嫩雞）	2200mg	1塊(200g) 4400mg
豬肉（脊背肉）	1800mg	薄片1片(20g) 360mg
牛肉（日本牛）	1700mg	薄片1片(50g) 850mg
沙丁魚（潤目鰮）	2000mg	1尾(13g) 260mg
鰤魚（天然）	2000mg	1塊(80g) 1600mg

成為神經傳遞質的材料

苯丙胺酸

DATA
必需胺基酸
過剩症／血壓過度升高

提高腦功能，改善憂鬱症狀

一旦苯丙胺酸氫氧化之後，就會變成酪胺酸。酪胺酸可以生成神經傳遞激素多巴胺、降腎上腺素、腎上腺素，具有使血壓上升的作用。所以高血壓、心臟病患者以及孕婦等，要以營養輔助劑的方式攝取時，一定要和醫師商量。

苯丙胺酸含量較多的食物

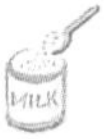

	每 100g	標準量
大豆	2000mg	1 大匙 (13g) 260mg
豆腐皮（乾）	3100mg	做成湯 1 人份 (5g) 155mg
柴魚片	3200mg	1 包 (5g) 160mg
黃豆粉	2000mg	1 大匙 (8g) 160mg
脫脂奶粉	1600mg	1 大匙 (8g) 128mg

修復傷口，具有解毒作用

胱胺酸

DATA
非必需胺基酸

藉著解毒作用保護身體

含硫胺基酸之一，含有硫磺。在毛髮或指甲的角蛋白中含量特別多。會生成牛磺酸，成爲膽汁酸的成分。與體內的葡萄糖代謝有關，可促進傷口痊癒。在體內代謝之後，與其他的物質反應，結果，就會發揮解毒作用。可以排除有害金屬或自由基，保護身體免於毒害。

胱胺酸含量較多的食物

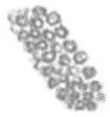

	每 100g	標準量
豬肉（脊背肉）	230mg	炸排骨、煎肉用 (120g) 277.1mg
牛肉（日本牛）	220mg	薄片 1 片 (50g) 110mg
羊肉（羔羊）	210mg	薄片 1 片 (30g) 63.1mg
脫脂奶粉	270mg	1 大匙 (8g) 21.6mg
鹹鮭魚子	420mg	1 大匙 (20g) 84mg

製造神經傳遞質

酪胺酸

DATA
非必需胺基酸
缺乏症／智能障礙（兒童）、精神異常（大人）

神經傳遞質的原料

在體內由必需胺基酸苯丙胺酸轉換而成，成爲神經傳遞激素多巴胺、降腎上腺素、腎上腺素，以及皮膚和頭髮的黑色色素的黑色素、甲狀腺激素、甲狀腺素、三碘甲狀腺素的原料。一旦缺乏，會使得熱量代謝、循環機能減退，變得無氣力、畏寒、低體溫。在嬰幼兒期，則會導致成長發育障礙、精神智能的發育遲緩。

酪胺酸含量較多的食物

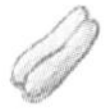

	每 100g	標準量
柴魚片	2800mg	1 包 (5g) 140mg
烏魚子	1100mg	中型 1 包 (70g) 769.2mg
脫脂奶粉	1600mg	1 大匙 (8g) 128mg
加工乾酪	1300mg	1 塊 (20g) 260mg
魩仔魚	1300mg	1 大匙 (5g) 65mg

降低組織胺濃度

蛋胺酸

DATA
必需胺基酸
缺乏症／（根據動物實驗）膽固醇沉著、動脈硬化、掉髮

改善憂鬱症、綜合失調症

含硫胺基酸之一，含有硫磺。進入體內之後，會降低組織胺的血中濃度。組織胺是體內的化學物質，平常不具活性，但是在受傷或藥物反應時會活化，引起血管擴張或發癢、疼痛，嚴重時會造成過敏症狀。蛋胺酸也可以改善憂鬱症或綜合失調症。

酸胺酸含量較多的食物

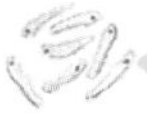

	每100g	標準量
魩仔魚	1100mg	1大匙(5g) 55mg
柴魚片	2400mg	1包(5g) 120mg
豆腐皮（乾）	850mg	做成湯1人份(5g) 42.5mg
乾紫菜	840mg	1片(4g) 33.6mg
脫脂奶粉	830mg	1大匙(8g) 66.4mg

最後被發現的必需胺基酸

蘇胺酸

DATA
必需胺基酸
缺乏症／脂肪肝、食欲不振、體重減輕、貧血

促進成長，預防脂肪肝

是最後被發現的必需胺基酸。進入體內之後，可以防止脂肪蓄積在肝臟變成脂肪肝，具有促進成長的作用。一旦缺乏，容易引起脂肪肝、食欲不振、抑制生成、貧血、體重減輕等。此外，穀類中的賴胺酸和蘇胺酸含量較少，白米食中添加賴胺酸和蘇胺酸，就可以促進成長。

蘇胺酸含量較多的食物

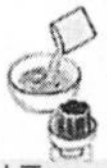

	每100g	標準量
大豆	1400mg	1大匙(13g) 182.05mg
豆腐皮（乾）	2200mg	做成湯1人份(5g) 110mg
魩仔魚	1600mg	1大匙(5g) 80mg
鮪魚（紅肉）	1200mg	生魚片1人份5片(50g) 600mg
明膠	1500mg	1大匙(11g) 165mg

存在於許多食品中

纈胺酸

DATA
必需胺基酸

調整血中氮的平衡

由於適量存在於許多食品中，所以含量很少會低於標準值。一旦進入體內，就會促進成長與調整血中氮的平衡。與異白胺酸、白胺酸具有相反的作用。因此，若只有其中一種攝取太多，就會出現體重減少的現象。

纈胺酸含量較多的食物

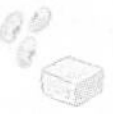

	每100g	標準量
大豆	1800mg	1包(13g) 234mg
凍豆腐	2900mg	1個(20g) 580mg
豆腐皮（乾）	2800mg	做成湯1人份(5g) 140mg
柴魚片	4400mg	1包(5g) 220mg
脫脂奶粉	2100mg	1大匙(8g) 168mg

組胺酸

兒童成長不可或缺的胺基酸

DATA 必需胺基酸

在體內分解後變成組織胺

以往認爲只有幼兒才需要，但是根據一九八五年WHO等聯合委員會的報告指出，成人也需要這種胺基酸。對於兒童成長而言更是不可或缺。組織胺由組胺酸合成，與胃酸的分泌有關，是神經傳遞質。同時也與中樞神經機能有關，具有緩和慢性關節炎或壓力症狀的作用。

組胺酸含量較多的食物

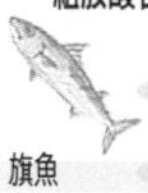

	每100g	標準量
旗魚	1800mg	1塊(120g) 2169mg
鰹魚	2300mg	生魚片1人份5片(100g) 2300mg
柴魚片（紅肉）	4400mg	1包(5g) 220mg
鮪魚	2600mg	生魚片1人份5片(50g) 1300mg
鰤魚（天然）	1700mg	1塊(80g) 1360mg

甘胺酸

用來增添蝦蟹的風味

DATA 非必需胺基酸

具有美肌效果，能改善膽固醇值

是分子量最小、構造最單純的胺基酸。在動物性蛋白質中含量較多。主要做爲增添蝦蟹風味的調味料。除了抗菌作用之外，也具有抗氧化作用，是膠原蛋白的主要成分。可以保持肌膚的彈性與滋潤，降低血中膽固醇，有效的防止高血壓與腦中風。

甘胺酸含量較多的食物

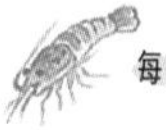

	每100g	標準量
明膠	21000mg	1大匙(11g) 2310mg
龍蝦	2200mg	1尾(60g) 1317mg
豆腐皮（乾）	2400mg	1人份(5g) 120mg
柴魚片	3600mg	1包(5g) 180mg
凍豆腐	2300mg	1個(20g) 460mg

瓦姆（胺基酸混合營養液）

抑制肌肉疲勞，具有減肥效果

DATA
・含有十七種胺基酸
・抑制肌肉疲勞，是精力來源

由大胡蜂所製造出來的十七種胺基酸

瓦姆是大胡蜂幼蟲口中分泌出的透明液體，含有十七種主要胺基酸。瓦姆可以促進脂肪燃燒，抑制醣類燃燒，防止乳酸產生及肌肉疲勞，具有減肥與提高肝功能的作用。

大胡蜂的精力來源

大胡蜂成蟲每天飛行70～80公里，具有捕捉昆蟲的精力。成蟲利用昆蟲等餵食幼蟲時，便從幼蟲那兒得到瓦姆，當成精力來源。

膠原蛋白

防止皮膚、骨骼、眼睛老化，期待能成為防癌物質

DATA 動物結締組織的主要蛋白質
・將鈣質固定在骨骼中
・在關節軟骨部分發揮潤滑油作用

保持年輕的肌膚

膠原蛋白是動物結締組織的主要蛋白質，是食物纖維的同類，遇熱就會凝膠化（凝固）。

佔體內蛋白質的30～40％，負責接著細胞與組織，爲身體的形成與機能正常化不可或缺的成分。

許多化妝品中都含有膠原蛋白，去除水分後的皮下組織70％是膠原蛋白。供給皮膚氧與營養，去除皮膚的老舊廢物，保持滋潤有彈性的肌膚。一旦缺乏，肌膚的水分量減少，就會加速老化。

防止骨質疏鬆症和眼睛老化

骨是以膠原蛋白爲骨骼，由羥磷灰石（磷酸鈣）沉著而生成。

膠原蛋白存在於關節軟骨部分，具有潤滑油作用。能將鈣封鎖在骨骼內，強健骨骼，預防骨質疏鬆症和關節炎。

水晶體和角膜中也含有膠原蛋白，有助於改善老花眼與眼睛疲勞，預防老人性白內障。

經由動物實驗顯示，膠原蛋白能夠強化免疫機能，抑制癌細胞，因此期待它能成爲防癌物質。

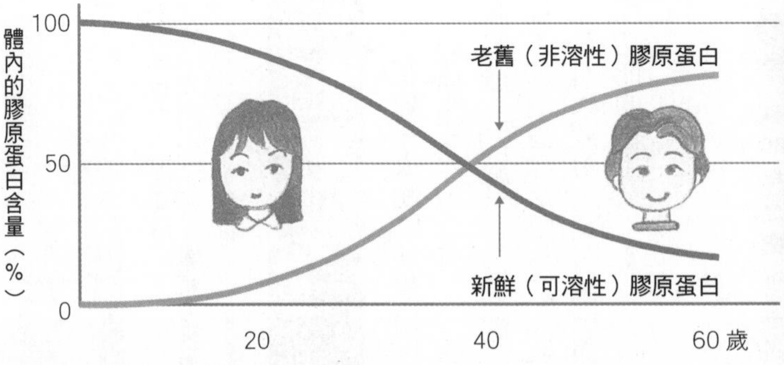

膠原蛋白的體內含量在 20 歲以前最多，然後慢慢減少，到了 40 歲左右減少為一半。

膠原蛋白

●新鮮膠原蛋白　　●老舊膠原蛋白

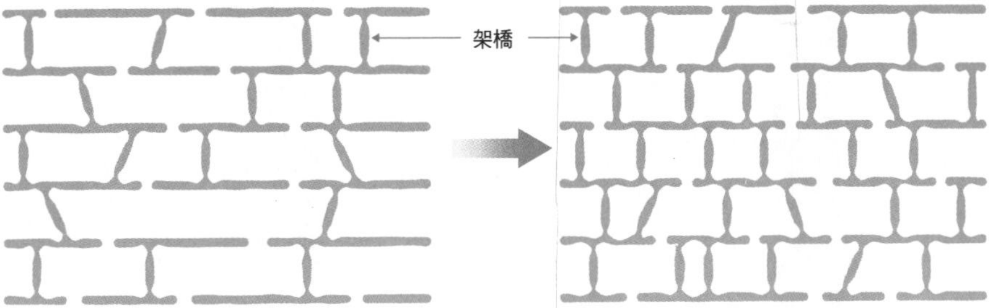

纖維之間形成縫隙，容易保住水分　　纖維之間沒有縫隙，無法保住水分

●正常關節　　●沒有軟骨的關節　　●變形性關節炎

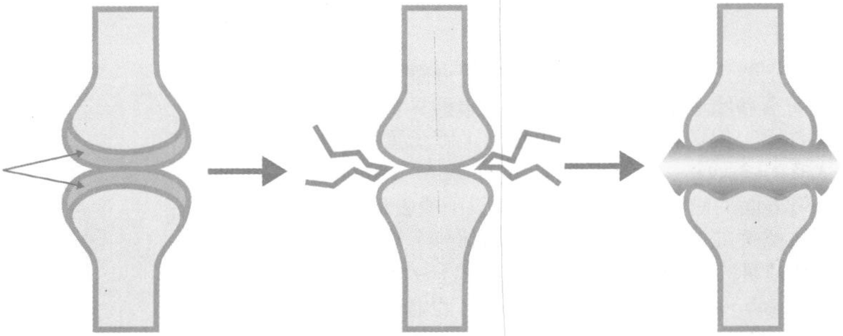

骨之間有軟骨
可使動作順暢

沒有軟骨
骨骼會互相摩擦

骨變形
關節腫脹

有效的攝取法

膠原蛋白在動物的骨骼和皮中含量較多，易溶於水，烹煮後呈凝膠狀。雞肉類可攝取雞腳或雞翅，而魚類則可整隻熬煮，連煮汁一起食用。或將煮汁冷卻後製成魚凍、肉凍來食用，就能有效的攝取到膠質。因為能溶於水，所以即使去除油或湯液，膠原蛋白也不會減少。

與維他命C、鐵質一併攝取，可以提升體內膠原蛋白的合成力，有助於生成膠原蛋白。

膠原蛋白含量較多的食物

雞肉（雞翅、雞腳、雞胸肉、雞肝、雞胗）
豬肉（絞肉、豬腳、豬耳朵、排骨）
羔羊
鰈魚
牛尾

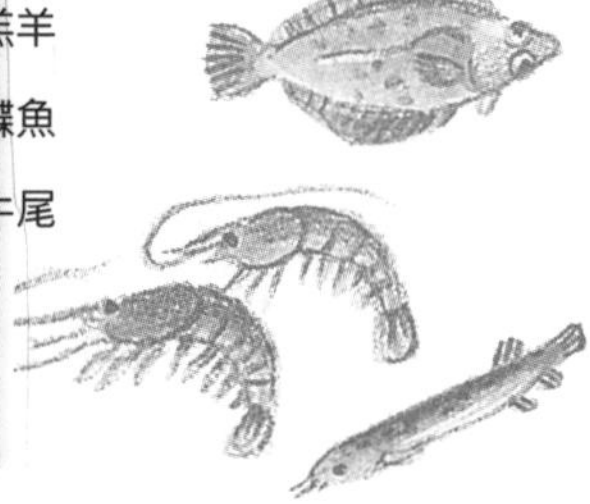

蝦
魚翅
泥鰍
海參
貝類

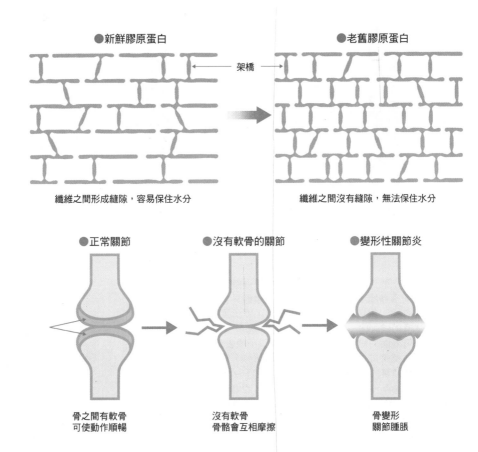

牛磺酸（2-胺基乙烷磺酸）

調整血壓，降低膽固醇

DATA

在海鮮類中含量較多的含硫胺基酸

・抑制交感神經，改善高血壓
・減少膽固醇，提高肝功能

藉著抑制交感神經作用，預防與改善生活習慣病

牛磺酸是一種胺基酸，能夠抑制交感神經作用，改善食鹽攝取過多所引起的高血壓。可以調整血壓，使其恢復正常，降低血中總膽固醇值，增加好膽固醇。

結果，就能夠預防因爲高血壓而引起的腦中風、動脈硬化症、高膽固醇血症、心臟衰竭、心臟病等。

提高肝功能

牛磺酸能提高肝功能，強化肝臟的解毒作用。

具體而言，能促進肝臟的膽汁酸分泌和肝細胞再生，具有穩定細胞膜的作用。膽汁酸能幫助排出膽固醇，預防膽結石症。

此外，能夠抑制呼吸道的收縮，對支氣管氣喘也有療效。能使腸內蠕動運動旺盛，避免腸內害菌異常繁殖。

有效的攝取法

牛磺酸主要供給來源為章魚、花枝等海鮮類，這些都是含有很多膽固醇的食品。不過牛磺酸具有降低膽固醇的作用，只要在正常範圍內食用，就毋需擔心會攝取太多的膽固醇。

魷魚乾表面的白粉就是牛磺酸，所以不要去除。

此外，鯖魚或沙丁魚等帶血魚肉的部分，比其他部分含有更豐富的牛磺酸。其中鯖魚多達 15～16 倍，而沙丁魚則為 5～6 倍。除了牛磺酸之外，也含有鐵、維他命 A 及 B 群，因此，帶血的魚肉部分不要捨棄，一定要吃掉。

牛磺酸含量較多的食物

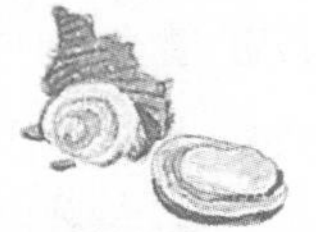

每 100g		標準量
1536mg	蠑螺	1 個 (30g) 461mg
1250mg	小鮑魚	帶殼 1 個 (20g) 250mg
1006mg	大扇貝	帶殼 1 個 (100g) 1006mg
889mg	文蛤	1 個 (12g) 107mg
871mg	章魚腳	1 根 (150g) 1307mg

牛奶的蛋白質成分

酪蛋白

DATA
・鎮痛效果、抑制腸蠕動效果
・使營養素的消化吸收順暢

製造機能性肽的高營養價蛋白質

酪蛋白是佔牛奶蛋白質80％的成分，進入體內後，經由消化液而成爲各種肽，具有促進鈣的吸收、收縮回腸（構成小腸的消化管）平滑肌、鎮痛、抑制腸蠕動運動等效果。可以使食物的營養素消化吸收順暢，改善消瘦者的症狀。

酪蛋白含量較多的食物

- 牛乳
- 優格
- 鬆軟白乾酪
- 脫脂奶粉

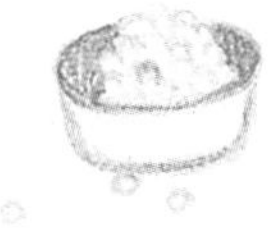

酪蛋白分解後生成的肽

CPP（酪蛋白磷酸肽）

DATA
・肽的一種
・改善骨質疏鬆症和缺鐵性貧血

提高鈣與鐵等的吸收

CPP爲肽的一種，是酪蛋白藉著胰臟分泌的胰蛋白酶分解生成的成分。國人較容易缺乏。

可以提高鈣、鐵等礦物質類的吸收，改善因爲缺乏鈣而產生的骨質疏鬆症以及缺乏鐵而產生的缺鐵性貧血。此外，動脈硬化與腦中風也與鈣的不足有關，所以要藉著攝取CPP來加以預防。

CPP 含量較多的食物

- 牛乳
- 乳製品
- CPP 添加食品

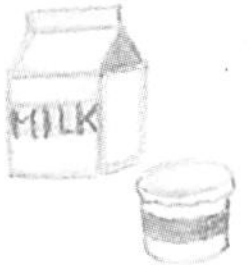

保護肌膚免於紫外線之害

黑色素

DATA
・阻斷紫外線的胺基酸
・存在於烏賊墨汁中，有效抑制愛滋病

能有效抑制愛滋病毒

存在於烏賊墨汁中的色素，具有防腐作用。黑色素是酪胺酸酶對酪胺酸產生作用時所製造出來的物質，能保護肌膚免於紫外線之害。美國班達比爾德大學經由實驗證明其具有抑制愛滋病毒的效果，因而備受注目。

黑色素生成的流程

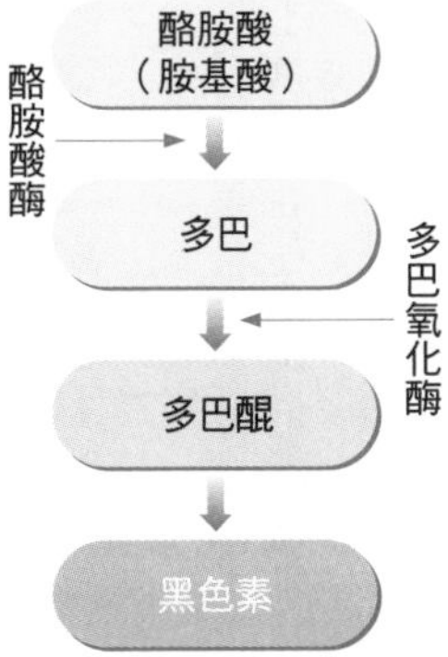

由腎臟製造，具有造血作用

紅血球生成素

DATA
・存在於乳中的糖蛋白成分
・能調整紅血球數，有效預防貧血

增加紅血球，有效預防及改善貧血

紅血球生成素是存在於哺乳類乳中的糖蛋白成分，主要是在體內的腎臟合成，具有造血作用。一旦貧血時，紅血球生成素的血中濃度上升，就會產生旺盛的造血作用。而當紅血球數正常時，其濃度就會降低。因此，紅血球生成素具有調整紅血球數的作用，能有效預防貧血。

紅血球生成素含量較多的食物

牛乳

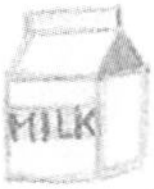

羊乳

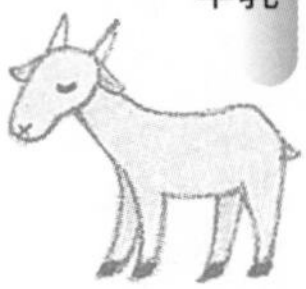

具有抗菌作用的糖蛋白

乳酰肝褐質

DATA
・存在於哺乳類的乳、唾液、淚中
・抑制有害微生物的增殖，增加腸內益菌

具有抗菌、增強免疫、抑制發炎作用

乳酰肝褐質是具有抗菌作用的糖蛋白，存在於哺乳動物的乳、唾液、淚等分泌液中。在體內的乳酰肝褐質能抑制有害微生物的增殖，增加有用的雙歧乳桿菌，同時也具有抑制發炎症狀、增加免疫力等各種機能。

乳酰肝褐質含量較多的食物

牛乳
乳酪

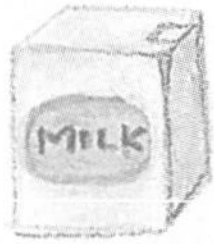

優格
冰淇淋
布丁

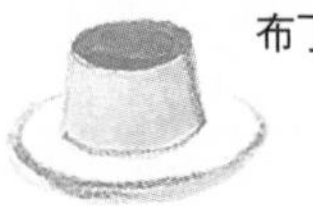

活化細胞

植物凝血素

DATA
・廣泛存在於生物中的糖結合性蛋白
・抑制有害細菌的增殖

活化免疫機能，凝集紅血球

廣泛存在於植物種子、細菌、動物體液、組織液中的糖結合性蛋白，與包住細胞的細胞膜表面的糖蛋白或糖脂肪結合，具有活化細胞的作用，能防止附著於細胞的有害細菌增殖。受到植物凝血素影響的細胞，會製造出免疫球蛋白等以提高免疫機能。因爲能使紅血球凝固，所以也稱爲植物性紅血球凝集素。

植物凝血素含量較多的食物

菜豆
大豆
小扁豆
馬鈴薯

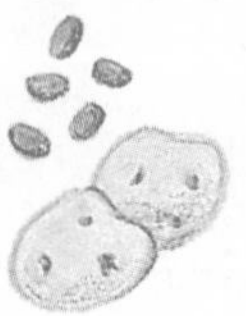

抑制活性氧的作用

穀胱甘肽

DATA
- 由穀胺酸等三種胺基酸結合而成的三肽
- 具有消除自由基害處的強力作用

去除自由基，預防細胞老化

穀胱甘肽是由穀胺酸、半胱胺酸、甘胺酸這三種胺基酸結合而成的三肽。大量存在於人體的細胞內，具有強大的解毒作用，能去除有害物質。可以抑制自由基的作用，防止過氧化脂肪的生成，預防癌症、老化、生活習慣病。此外，也有助於強化肝功能，並改善因爲抗癌劑而產生的副作用或放射線障礙。

穀胱甘肽含量較多的食物

菠菜
花椰菜
牛肝
魁蛤
鱈魚

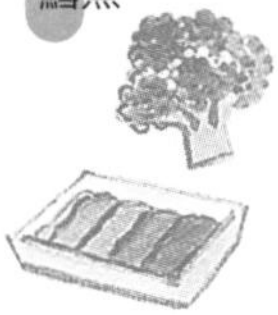

具有減肥效果的營養輔助食品

肉鹼※

DATA
- 由肝臟合成的胺基酸
- 大量存在於肌肉中，具有調節脂肪代謝作用

燃燒中性脂肪與脂肪酸

是在人類肝臟中合成的胺基酸。大量存在於肌肉中，具有代謝心臟與骨骼脂防的重要調節作用。能刺激脂肪代謝，促進中性脂肪與脂肪酸燃燒，被製成營養輔助食品用以減肥。同時能抑制膽固醇的增加。

存在於牛肉等動物性食物中，但植物性食物中則沒有。

肉鹼含量較多的食物

瘦肉（牛肉、豬肉、鯨魚肉等）

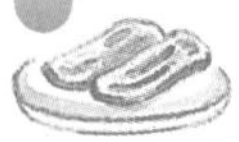

魚肉（鰤魚、鰹魚、鯖魚）

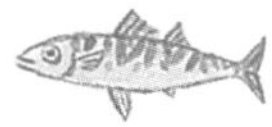

強化動脈血管

藻胺酸

DATA
- 糖蛋白
- 具有接著上皮細胞與結締組織的作用

降血壓與預防動脈硬化

藻胺酸是上皮組織基底膜的糖蛋白，具有接著上皮細胞與結締組織的作用。能強化動脈血管壁，預防動脈硬化與降血壓。海帶或海帶芽等褐藻類中含量較多，但是只攝取1～2片海帶，並不具有降血壓效果。

藻胺酸含量較多的食物

海帶、海帶芽

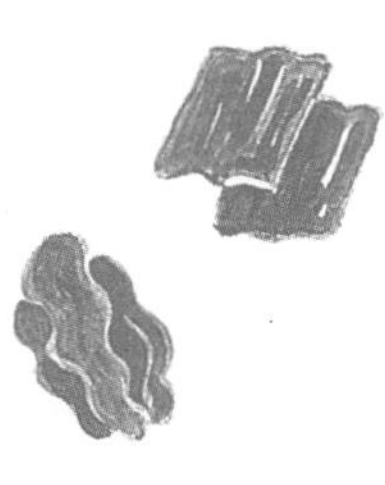

備受注目的第六營養素

以前被視爲沒有營養而加以忽略的食物纖維，自從一九七一年英國醫師巴基特提出「減少食物纖維的攝取量會提高大腸癌罹患率」的假設後，開始受到注目。巴基特發現非洲人很少罹患大腸癌，於是在比較非洲人與歐洲人的飲食生活後，提出了這個假設。

而根據後來的研究發現，食物纖維的確具有很多效用，目前有第六營養素之稱。

從各種食物中巧妙攝取食物纖維

食物纖維雖被歸類爲碳水化合物，但與醣類不同，無法被人體消化。

現在食物纖維的定義是——「食物中無法由人的消化酶消化的難消化成分的總體」。

食物纖維有很多種，大致可

食物纖維含量較多的食物

	每 100g	標準量
黑麥（全粒粉）	13.25g	80g 10.6g
乾柿	14.0g	1 個 (70g) 9.8g
紅花菜豆（全粒・乾）	26.67g	30g 8.0g
豌豆（綠色・炸豆）	19.67g	30g 5.9g
菜豆（乾燥）	19.3g	30g 5.8g

食物纖維的分類

	存在的部位	名　稱	含量較多的食物
非溶性食物纖維	植物細胞壁的構成成分	纖維素	蔬菜、穀類、豆類、麥麩
		半纖維素	穀類、豆類、麥麩
		果膠質	未成熟的水果、蔬菜
		榛	可可、麥麩、豆類
		菊粉	牛蒡
	甲殼類殼的構成成分	β・葡聚糖	菇類、酵母
		甲殼質	蝦、蟹殼
水溶性食物纖維	植物細胞的貯藏多醣類	果膠質	成熟的水果
		植物木脂（愈創木脂）	樹皮、果樹等
		黏質物（甘露聚糖）	植物的種子、葉、根等
		海藻多醣類（藻酸、昆布糖、墨角藻聚糖）	海藻
	食物添加物	化學修飾多醣類	
		化學合成多醣類	
其他	結締組織的成分	硫酸軟骨素、甲殼質殼聚糖、人造纖維	動物食物的骨、腱等

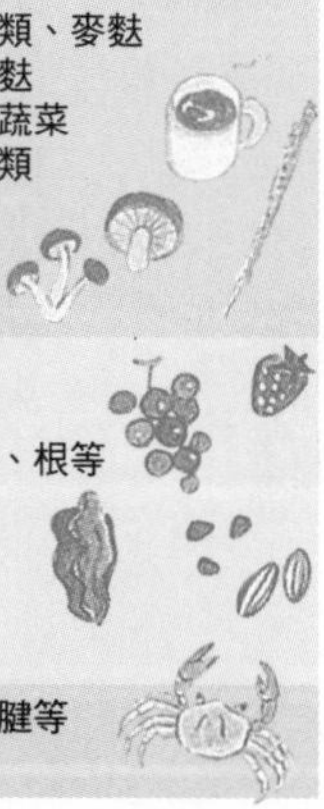

以分爲溶於水的「水溶性」與不溶於水的「非溶性」食物纖維。

在穀類、豆類、蔬菜、薯類、海藻、菇類中含量豐富，依性質的不同，作用也不同，從各種食品中均衡攝取才是有效的攝取法。

糞便是健康的指標

從排便狀態就能知道是否缺乏食物纖維。每天早上自我檢查，若為以下狀態，那就沒有問題了。

- 能夠輕鬆排泄。
- 1 天排便 1 ～ 2 次。
- 相當於 3 個雞蛋（150 克）的量。
- 排出像香蕉一樣軟硬適中的糞便。
- 糞便會浮於水上。

現代人的食物纖維攝取量逐漸減少

隨著飲食生活的歐美化，現代人食物纖維的攝取量逐漸減少，但大腸癌的死亡率卻不斷的增加。一般人食物纖維需要量 1 天 20～25 克為目標攝取量，但目前大部分人只攝取 10～18 克，尤其年輕人的攝取量更少。

目標攝取量
20～25g

缺乏症 → 便秘、癌症、生活習慣病

過剩症 → 腹瀉、礦物質缺乏症、消化不良

各年齡層的食物纖維攝取量

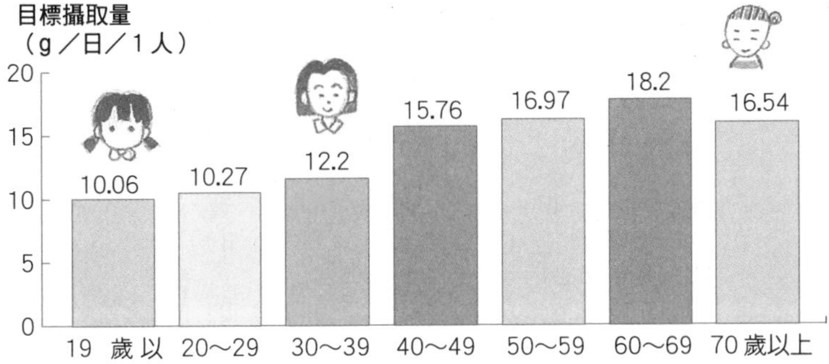

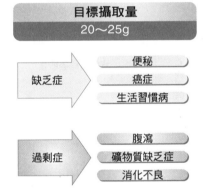

非溶性食物纖維

改善痔瘡、便秘，預防大腸癌

DATA 不溶於水的食物纖維
纖維素、半纖維素、果膠、木素、葡聚糖、藻酸能改善痔瘡、便秘，有效預防大腸癌。

排便順暢，預防癌症

大量存在於蔬菜、穀類、豆類中的非溶性食物纖維，在大腸中會吸收水分，增加糞便量。一旦便量增加、變得柔軟時，就會刺激腸壁，使排便順暢，有助於改善痔瘡、便秘。

此外，因爲糞便迅速排出，縮短了有害物質停留在大腸的時間，所以能減輕癌化的危險性。而且便量增加，能降低致癌物質的濃度。具有積極吸附有害物質並加以排泄的作用，所以能有效的排除食品添加物、農藥、戴奧辛等。

增加腸內益菌，減少害菌

食物纖維能增加雙歧乳桿菌或乳酸菌等腸內益菌，同時能抑制會產生有害物質的害菌的增殖，可以調節腸內狀況，君速排

食物纖維的攝取量與大腸癌的關係

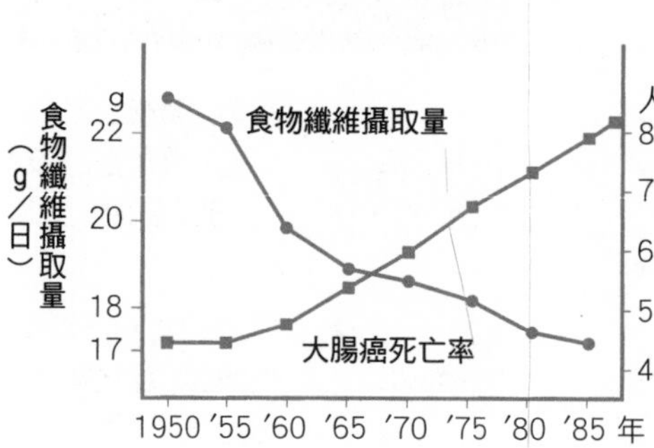

非溶性食物纖維含量較多的食物

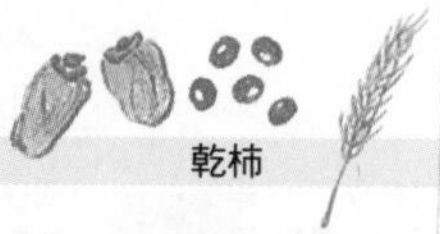

每100g		標準量
12.7g	乾柿	1個(70g) 8.9g
10.13g	黑麥（全粒粉）	80g 8.1g
25.67g	紅花菜豆（全粒・乾）	30g 7.7g
18.67g	豌豆（綠色・炸豆）	30g 5.6g
16.67g	豇豆（乾燥）	30g 5.0g

便，形成好的循環。非溶性食物纖維較具嚼勁，藉著咀嚼刺激，能活化腦細胞，而且能有效預防肥胖與蛀牙。

古早味充滿非溶性食物纖維

纖維素與半纖維素等在穀類的外皮中含量較多，因此，與其攝取精白米還不如攝取糙米或胚芽米，與其吃白麵包還不如吃全麥麵包。此外，「古早味」中含有豐富的食物纖維，應該重新評估傳統食品的價值，巧妙將其納入菜單中。

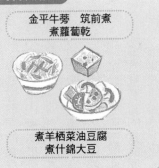

金平牛蒡　筑前煮
煮蘿蔔乾

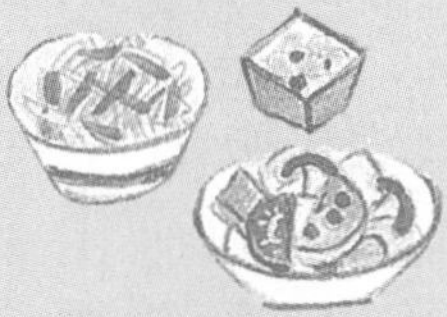

煮羊栖菜油豆腐
煮什錦大豆

比較米飯的非溶性食物纖維

糙米是稻米去除外殼後的米，胚芽精米則是糙米去除米糠後留下胚芽的米，精白米則是去除胚芽與米糠後的米。食物纖維的含量當然以糙米最多，精白米最少。

糙米	1.2g
五分搗米	0.6g
七分搗米用	0.4g
精白米	1.3g
胚芽精米	0.6g

食物纖維的作用

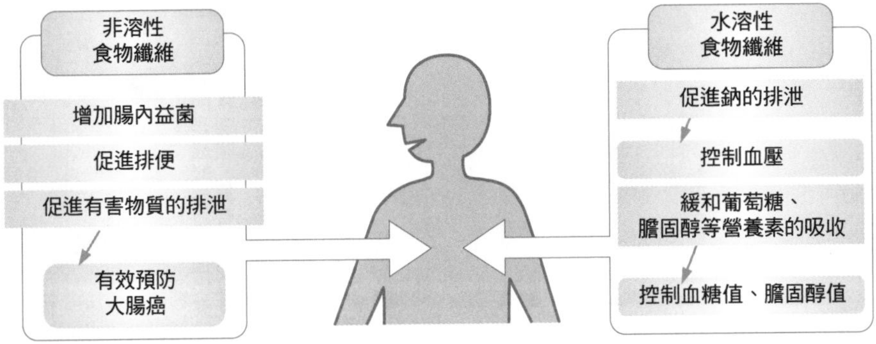

從飲食中攝取的大半食物纖維

纖維素

DATA

幾乎存在於所有的植物中，能預防大腸癌，消除便秘

是植物細胞壁的主要成分，爲代表性的食物纖維，經由飲食攝取到的食物纖維大多是纖維素。幾乎存在於所有的植物中，不過在米糠、麥麩等穀類的外皮中含量特別多。在腸內無法被分解，使得糞便量增加，促進排便。此外，也能吸附戴奧辛等有害物質，將其排出體外，故能消除便秘，預防大腸癌。一般而言，食物纖維含量豐富的食品要充分咀嚼，藉此就能強健下顎，促進胃液或唾液的分泌，幫助消化，容易得到飽足感，能有效的預防肥胖。

更科蕎麥與藪蕎麥

蕎麥因碾磨方法的不同，可分為第一道粉、第二道粉、第三道粉、第四道粉。第一道粉也稱為更科粉，只碾蕎麥子的中心部分。是最白、最好的蕎麥粉，因此有許多蕎麥麵店都以「更科」為名。但若考慮到營養價，則以顏色較黑的藪蕎麥較好。

米的構造

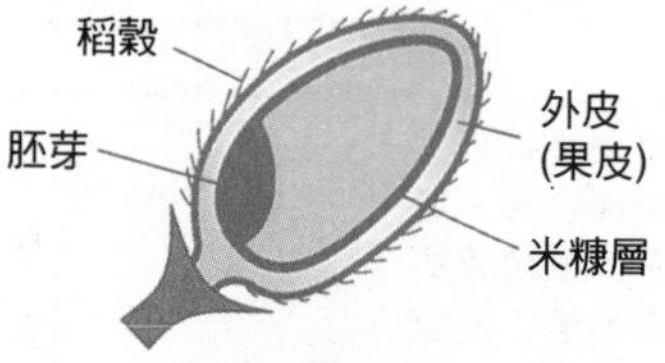

麥的構造

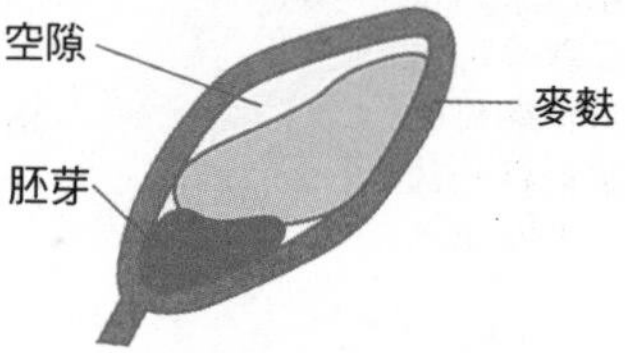

攝取 MGN ·3 的乳癌患者 NK 活性的變化

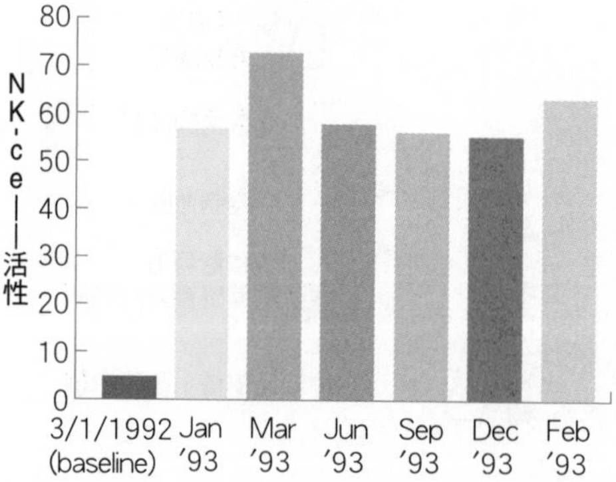

穀類外皮中含量較多

半纖維素

DATA

由米糠的半纖維素所製造出來的米蕈誘導體，具有制癌效果

半纖維素和果膠及纖維素一起共同構成植物的細胞壁，存在於米糠、小麥胚芽、蕎麥種子、

玉米的外皮中，和纖維素同樣的，以穀類的外皮中含量較多。

能夠促進排便，加速有害物質的排泄，預防大腸癌及生活習慣病，並且具有使腸內益菌增殖的作用。由米糠的半纖維素所製造出來的米蕈誘導體（MGN-3），能活化提高免疫力的NK（自然殺手）細胞，抑制癌細胞的增殖。目前認爲可能對愛滋病有效，不過尚在研究當中。

麵類中半纖維素的含量

拉麵	2.1g
通心粉	2.7g
蕎麥	4.7g
烏龍麵	1.2g

（每 100g）

蕎麥中較多

果膠

分為水溶性與非溶性二種

DATA
存在於穀類外皮中，果實的果膠在未成熟時為非溶性果膠

果膠分爲水溶性與非溶性二種。非溶性果膠大量存在於細胞壁中，會包住纖維素。食用穀類的外皮，可以攝取到纖維素、半纖維素與果膠。穀類外皮是纖維素的寶庫。水果的果膠在未成熟時爲非溶性，但成熟後就變成能溶於水的水溶性果膠。

什錦果麥也要吃

在國內可能還不太流行，但燕麥與什錦果麥中含有許多非溶性纖維，而且有不少添加維他命類和鐵等強化營養的製品上市，甚至有些已被認定為特定保健用食品，最好加入牛乳中當作早餐食用。

抗拒性澱粉

抗拒性澱粉是存在於飯中的一種澱粉，澱粉經調理加工老化後，就會產生這種物質。意味著「對於消化具有抵抗性的澱粉」，因此稱為「抗拒性澱粉」。很難被消化吸收，在通過小腸後直達大腸，和食物纖維具有同樣的作用，會吸附膽固醇並將其排出體外，故能有效的消除便秘，預防大腸癌。

木素

在豆子、可可、草莓種子中含量較多

DATA
構成植物細胞壁的成分也稱為木質素會吸附膽汁酸並將其排出體外

爲構成植物細胞壁的成分之一，具有使細胞相連的作用，也稱爲木質素。

在木材等硬組織中含量較多，蔬菜中則很少見。

也存在於豆類、麥麩、可

可、巧克力、草莓及木莓的種子部分。

木素最重要的作用，就是吸附膽汁的主要成分膽汁酸並將其排出體外。

通常膽汁在肝臟製造，分泌到十二指腸中，具有消化、吸收脂肪的作用。完成作用後，由小腸下部再吸收，然後回到肝臟。

不光是木素，食物纖維都具有吸附膽汁酸、防止膽汁酸再被吸收的作用，因此也具有減少膽固醇的作用。

膽汁酸的原料是膽固醇，一旦膽汁酸排出後，膽固醇也會減少。所以能夠有效的預防及治療動脈硬化、心肌梗塞、腦梗塞等，對於預防肥胖也有效。

木素的分子比較大，無法被消化酶分解。

在大腸內完全不會被消化吸收，所以能增加糞便量。直接刺激腸後，就能促進排便。

在大腸內會迅速吸附致癌物質，將其排出，所以也能預防大腸癌。

木素含量較多的食物

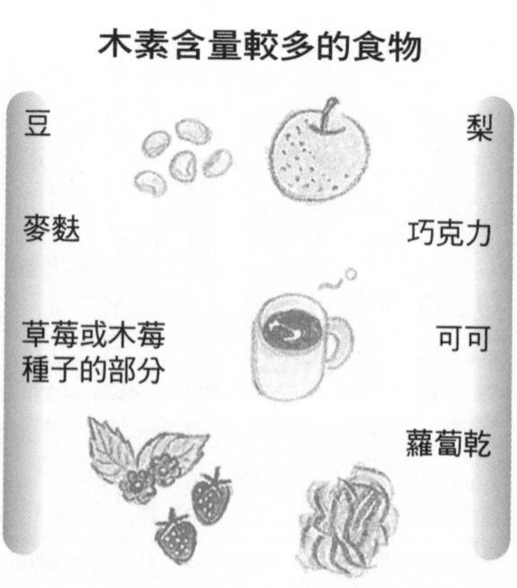

生白蘿蔔幾乎不含木素，但蘿蔔乾中卻含量豐富

蔬菜中幾乎不含木素，但奇怪的是，蔬菜切好擱置片刻後，木素的含量就會增加。例如，生白蘿蔔的非溶性食物纖維含量只有 0.9g，但做成蘿蔔乾時就增加為 17.1g，相差約 20 倍，這就是因為木素增加的緣故。蘿蔔乾中含有大量的多酚，雖然目前詳細情形不得而知，但木素的構造與多酚非常類似，因此，木素與多酚應該具有密切的關係。總之，兩者對於身體都有很好的影響，所以應該要積極的攝取蘿蔔乾。

曬乾後食物纖維大量增加

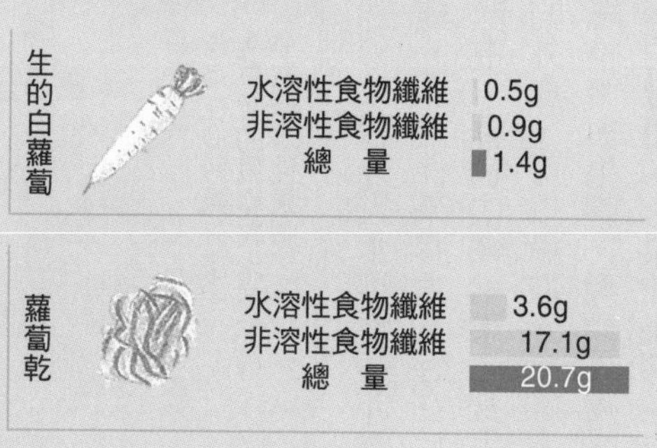

生的白蘿蔔
水溶性食物纖維 0.5g
非溶性食物纖維 0.9g
總　量 1.4g
蘿蔔乾
水溶性食物纖維 3.6g
非溶性食物纖維 17.1g
總　量 20.7g

葡聚糖

因抗癌作用而備受注目的多醣類

DATA
含有葡萄糖的多醣類的總稱。β-葡聚糖、MD-FRACTION等具有抗癌作用

葡聚糖是含有葡萄糖的多醣類的總稱，具代表性的是菇蕈類中含量較多的β-葡聚糖。

β-葡聚糖具有強力的抗癌作用，像多孔菌粉末或香菇糖等，都是利用蕈類的β-葡聚糖做成的抗癌劑。

此外，多瓣奇果菌中所含的葡聚糖MD・FRACTION，也具有強力的抗癌作用，目前仍在研究當中。

MD・FRACTION是指構造不同的X・FRACTION，具有降血糖值或膽固醇值的作用，能有效的預防及治療糖尿病或動脈硬化。

β-葡聚糖能活化巨噬細胞、自然殺手細胞、殺手細胞的功能，發揮破壞侵入體內異物的作用。除了提高免疫力之外，也能夠抑制癌細胞的增殖。

不光是菇蕈類，也存在於酵母中。例如麵包酵母的β-三葡聚糖也具有同樣的效果。

能使免疫系統正常運作，不光是抗癌，對於風濕、過敏性的自體免疫疾病、各種慢性疾病、生活習慣病的預防及治療都有效。

菇蕈類能夠有效抑制癌細胞的增殖

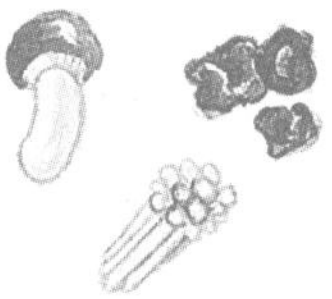

	抑制癌細胞增殖率
巴西蘑菇	91.8%
光蓋庫恩菇	86.5%
毛柄金錢蕈	81.1%
香菇	80.7%
糙皮側耳	75.3%
木耳	42.6%
造茸	12.7%

藻酸

羊栖菜或紫菜等海藻類中含量較多

DATA
非溶性藻酸為藻酸鈣。非溶性的藻酸鈣在羊栖菜或紫菜等海藻類中含量較多

藻酸鈣能夠吸附膽汁酸並將其排出體外，具有減少膽汁酸的原料膽固醇的效果。

此外，也具有排除鈉的作用，對於高血壓有效。同時能夠消除便秘，有效的預防大腸癌。

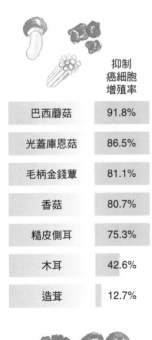

水溶性食物纖維

在成熟水果和海藻中含量較多

DATA
具有溶於水的性質的食物纖維
存在於植物的細胞或分泌液內
包括果膠、木聚糖、黏蛋白、藻酸、墨角藻聚糖、甘露聚糖等
對於動脈硬化、高血壓、糖尿病等都有效

能排泄膽固醇，預防動脈硬化

水溶性食物纖維貯存於植物的細胞中，也是植物分泌液的成分，在成熟水果與海藻中含量較多。

水溶性食物纖維含量較多的食物

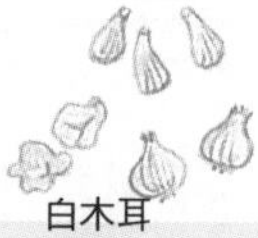

每 100g		標準量
19.3g	白木耳（乾）	10 個 (10g) 1.93g
18.6g	蕗蕎（球莖、生）	1 個 (7g) 1.302g
10.0g	蕨菜乾	1 根 (6g) 0.6g
9.1g	西洋蔥（球莖、生）	1 根 (9g) 0.819g
6.8g	葫蘆乾	50cm (3g) 0.204g

其重要的作用，就是吸附膽汁酸並將其排出體外。膽汁酸在肝臟以膽固醇爲原料製造出來，將其排出體外，就能降低膽固醇，有效的預防動脈硬化、脂肪肝、腦梗塞、心肌梗塞等。

此外，也具有排泄鈉的作用，能有效預防高血壓。

抑制血糖值急速上升，預防糖尿病

水溶性食物纖維的黏度較高，會與其他一併攝取的食物混合形成膠狀，慢慢的進入小腸內，妨礙營養素的消化，使其要花較多的時間才能夠被吸收，所以血糖值也只能緩慢上升。

只要血糖值沒有急速上升，則胰臟就不需要大量分泌抑制血糖值的胰島素，在不疲累的狀況下，能夠很有效率的發揮作用。因此，水溶性纖維能夠預防糖尿病。

口服液中真的含有食物纖維嗎？

健康取向不斷的提高，市面上開始銷售一些含有食物纖維的碳酸飲料。有人不禁懷疑，「裡面真的含有食物纖維嗎？」食物纖維給人一條條、硬梆梆的筋的感覺，但是在飲料透明的瓶子裡卻什麼也看不到。事實上，含有食物纖維的口服液中，的確溶入了人造纖維等水溶性食物纖維，可以安心飲用，但不可過度依賴這類口服液，而要盡量從也含有其他營養素的蔬菜、豆類、穀類、薯類、海藻等一般食物中攝取。

果膠

蘋果或柑橘類的皮等水果中含量較多

DATA
是具有使植物細胞相連作用的多醣類。在蘋果或柑橘類的皮中含量較多。

果膠好像水泥一般，具有使植物細胞相連的作用，屬於多醣類。在蘋果或柑橘類的皮等水果中含量較多。熬煮水果製成膠狀的果醬，就是藉著果膠的作用。

果膠能防止膽汁酸在腸管內被吸收，有助於減少膽汁酸的合成原料膽固醇。

此外，能增加腸內益菌乳酸菌，調整腸內狀況，消除便秘，吸附有害物質並將其排出體外，所以能夠預防大腸癌。

由蘋果或柑橘類提煉出的果膠，就是利用這種優良的特質，所以可以做為穩定劑、膠化劑、增黏劑，利用於食品產業中。

攝取果膠能減少膽固醇的理由

當食物進入十二指腸後，膽囊會釋出膽汁，與食物混合，幫助食物中的脂肪或膽固醇被消化吸收，同時移動至小腸內。大部分的膽汁酸在小腸下方再度被吸收，一部分到達大腸被排泄掉，一部分則被腸內細菌分解，生成二次膽汁酸而回到肝臟。所以膽汁酸是以肝臟、腸、肝臟的方式循環，稱為肝腸循環。在體內會儲存一定量的膽汁酸。

但是果膠能夠抑制膽汁酸在腸管內再被吸收，使其排出體外，所以肝臟必須重新製造膽汁酸。這時就必須要利用膽固醇來製造膽汁酸，藉此即可減少膽固醇。

肝腸循環

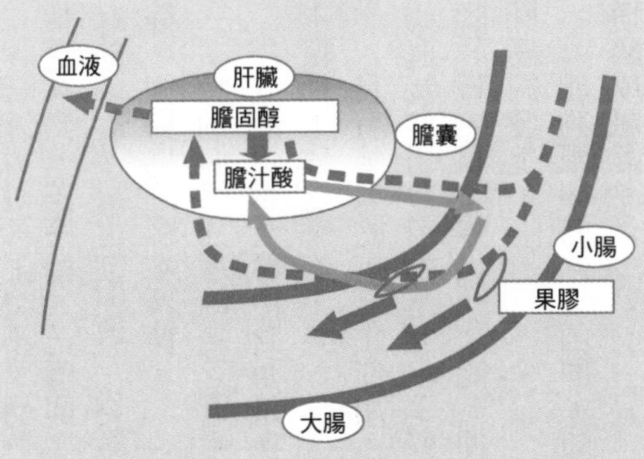

果膠能夠降低大腸癌的罹患率

大鼠的狀態	致癌率	致癌的大鼠數(隻)	致癌率(%)
A群：普通飼料		15／18	83.3
B群：摻有橘子果膠的飼料		11／20	55.0
C群：摻有蘋果果膠的飼料		9／24	37.5

蘋果的果膠能抑制大腸癌

芝麻中含量特別多

木聚糖

DATA
存在於植物的根、莖、種子內的食物纖維。以芝麻木聚糖為代表

木聚糖存在於各種植物的根、莖、種子中，以芝麻的含量特別多。

磨碎後再吃，效果倍增

芝麻木聚糖之一的芝麻酚磷，可以生成抗氧化作用更強的芝麻酚。芝麻磨碎後，則覆蓋於表面的纖維素被碾碎，不但容易消化，而且香氣四溢，能夠增進食欲。所以芝麻要磨碎後再吃。

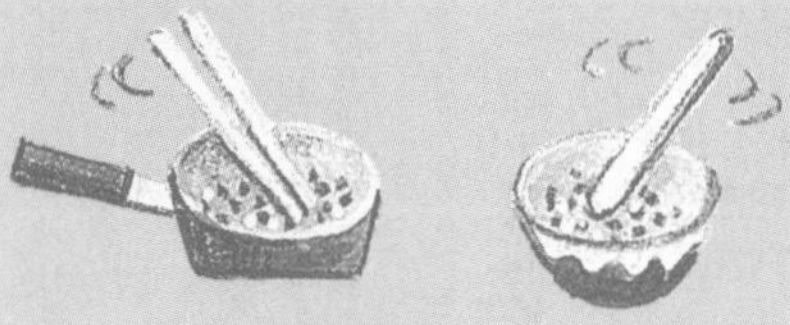

芝麻中主要的木聚糖類，包括芝麻素、芝麻酚、芝麻醇、芝麻酚磷醇、芝麻酚磷、松脂醇等，總稱爲芝麻木聚糖。

特別值得注意的是芝麻素。芝麻素是芝麻中含量最多的木聚糖，佔芝麻的1％。

具有強大的抗氧化作用，能夠直接作用於自由基發生率較高的肝臟，藉此強化肝功能，抑制肝癌的發生。

能夠順利的分解乙醇，防止宿醉或惡醉。

此外，與抗氧化物質維他命E合作，能夠去除自由基。

能夠防止膽固醇氧化，減少LDL膽固醇，預防動脈硬化等生活習慣病。

能有效的防癌，預防老化。

芝麻素可以保護維他命E

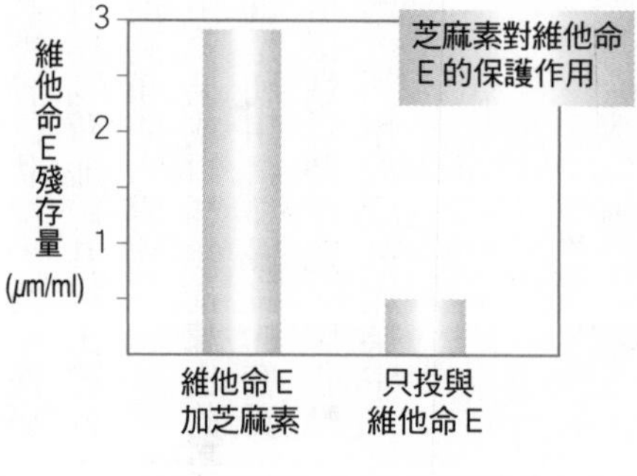

順利的分解乙醇，可以防止惡醉

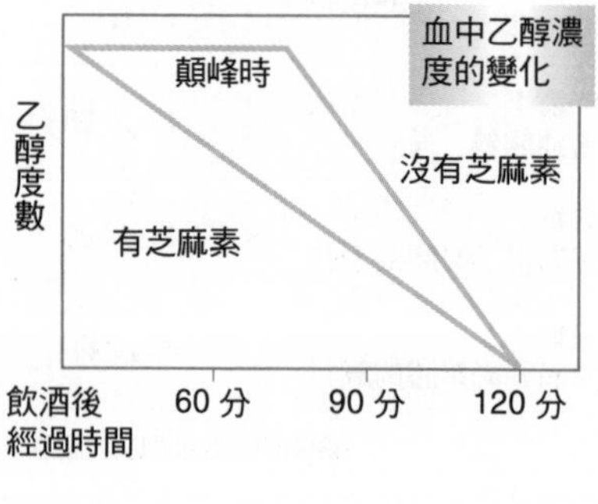

有效預防胃癌或胃潰瘍

黏蛋白

DATA 多醣類的半乳聚糖、甘露聚糖與蛋白質結合而成的物質。是山藥的黏滑成分。

保護胃壁，增強體力

秋葵、埃及皇宮菜、落葵、芋頭、山藥、光蓋庫恩菇中所含的黏滑成分，就是多醣類的半乳聚糖、甘露聚糖等與蛋白質結合而成的物質。

黏蛋白中含有蛋白質分解酶，生食可以促進蛋白質的消化，同時保護胃壁，修護受損的黏膜，能夠有效的預防胃癌及胃潰瘍。此外，也能夠強化腎臟、肝臟、胃腸等內臟功能。

可以增強體力，恢復病中病後的體力，改善虛弱體質。

海藻的黏滑成分

藻酸

DATA 水溶性藻酸是藻酸鉀為海藻的黏滑成分

海帶芽或海帶中的黏滑成分，是水溶性食物纖維藻酸鉀。

藻酸鉀進入胃中，受到胃酸的影響，會分解爲藻酸與鉀。藻酸到達小腸後，與鈉附著，成爲藻酸鈉排出；亦即具有排泄鈉的作用。而鉀則被體內吸收，具有降血壓作用，故可藉著雙重效果改善高血壓。

此外，可以抑制膽汁酸再被吸收。獨特的黏滑成分可以包住膽固醇，將其排出體外，藉此可以減少膽固醇。而且最棒的是，只會減少ＬＤＬ膽固醇（壞膽固醇）。

藻酸鉀有助於減少膽固醇

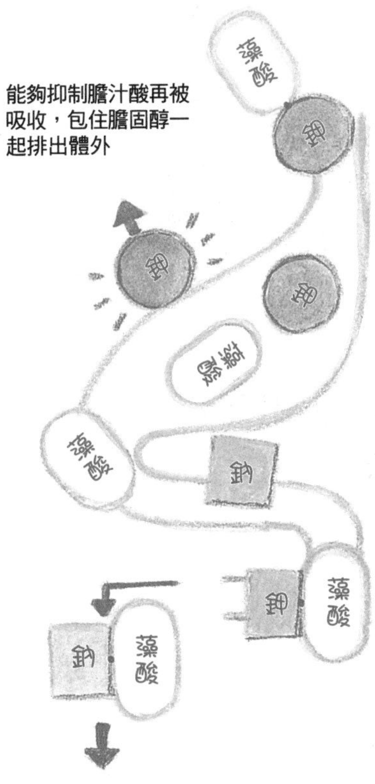
能夠抑制膽汁酸再被吸收，包住膽固醇一起排出體外
藻酸
鉀
鈉

海藻類的食物纖維含量比較表

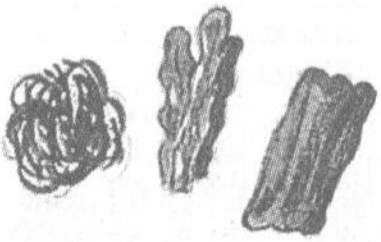

	每 100g	標準量
海帶	27.1g	5cm 角 (2g) 0.542g
羊栖菜乾	43.3g	1 人份 (10g) 4.33g
海帶芽（曬乾）	32.7g	1 人份 (2g) 0.645g
紫菜（乾紫菜）	31.2g	1 枚 (4g) 1.248g

能夠阻斷幽門螺旋桿菌的黏滑成分

墨角藻聚糖

DATA
海藻的黏滑成分。為多醣類
包括能夠防癌的U－墨角藻聚糖
與強化肝功能的F－墨角藻聚糖

　除了藻酸鉀外，在構成海藻的黏滑成分中，還有一種名爲墨角藻聚糖的多醣類，在乾燥重量中佔4％。

　墨角藻聚糖能夠抑制胃潰瘍或十二指腸原因的幽門螺旋桿菌附著於胃壁，有效的預防胃病。

　另一種U－墨角藻聚糖，能夠促使癌細胞自毀，抑制癌細胞的增殖，淨化血液，降低膽固醇值。

　F－墨角藻聚糖能夠促進肝細胞增殖因子的產生，強化肝功能，預防癌症及生活習慣病，改善肝炎，有效的防止老化。

各年齡層的幽門螺旋桿菌感染率
（1998 年：以無症狀的健康者為對象）

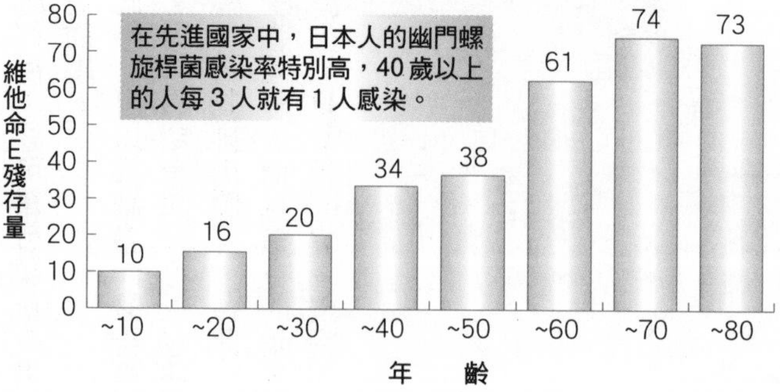

甘露聚糖

蒟蒻中含量較多的黏質多醣類

DATA
存在於植物細胞膜或細胞中的黏質多醣類。以蒟蒻甘露聚糖為代表

甘露聚糖是存在於葉、種子、根等細胞膜或細胞中的黏質多醣類，一般人比較熟悉的就是蒟蒻甘露聚糖。

和其他的水溶性食物纖維一樣，能夠降低膽固醇，預防糖尿病、大腸癌，具有整腸作用。多半用來製造零食、飲料、減肥食品等。

海帶的抗腫瘤效果

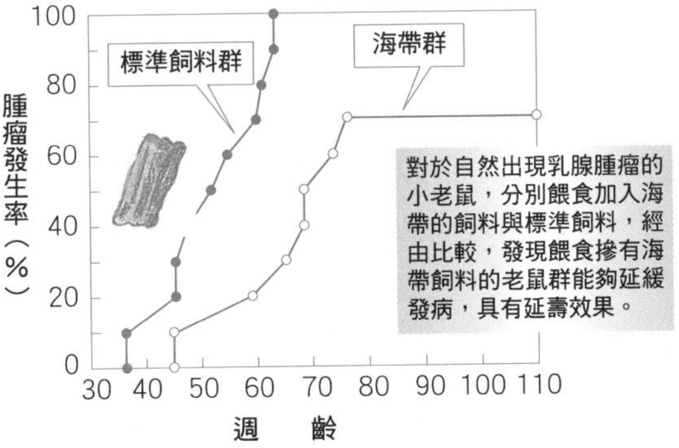
標準飼料群
海帶群
腫瘤發生率（%）
100
80
60
40
20
0
30 40 50 60 70 80 90 100 110
週 齡
對於自然出現乳腺腫瘤的小老鼠，分別餵食加入海帶的飼料與標準飼料，經由比較，發現餵食摻有海帶飼料的老鼠群能夠延緩發病，具有延壽效果。

最好每天吃海蘊醋

想要得到墨角藻聚糖的效果，則 1 天最好攝取 24 克的量。

1 包海蘊醋中含有 15～25 克的墨角藻聚糖，最好每天吃 1 包。

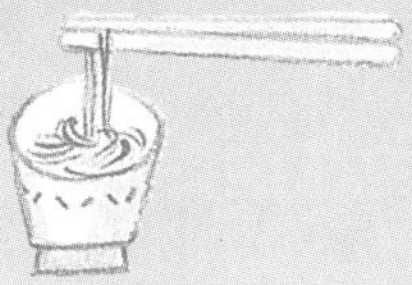

「去除腸沙」、「去除體沙」

蒟蒻甘露聚糖可以吸附腸內老廢物與有害物質，將其排出體外，進行腸內大清掃。

古人稱此效果為「去除腸沙」或「去除體沙」。

雖然不懂什麼大道理，但是根據經驗也知道蒟蒻的作用。

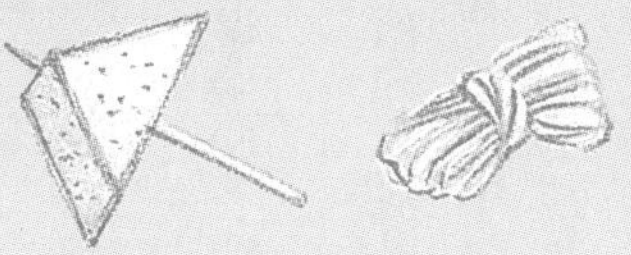

食物纖維無熱量嗎？

以往，含有許多食物纖維的食物被視為無熱量食物，但是纖維素的β-11、4 結合，被腸內細菌切斷之後，就會產生葡萄糖。葡萄糖被吸收後，就會成為熱量來源。此外，水溶性食物纖維也會藉著腸內細菌發酵，產生醋酸、酪酸、丙酸等，被吸收後，也會成為熱量來源。因此，對於食物纖維熱量來源的效率，必須給予正確的評價。目前認為 1 克非溶性食物纖維中含有 1 大卡熱量，而水溶性食物纖維 1 克中則含有 2 大卡熱量。雖是低熱量食物，但若是攝取過多，則會抑制其他營養素的吸收，所以只能夠適量攝取。

甲殼質殼聚糖

從蟹殼中製造的食物纖維

DATA 活用於各方面的食物纖維
具有整腸、抑制血糖值上升、降低膽固醇、提高免疫力以及防癌效果

蝦蟹的甲殼、昆蟲外皮中的多醣類

甲殼質殼聚糖是從蟹殼中製造出來的動物性食物纖維。

甲殼質就是存在於蝦蟹的甲殼、昆蟲的外皮、花枝或貝類等的器官以及蕈類細胞壁中的多醣類。

一般甲殼質殼聚糖的原料是蟹殼，其中約含有30％的甲殼質。取出的甲殼質經化學處理而製成殼聚糖後，仍保存20％的甲殼質，因此總稱為甲殼質殼聚糖。

甲殼質殼聚糖能夠強化免疫力

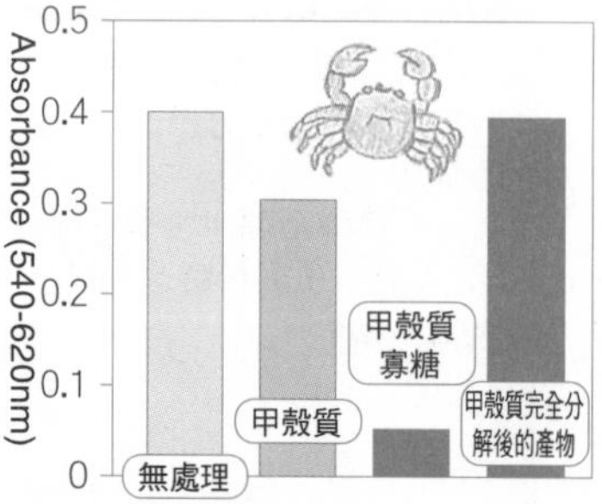

將甲殼質、甲殼質寡糖以及甲殼質完全分解後的產物投與老鼠腹腔內，結果老鼠的血清顯示能夠抑制Candida albicans 的生長活性，數值越低，表示免疫力越強。

各種驚人的效能

一九八二年日本農水省在「未利用生物資源・生物能源」開發十年計畫中，開始進行甲殼質殼聚糖的研究。隨著研究的進步，發現其效能非常廣泛。

具有整腸、抑制血糖上升、降低膽固醇的作用。不光是食物

應用在各方面的甲殼質殼聚糖

甲殼質殼聚糖是健康食品，同時也在以下各範圍加以利用。

- 食品範圍（健康食品、食品添加劑、防腐劑、寵物用飼料等）
- 醫療範圍（人造皮、縫合線、人工透析膜、人工韌帶、人工支柱等）
- 農業範圍（改善土壤劑、促進生長劑、殺蟲劑、抗病毒劑等）
- 工業範圍（肥皂、毛髮劑、衣物、玩具類、各種軟片類、化妝品、沐浴劑、木工塗料、無公害塑膠等）
- 環境範圍（廢液凝集劑、排除重金屬、污水處理、吸附放射線物質等。

纖維原有的作用，同時還能強化免疫力、提高自然治癒力（自癒力）、抑制癌細胞的轉移或增殖、強化肝功能。

健康食品甲殼質殼聚糖的主要效能

活化細胞，提高免疫力，增強自癒力。	降血壓。
抑制血糖值上升。	防止口臭。
降低或調整膽固醇。	強化肝功能。
去除致癌物質、放射線或重金屬。	改善神經痛、風濕、膠原病。
具有極高的抗癌、抗腫瘤效果，能夠抑制癌細胞的轉移或增殖。	促進鈣的吸收，改善骨質疏鬆症。
改善貧血。	降低中性脂肪，預防肥胖。
維持正常的腎功能。	改善氣喘、異位性皮膚炎等過敏性疾病。
消除便秘。	
使血液清爽，預防動脈硬化。	改善自律神經失調症或更年期障礙。

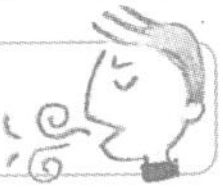
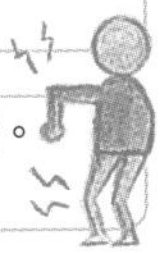
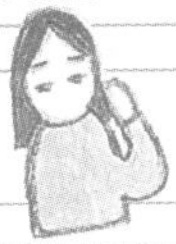
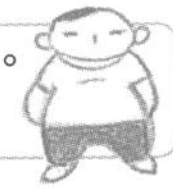
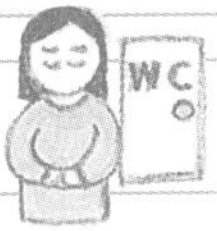

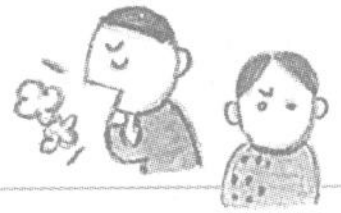

強化免疫力，提高自癒力

甲殼質殼聚糖具有活化巨噬細胞的作用。

巨噬細胞是生物體防禦系統中具有主要作用的細胞。一旦發現侵入體內的異物或細菌等，就會立刻將其驅逐出境，或吸入自己的細胞內予以吞噬。此外，也會將入侵者的訊息通知淋巴球。

這一連串的作用，能夠保護身體免於受到入侵病原菌的傷害。最初的司令塔是由巨噬細胞負責。因此，只要活化巨噬細胞，就能強化身體的免疫力，不易生病。即使生病，也因爲自癒力提高而能夠迅速痊癒。

提高全身的抵抗力之後，就能夠預防或治療癌症等慢性疾病或感染症。

防止癌細胞的轉移，抑制癌細胞的增殖

提高免疫力，就能夠擁有對付癌症的抵抗力，同時也能夠期待產生擊退癌症的效果。甲殼質

中含有N－乙酰殼寡糖，能夠防止癌細胞的轉移或增殖。

癌細胞會與血中的接著分子連接，侵入其他組織而增殖。但是殼寡糖本身就能夠與接著分子結合，抑制癌細胞與接著分子連接，結果就能夠抑制癌細胞的轉移或增殖，使得癌病灶縮小。

減少膽固醇，降低血壓

甲殼質殼聚糖能夠吸附膽汁酸，將其排出體外，故可以減少膽固醇。利用甲殼質殼聚糖製成的特定保健用食品，都會宣稱具有「防止膽固醇吸收」的效能。尤其能夠減少附著於血管壁的L

主要的免疫細胞的作用

當病原菌入侵時，巨噬細胞與粒細胞會趕到現場，準備將其吞噬。B細胞會製造抗體，T細胞則會殺死被感染的細胞。NK（自然殺手細胞）的主要工作則是擊潰癌細胞。但如果還是無法完全擊退時，則巨噬細胞會將侵入者的訊息告知淋巴球，請淋巴球支援。得到訊息的B細胞、T細胞就會趕過來擊退病原菌。

巨噬細胞是免疫系統的中心

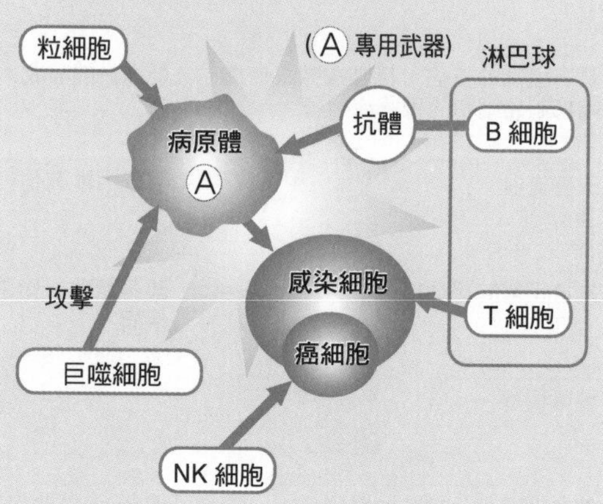

投與殼寡糖後NK細胞活性的變化 (平均值)

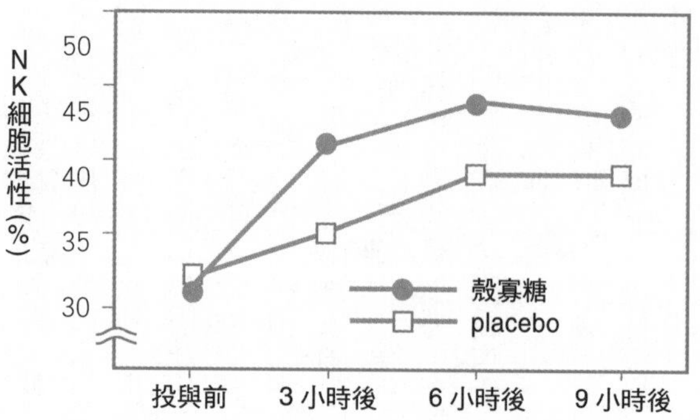

殼寡糖能夠活化NK細胞

DL膽固醇，有效的預防動脈硬化、心肌梗塞。

同時，可以吸附鈉，將其排出體外，所以對高血壓也有效。防止脂肪吸收，就能預防肥胖，因此甲殼質殼聚糖對於生活習慣病也能發揮偉大的力量。

甲殼質殼聚糖對於植物也有效

甲殼質殼聚糖不光是對人類有效，在植物的葉上噴灑殼聚糖溶液，也能使其迅速生長。

對於蔬菜、盆栽或觀葉植物的生長都有幫助。

此外，也具有改善土壤的作用，使用含有甲殼質殼聚糖的有機肥料後，就不需要再使用農藥或化學肥料了。

能夠吃到安全美味的食物，是件幸福的事。

男女性各年齡層的健康狀態

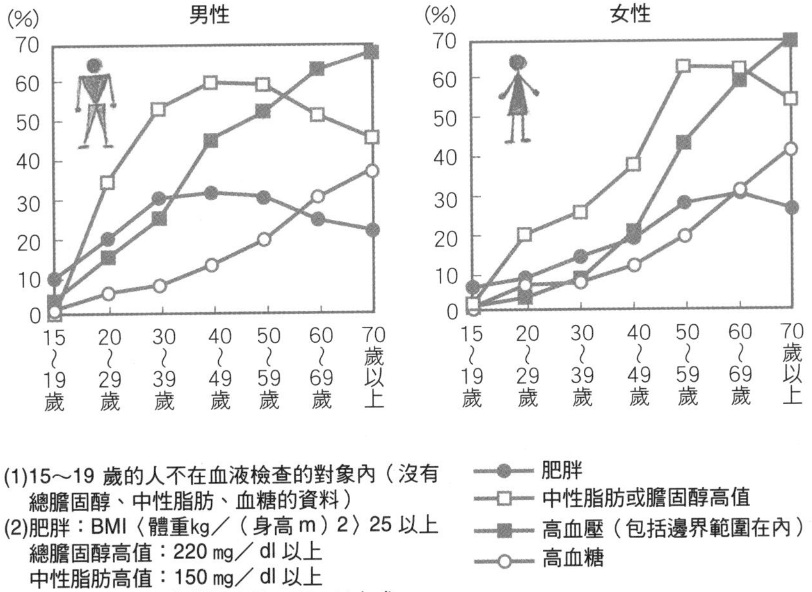

(1)15～19 歲的人不在血液檢查的對象內（沒有總膽固醇、中性脂肪、血糖的資料）
(2)肥胖：BMI〈體重kg／（身高 m）2〉25 以上
總膽固醇高值：220 ㎎／ dl 以上
中性脂肪高值：150 ㎎／ dl 以上
高　血　壓：收縮壓 140 ㎜ Hg 以上或
舒張壓 90 ㎜ Hg 以上
高　血　糖：110 ㎎/dl 以上

以人工方式製造出來的水溶性食物纖維

人造纖維

DATA 添加在食品中的人造食物纖維與存在於天然食物中的水溶性食物纖維作用相同，具有整腸、降低膽固醇、抑制血糖值上升等效果

可添加於口服液或零食中

人造纖維是葡萄糖和山梨醇以9比1的比例混合後加入檸檬酸加熱合成，是人工製造的水溶性食物纖維。

一九八一年得到FDA（美國食品藥物管理局）的使用許可，日本於一九八三年也允許將其當成食品使用。

人造纖維一克中含有一大卡熱量，爲低熱量食物纖維，無味無臭，不具甘甜味。

不僅是口服液，也可以添加在零食、餅乾、糖果中。

調整腸內狀況，預防大腸癌

人造纖維與存在於一般食物中的水溶性食物纖維具有相同的作用。

纖維爲腸內益菌乳酸菌的營養來源，能使益菌增加，調整腸的狀況。同時，吸收水分，使糞便柔軟，增加糞便量，促進排便順暢，所以能夠消除便秘，預防大腸癌。

此外，在小腸與鈉結合後將其排出體外，就能預防血壓上升。同

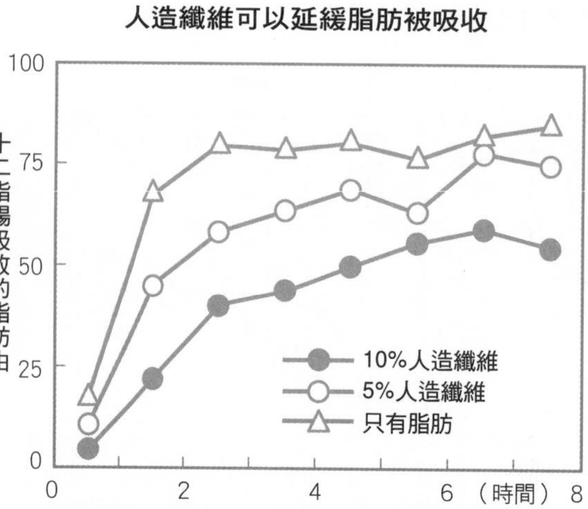

利用小老鼠做實驗，給予脂肪與人造纖維（一種食物纖維）。結果，脂肪緩慢被吸收，慢慢的由淋巴管排出。

時，包住脂肪，可以抑制脂肪被吸收，有效的預防肥胖或高血脂症。

減少膽固醇

在腸內會吸附膽汁酸，將其排出體外，所以可以減少膽固醇。

膽汁酸被排出後，肝臟必需重新製造出膽汁酸，因此就會消耗掉膽汁酸的原料膽固醇而減少膽固醇。

此外，能夠延緩葡萄糖的吸收速度，防止血糖值突然上升，預防糖尿病。

添加於以下的食品中

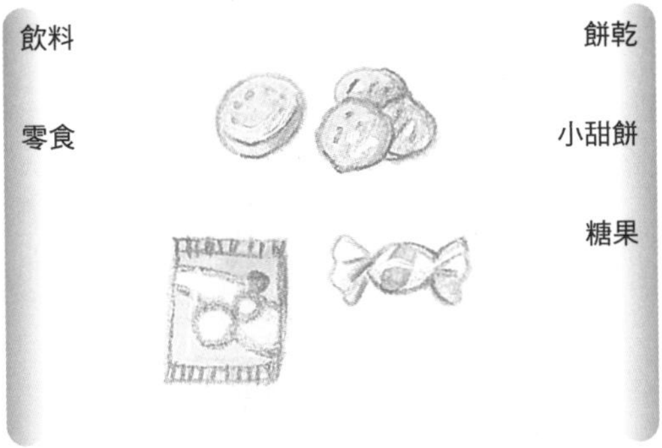

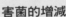

不可以期待具有減肥效果

年輕女性很喜歡使用添加食物纖維的口服液，認為其具有減肥效果。不過，就算它的確是低熱量物質，能夠抑制脂質或醣類的吸收，有效預防肥胖。但也不見得喝了之後就能夠瘦身，不好好的攝取三餐，一味的攝取含有食物纖維的口服液，則會抑制微量營養素（維他命或無機質）的吸收，反而有害健康。基本上，還是要規律正常的攝取飲食。不過，營養過剩、擔心生活習慣病，或即使過著營養均衡的飲食生活卻仍有便秘傾向的人，則為了彌補食物纖維不足的問題，可以飲用這類口服液。

害菌的增減

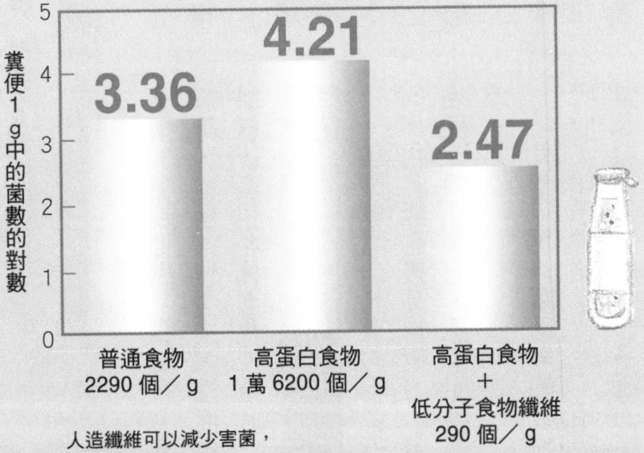

人造纖維可以減少害菌，調整腸內狀況。

硫酸軟骨素

使所有組織細胞功能順暢的潤滑油

DATA 大量存在於人體內的黏多醣類與膠原蛋白一起構成結締組織，給予細胞保水性、彈性，使身體保持青春。在納豆、秋葵、魚翅等黏滑食品中含量豐富。

使身體保持青春

硫酸軟骨素是一種黏多醣類，原本大量存在於眼角膜、軟骨、骨骼、皮膚等人體中，具有使所有組織細胞功能順暢的潤滑油作用。

和膠原蛋白一起構成結締組織，給予細胞保水性與彈性。從血中吸收營養素與氧之後送入細胞，排出體內的老舊廢物，使身體常保年輕。

成長期時是在體內生成，但隨著增齡，合成力逐漸降低，進入中高年齡時，只能製造出必要量的二十分之一。結果關節軟骨磨損，引起腰痛、關節痛、五十肩等，而肌肉也失去彈性而出現皺紋，產生各種老化現象。

變形性關節症的頻率與年齡

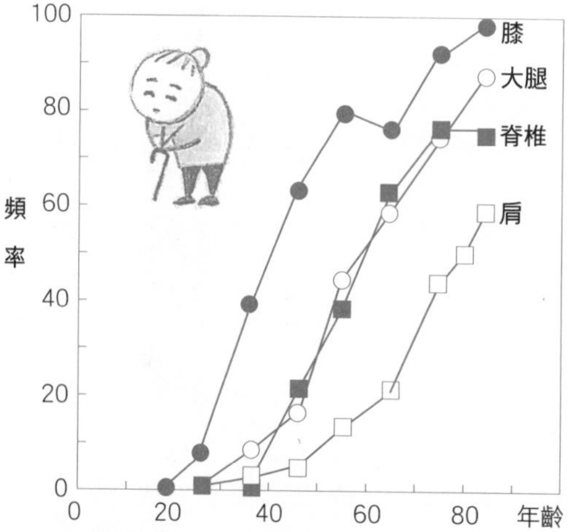

過了 20 歲以後開始出現老化現象，關節產生變化

強化免疫力預防癌症

硫酸軟骨素具有強化免疫力的作用，能夠提高自癒力，對於癌症、慢性疾病、感染症等都有效。

此外，可以幫助鈣的吸附、吸收，給予骨骼柔軟性，預防骨質疏鬆症。對於神經系統的結締組織也能發揮作用，緩和加諸於神經纖維的刺激，同時能夠去除引起疼痛的物質，改善神經痛。

硫酸軟骨素的主要作用

使新陳代謝旺盛，防止老化。

防癌。

預防骨質疏鬆症。

去除重聽。

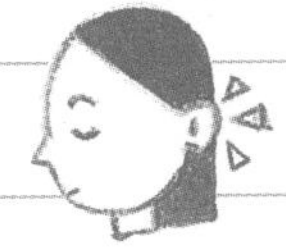

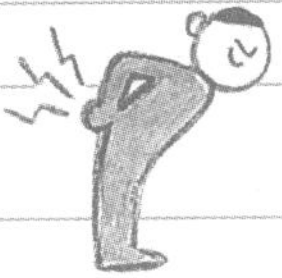

預防腰痛、
關節痛、五十肩。

消除疲勞。

淨化血液，
預防動脈硬化或高血壓。

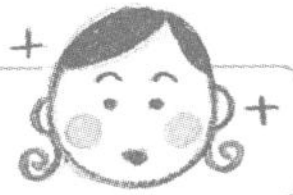

創造滋潤、
有彈力的肌膚。

改善腎炎、腎病變症狀。

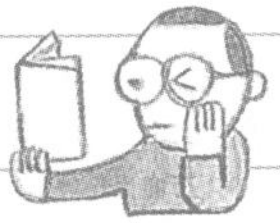

預防眼睛老化。

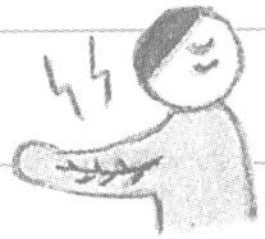

改善風濕或
神經痛的症狀。

改善更年期障礙。

抑制發炎症狀。

大量攝取硫酸軟骨素

硫酸軟骨素存在於納豆、秋葵、山藥、海藻、光蓋庫恩菇、魚翅等黏滑食物中。

由於含量較少，故很難從一般的食物中有效的攝取到。

因此，以從鯊魚或牛的軟骨中所取得的硫酸軟骨素為主，開發出各種健康食物。

有「吃的美容藥」之稱，具有強力的保水作用，能夠有效的創造潤澤肌膚，故也被用來製成高級化妝品。

要積極補充才能防止老化

人體中水分所佔的比例，在嬰兒時期約為 80 %，兒童為 70 %，成人則為 60 %。隨著增齡，水分慢慢的減少，雖然有個人差異，但是到了 70～80 歲時，體內水分大約只有 40 % 左右。

人類與植物一樣，若沒有水分，就無法得到足夠的營養。為了防止老化，一定要積極的補充硫酸軟骨素。

植物性化學物質

備受注目的新營養成分

在一九五〇年之前，就已經發現蛋白質、碳水化合物、脂肪、維他命、礦物質這五大營養素。到了一九七一年，英國醫師巴基特提出「食物纖維攝取量減少會提高大腸癌罹患率」的假設，於是確立了稱爲第六營養素的食物纖維的概念。

在營養學的範圍內，認爲身體所需的營養素都已經被發現，但是到了一九八〇年代之後，經由植物學與藥理學的研究過程發現，植物中存在著對人體具有重要作用、與維他命和礦物質不同的物質，那就是植物性化學物質。

植物性化學物質種類豐富

植物性化學物質（phyto-chemical）的「phyto」是「希臘」文，意思是「植物」。原本是植物爲了保護自身免於太陽等有害光線和蟲類的危害而製造出來的物質，在蔬菜、水果、豆類等植物性食品中含量豐富。

種類達數千種以上，光是一種蔬菜或水果中就含有數十到數百種的植物性化學物質。

植物性化學物質的各種作用

一九九四年，News Week雜誌四月號刊載了植物性化學物質是「超越維他命、礦物質的物質，是防癌王牌」的內容。

植物性化學物質進入人體後，能夠發揮抗氧化力，保護細胞免於自由基之害。大家耳熟能詳的具有抗氧化作用的β-胡蘿蔔素，就是一種植物性化學物質。

植物性化學物質不僅能夠防癌，同時也能夠有效的預防動脈硬化、心肌梗塞、腦中風、血管障礙等生活習慣病以及防止老化。依種類不同，作用也不同。

植物性化學物質不同於其他的營養素，不會因爲攝取量減少而罹患疾病或缺乏症。雖然不能成爲活動所需要的熱量來源，但卻是維持健康不可或缺的成分，因此現在被稱爲第七營養素。在日本，則將其解釋爲「來自植物的抗氧化營養素」。

植物性化學物質可以由顏色來分辨

植物性化學物質的種類繁多，很難加以分類，但因爲它是構成植物色素的成分，因此大致上是藉著蔬菜、水果的顏色來分辨。

例如橘子、木瓜、胡蘿蔔等橘色水果或蔬菜中，就含有很多類胡蘿蔔素類的植物性化學物質β-胡蘿蔔素。而番茄等紅色的植物性化學物質，則是類胡蘿蔔素類的茄紅素或辣椒紅素。此外，還有黃色的類黃酮、青色的花色苷等。

由顏色來分辨植物性化學物質的種類

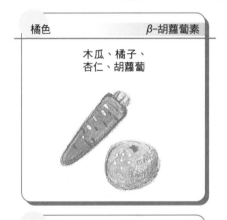

橘色　β-胡蘿蔔素

木瓜、橘子、
杏仁、胡蘿蔔

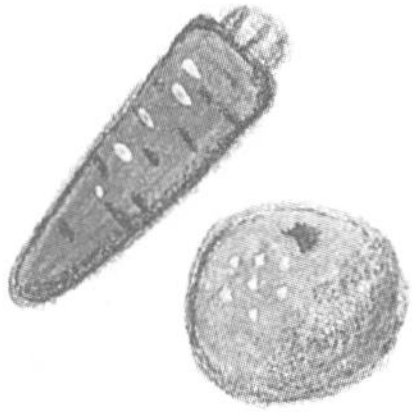

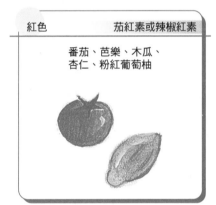

紅色　茄紅素或辣椒紅素

番茄、芭樂、木瓜、
杏仁、粉紅葡萄柚

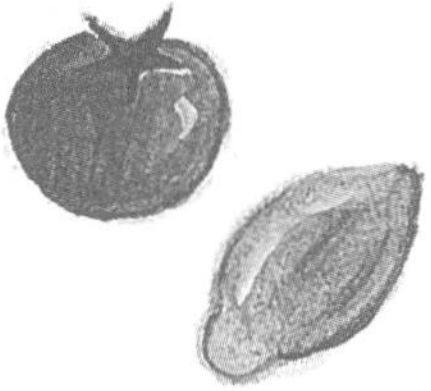

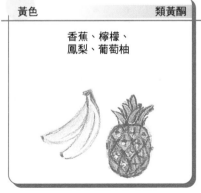

黃色　類黃酮

香蕉、檸檬、
鳳梨、葡萄柚

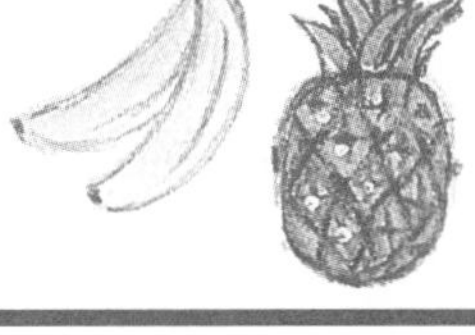

青色　花色苷

藍莓、葡萄

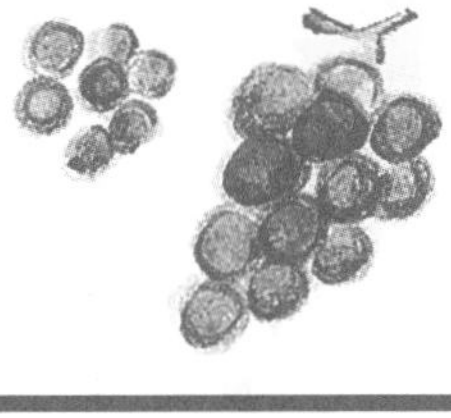

蔬菜水果中所含的植物性化學物質

蔬菜、水果	硫化物	類胡蘿蔔素	類黃酮	葡萄糖異硫氰酸鹽／吲哚	植物雌激素	異硫氰酸鹽	多酚	其他
洋蔥	●		●				●	皂角苷
大蒜	●		●				●	皂角苷
大豆			●		●	●	●	植物雌激素、皂角苷、木聚糖、蛋白酶抑制劑
豆腐			●		●	●	●	皂角苷
胡蘿蔔		●	●				●	萜
西洋芹		●	●				●	
玉米		●	●					
綠花椰菜		●	●	●		●	●	二巰硫董、丹寧酸、萜
花菜			●	●		●	●	二巰硫董、花黃色素
高麗菜芯		●	●	●		●	●	二巰硫堇、花黃色素
小黃瓜			●			●		植物雌激素、萜
茄子			●					萜、花色苷
薑			●					薑油酮
苦苣		●	●				●	
萵苣		●	●				●	
荷蘭芹		●	●				●	萜
菠菜		●	●				●	
蘑菇			●					萜
秋葵			●					
馬鈴薯			●				●	
南瓜		●	●				●	
白蘿蔔			●				●	花色苷
甘薯		●	●				●	萜
番茄		●	●				●	萜
蕪菁			●	●			●	
蘋果			●				●	
杏仁		●	●					
酪梨		●	●					
香蕉			●					
藍莓			●				●	木聚糖、兒茶素、丹寧
蔓越莓			●				●	兒茶素
木莓			●				●	木聚糖、兒茶素、丹寧
草莓			●				●	皂角苷、木聚糖、兒茶素、丹寧
櫻桃		●	●					
葡萄柚			●			●	●	萜
檸檬			●			●	●	萜
萊姆			●			●	●	萜
橘子			●			●	●	萜
無花果			●					
葡萄			●				●	花色苷、刃藜蘆醇
奇異果		●	●					
芒果		●	●					
木瓜			●				●	
桃子		●	●					
西洋梨			●					
鳳梨			●				●	
洋李		●	●					
加州梅		●	●					
葡萄乾			●					
西瓜		●	●					

類胡蘿蔔素

顏色鮮豔的抗氧化營養素

DATA 紅色、橘色系的脂溶性色素，種類達六百多種
α-胡蘿蔔素、β-胡蘿蔔素、γ-胡蘿蔔素、茄紅素、蝦青素、辣椒黃素、辣椒辣素、玉米黃素、β-隱黃素、葉黃素等，共有六百多種

存在於深色蔬菜或水果中

類胡蘿蔔素是脂溶性天然色素，大多呈現鮮豔的紅色、橘色或黃色。

種類多達六百種以上，在番茄、胡蘿蔔、南瓜等深色蔬菜，以及柿子、杏仁、加州梅、木瓜、橘子等水果中含量較多。在綠色的菠菜或青椒及花椰菜中也有。

大家所熟悉的是β-胡蘿蔔素，但其實所有的類胡蘿蔔素都具有抗氧化作用，能夠防癌。

此外，對於眼睛疾病、心臟病、腦血管障礙也有效。

會變成維他命A的類胡蘿蔔素

類胡蘿蔔素中，歸類爲胡蘿蔔素類的則包括α-胡蘿蔔素、β-胡蘿蔔素、γ-胡蘿蔔素、茄紅素等。除了茄紅素等一部分的類胡蘿蔔素之外，其他的類胡蘿蔔素在進入體內之後，會配合需求而轉換成維他命A；故稱爲維他命A前驅體或前維他命A。

在六旦多種的類胡蘿蔔素中，只有五十種會變成維他命A。前維他命A藉著維他命B群、必需胺基酸、蛋胺酸的幫忙，讓必要的部分變成維他命A，而剩下的則維持類胡蘿蔔素的形態貯存在於脂肪組織內。

β-胡蘿蔔素含量較多的食物

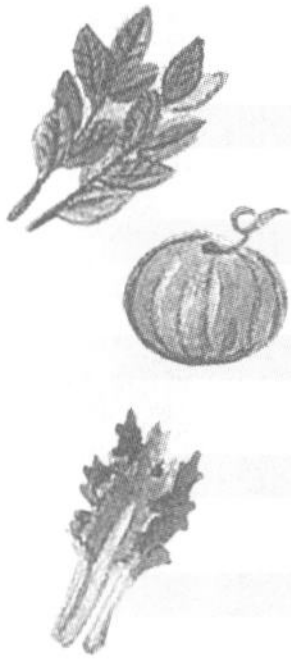

	每100g
埃及皇宮菜	10000μg
南瓜	4000μg
胡蘿蔔	8200μg
茼蒿	4500μg
明日葉	5300μg

β-胡蘿蔔素是類胡蘿蔔素的代表

前維他命A中最能有效變成維他命A的，就是β-胡蘿蔔素。其效能最早被發現，因此備受注目。

β-胡蘿蔔素能夠鞏固黏膜，並藉著強大的抗氧化力抑制自由基的肆虐，能夠防癌。尤其可以預防口腔癌、喉癌、肺癌等。

不要單獨使用，要均衡的攝取

此外，也能夠有效的預防心臟病。一九九三年醫學雜誌的報告中指出，「存在於體內脂肪組織的β-胡蘿蔔素，含量越多，就越不容易罹患心臟病」。同時也有報告顯示，「β-胡蘿蔔素或維他命C的血中濃度降低時，則會提高心臟病的罹患率」。

但是若以營養補給的方式單獨攝取β-胡蘿蔔素，則無法出現明顯的效果。想要預防癌症或心臟病，則必需要藉由自然的食

類胡蘿蔔素的同類

類胡蘿蔔素	
α-胡蘿蔔素	胡蘿蔔、菠菜、花椰菜、南瓜等
β-胡蘿蔔素	胡蘿蔔、菠菜、花椰菜、南瓜等
γ-胡蘿蔔素	番茄、杏等
茄紅素	番茄、西瓜等
蝦青素	蝦、蟹、鹽漬鮭魚子等
辣椒紅素	青椒等
辣椒辣素	紅辣椒等
玉米黃素	芒果、木瓜、菠菜等
β-隱黃素	玉米、椪柑、橘子等
葉黃素	菠菜、玉米、蛋黃等

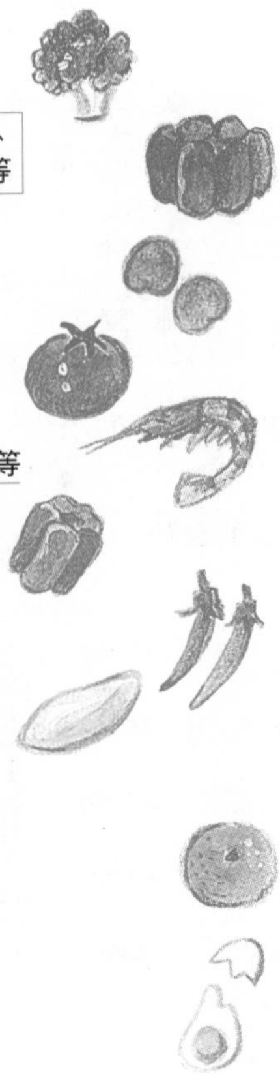

類胡蘿蔔素的主要作用

類胡蘿蔔素 → 包括β-胡蘿蔔素、茄紅素等六百多種

- 預防心臟病
- 抗癌作用
- 提高免疫力
- 對光過敏性疾病有效
- 防止視網膜病變
- 預防白內障
- 預防腦血管疾病

物，均衡的攝取各種類胡蘿蔔素。

重新評估茄紅素的重要作用

茄紅素是在番茄中含量較多的紅色色素，不像β-胡蘿蔔素一樣會在體內變成維他命A，因此以往都被忽略了。但是根據最近的研究發現，它具有比β-胡蘿蔔素更強大的抗氧化作用，備受注目。

不過，因番茄成熟度的不同，茄紅素的含量也各有不同。完全成熟的鮮紅番茄一公斤中含有五十毫克的茄紅素，但未成熟的黃色番茄則只有五毫克。因此，想要得到茄紅素的效果，就必需利用完全成熟的番茄或番茄加工品。

具有強大抗氧化力的茄紅素

在番茄攝取量相當多的義大利北部，與其他地區相比，罹患大腸癌、胃癌等消化器官癌的機率降低了60%。

根據德國杜塞爾多夫大學所進行的實驗顯示，茄紅素消除自由基的力量最強，爲β-胡蘿蔔素的二倍、維他命E（α-生育酚）的一百倍。

此外，根據美國與挪威的調查發現，番茄攝取量越多，就越

番茄中所含的類胡蘿蔔素的比例

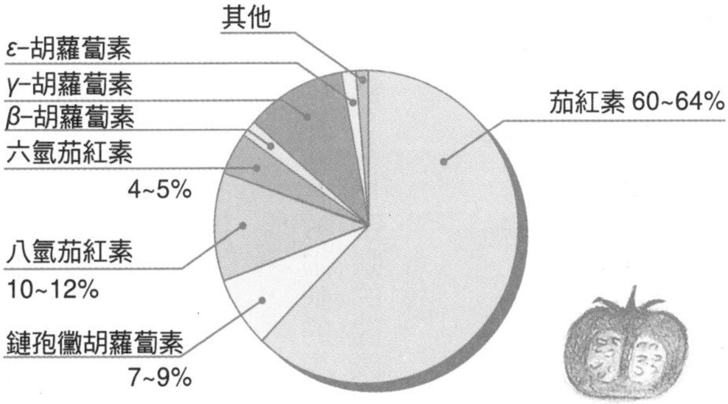

茄紅素的抗氧化作用

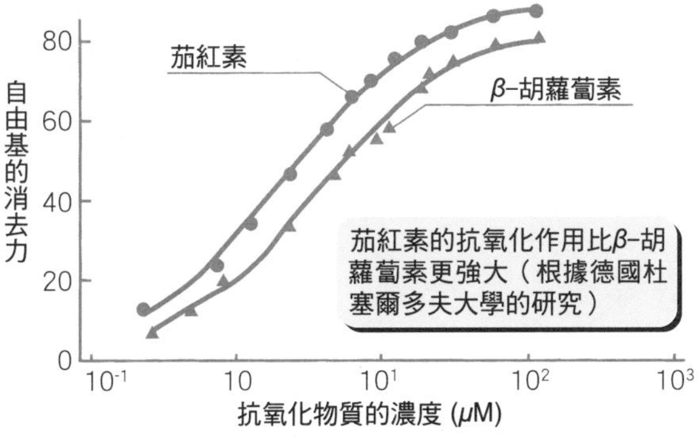

不容易罹患癌症。由此可知茄紅素具有防癌效果。

維持既有作用的胡蘿蔔醇類

類胡蘿蔔素中，還有像葉黃素、玉米黃素、β-隱黃素等歸屬於黃色的類別。

β-隱黃素在橘子中含量較多，具有抗癌作用，備受注目。而像葉黃素與玉米黃素，則在菠菜中含量較多，可以預防眼睛老化，抑制視力減退，所以也受到重視。

這些都存在於眼睛的視網膜或黃斑部，維持眼睛的健康。

預防增齡性黃斑變性症或白內障

黃斑位於眼睛深處的視網膜中心部，是掌管視力的組織。因

主要蔬菜的葉黃素含量

	每 100g
菠菜	10200μg
綠花椰菜	1900μg
萵苣葉	1800μg
高麗菜芯	1300μg
夏南瓜	1200μg
甜玉米	780μg
青豆	740μg
胡蘿蔔	260μg
高麗菜	150μg
冬南瓜	38μg

增齡性黃斑變性症

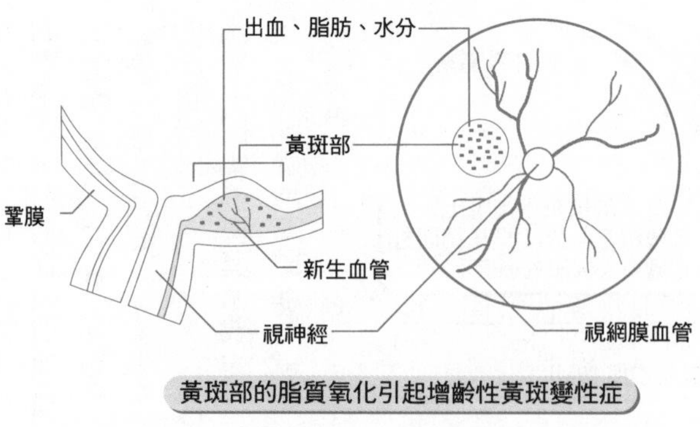

黃斑部的脂質氧化引起增齡性黃斑變性症

爲老化，黃斑部的脂肪氧化、受損而遭到破壞時，視力就會降低。最糟糕的情況可能會導致失明。增齡性黃斑變性症是老年人失明的原因之一。

β-隱黃素對於小老鼠罹患皮膚腫瘤的抑制效果

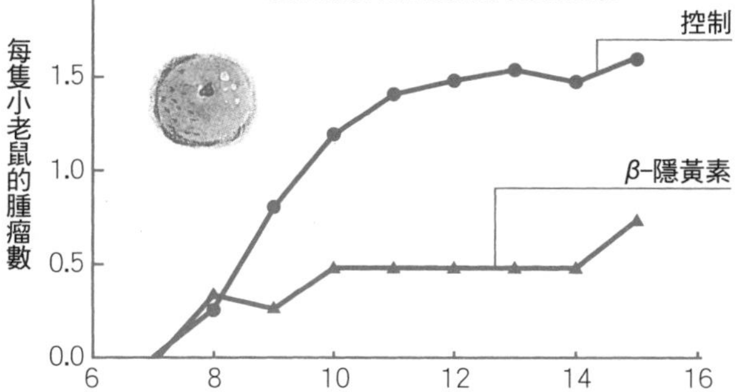

美國六十五歲以上的人，四人中就有一人會罹患這種疾病。目前國內出現的病例並不多，不過最近有增加的傾向。

葉黃素與玉米黃素可以吸收進入眼球內的有害光線，藉著強大抗氧作用防止氧化，保持黃斑健康。

根據一九九〇年以後的研究發現，大量攝取菠菜、羽毛甘藍等深色蔬菜的人，與沒有大量攝取的人相比，黃斑變性症的罹患率降低一半，這當然是葉黃素與玉米黃素的效果。

而根據一九九七年提出的報告顯示，吃菠菜能夠使視網膜的類胡蘿蔔素增加。

要預防黃斑變性症，就要積極食用菠菜和綠花椰菜等深色蔬菜。

此外，葉黃素能夠預防大腸癌、皮膚癌、肺癌、子宮癌，玉米黃素則能夠預防皮膚癌或肺癌。不過，目前這些抗癌作用還在研究階段。

能夠強力抑制癌症的β-隱黃素

β-隱黃素與葉黃素、玉米黃素一樣屬於類胡蘿蔔素，是胡蘿蔔醇的同類。

對於柑橘類機能性成分研究相當進步的日本農水省果樹試驗場和日本京都府立醫科大學等研究團體發現，柑橘類的β-隱黃素其制癌效果爲β-胡蘿蔔素的五倍。

β-隱黃素在柑橘類的溫州橘中含量特別多，爲柳橙的一百倍。一天吃兩個，就能達到制癌效果。

紅椒的色素辣椒紅素

辣椒紅素是紅椒的紅色色素，是一種類胡蘿蔔素。有的人認爲紅椒與青椒是不同的品種，但事實上它是成熟的青椒。紅椒因爲得到足夠的陽光，所以營養價比青椒還高。

辣椒紅素是紅色色素，所以越熟的青椒，這種色素就增加越多。

青椒與紅椒的營養素的比較
紅椒的成熟度與營養成分

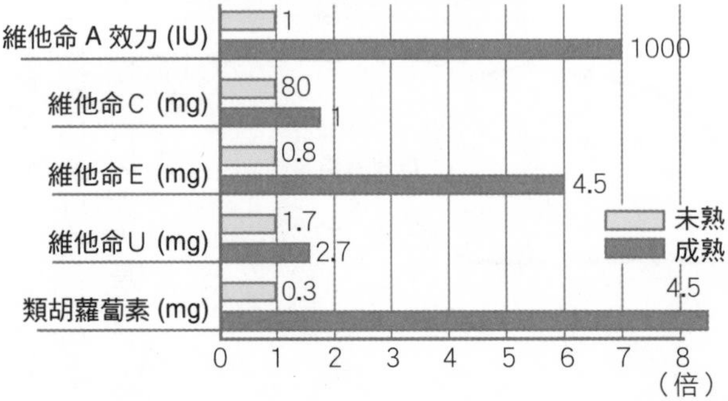

辣椒紅素的抗氧化力與茄紅素相同

辣椒紅素的抗氧化力是β-胡蘿蔔素的1.5倍，與茄紅素相同。

藉著強大的抗氧化力，能夠防止壞膽固醇氧化、增加好膽固醇、預防動脈硬化等生活習慣病。

此外，和紅葡萄酒、蓮藕、茼蒿等含有多酚的食品一併攝取，更能提升力量。

此外，對於伴隨老化所造成的記憶力或學習力衰退也有效。

具有如此神奇效果的紅椒，其價格比青椒昂貴，難以大量攝取。最簡單的攝取方式，就是飲用加入紅椒的果菜汁。

辣椒紅素強大的抗氧化作用

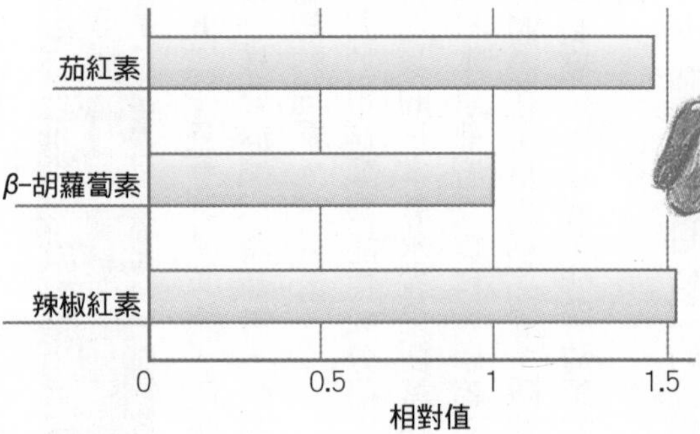

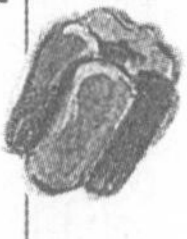

類黃酮

幾乎存在於所有的植物內

DATA 黃色系統的色素。種類多達四千多種
黃酮醇（槲皮黃酮、芸香苷）、黃酮類（洋芹苷、毛地黃黃酮）、兒茶素類（兒茶素、表沒食子兒茶素）、黃烷酮類（橘皮苷）、異黃酮類（金雀異黃酮）、花色苷類等

具有強大抗氧化作用的黃色色素

類黃酮是黃色系統的色素，在植物性化學物質中種類最多，超過四千種，幾乎存在於所有的植物中。最近成爲話題的紅葡萄酒多酚，大部分都歸類爲類黃酮。

類黃酮因化學構造的不同，可以分爲黃酮醇、黃酮、兒茶素、黃烷酮、異黃酮、花色苷等。

一九九〇年代以後，逐漸明白類黃酮的效能。類黃酮與類胡蘿蔔素一樣具有抗氧化作用，而且只需要少量就能抑制致癌物質

類黃酮的種類

類黃酮族的名稱	具體的植物性化學物質的名稱	含有類黃酮的植物性食物
黃酮醇	槲皮黃酮、山萘醇、楊梅黃酮	洋蔥、菠菜、羽毛甘藍、荷蘭芹、蘋果 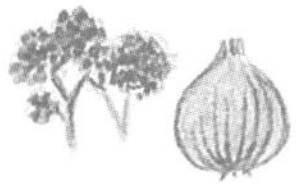
黃酮	芹黃素、毛地黃黃酮	柑橘類、葡萄、豆類的一部分 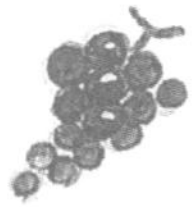
兒茶素	兒茶素、表沒食子兒茶素、表兒茶酸	在綠茶中含量豐富，也存在於蘋果、櫻桃、梨子等水果中 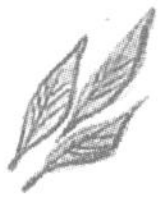
黃烷酮	橘皮苷、三羥黃烷酮	葡萄柚、橘子、檸檬等柑橘類 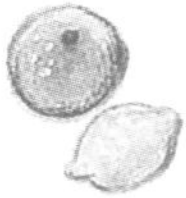
花色苷		葡萄甜菜、櫻桃、紅洋蔥、草莓、紅葡萄酒 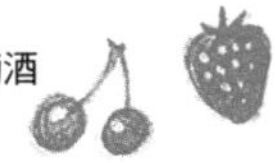
異黃酮	金雀異黃苷、大豆黃素	以大豆和大豆製品為主，也存在於花生和大麥中 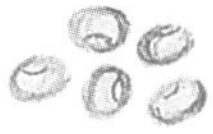

的活性。此外，能夠防止細胞突變，具有抗菌、抗病毒作用。

預防心臟病的黃酮醇類

類黃酮中歸類爲黃酮醇類的物質，包括槲皮黃酮、山萘醇、楊梅黃酮、芸香苷等。這些物質大量存在於洋蔥、菠菜、羽毛甘藍、荷蘭芹、蘋果、蕎麥當中，是去除自由基的清道夫。

在洋蔥中含量較多的槲皮黃酮，能夠防止壞膽固醇氧化，預防動脈硬化。同時具有抑制血小板凝集的作用，可以預防心臟病。

根據一九九三年荷蘭所進行的疫學調查顯示，類黃酮攝取量較多的人，心臟病的罹患率較低。類黃酮主要的供給來源是洋蔥、紅茶、蘋果，而能夠攝取到最多類黃酮的，就是槲皮黃酮與山萘醇。

後來在世界各國展開疫學調查，也出現同樣的結果，認爲類

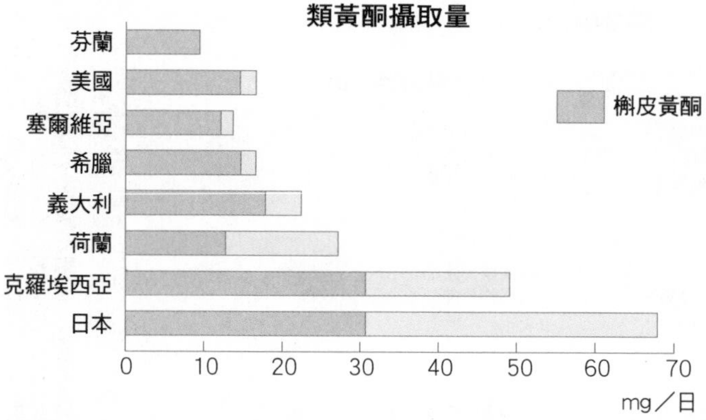

黃酮中，尤其槲皮黃酮的吸收代謝順暢，功能穩定，對於預防心臟病的效果極大。

強化毛細血管

此外，在蕎麥中含量較多的芸香苷，是槲皮黃酮與芸香二糖結合的物質。

能強化毛細血管，預防高血壓，降低血中膽固醇，預防糖尿病。由於能夠保護腦細胞免於氧化，活化腦細胞而提升記憶力，所以對老人癡呆症有效。

芸香苷在蕎麥子外側的黑色部分含量較多，所以吃黑色的藪蕎麥比白色的更科蕎麥更好，能有效的攝取到芸香苷。而有芸香苷溶出的蕎麥湯，則最好也一起喝掉。

抑制焦躁或過敏的黃酮類

黃酮類中含有洋芹苷、芹黃

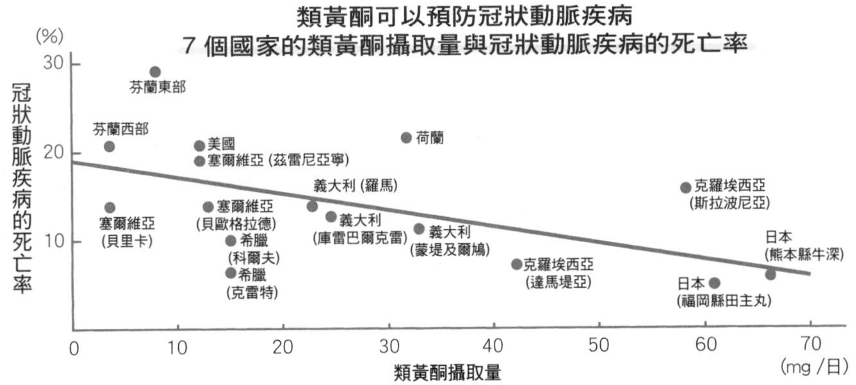

素、毛地黃黃酮等物質。

洋芹苷是西洋芹香氣的成分，對於神經系統產生作用，能夠鎮定焦躁或頭痛。

此外，像洋甘菊等白色或黃色花瓣所含的黃芹素，也具有鎮定作用。

洋甘菊具有使免疫力恢復正常的作用，能夠改善花粉症或異位性皮膚炎等過敏症狀。

這是洋甘菊中所含的類黃酮、毛地黃黃酮發揮效果所致。

除了洋甘菊之外，毛地黃黃酮也存在於西洋芹、青椒、茼蒿中，而在紫蘇中的含量豐富，活性特別高。

毛地黃黃酮能夠抑制腫瘤壞死因子（TNF－α）的過剩生產，抑制與發炎症狀有關的透明質酸酶或5－脂氧化酶、12－脂氧化酶等酵素的作用，緩和過敏症狀。

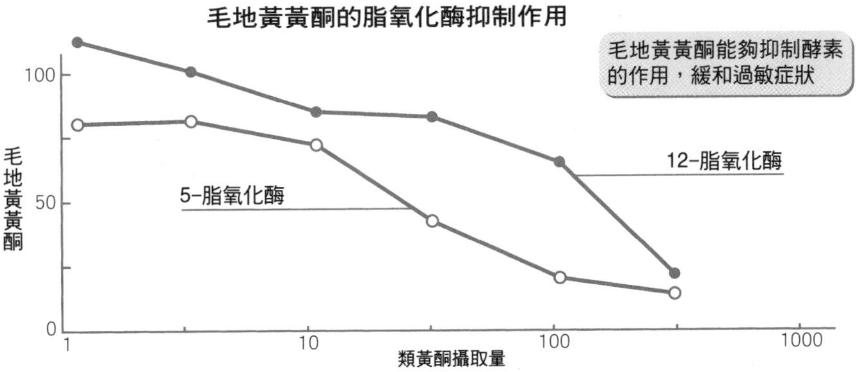

具有各種效用的兒茶素類

兒茶素類中含有兒茶素、表沒食子兒茶素、表兒茶酸、沒食子酸表沒食子兒茶素等。

兒茶素是紅茶、綠茶的苦澀味成分，具有各種效用。

柑橘類特有的黃烷酮類

黃烷酮類中所含的物質，包括橘皮苷、三羥黃烷酮、柚皮苷等柑橘類特有的成分。

橘皮苷在橘子的袋與筋中含量較多，袋中的含量爲果實的五十倍量，而筋中的含量爲果實的三百倍。與芸香苷一樣具有強化毛細血管的作用。此外，可幫助維他命C擊退自由基，防止血壓上升。

在柑橘產地，因爲腦中風而死亡的人口非常少，根據在日本鹿兒島縣所進行的調查發現，攝取柑橘量越多，則腦中風的死亡率越低。

此外，也能改善異位性皮膚炎、蕁麻疹等過敏症狀。皮膚發癢是因爲肥大細胞破裂、釋出組織胺所引起，而橘皮苷則能使肥大細胞膜保持穩定，抑制組織胺的釋出。

橘皮苷或柚皮苷能夠分解血中的中性脂肪，抑制脂肪細胞的形成，有效的預防肥胖。經由大鼠實驗證明，亦具有改善糖尿病的效果。

茶的多酚

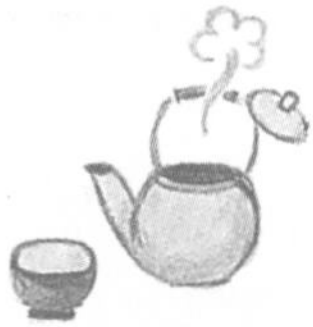

兒茶素類 → 苦澀味的成分
- 兒茶素
- 表兒茶酸
- 表沒食子兒茶素
- 沒食子兒茶素
- 沒食子酸表兒茶酸
- 沒食子酸表沒食子兒茶素

其他

→ 黃色的成分
- 槲皮黃酮
- 山萘醇
- 楊梅黃酮

→ 香氣的成分
- 吲哚
- 香豆素
- 二甲基硫化物

除此之外還含有很多的植物性化學物質

血中中性脂肪量（攝取 30 天後）

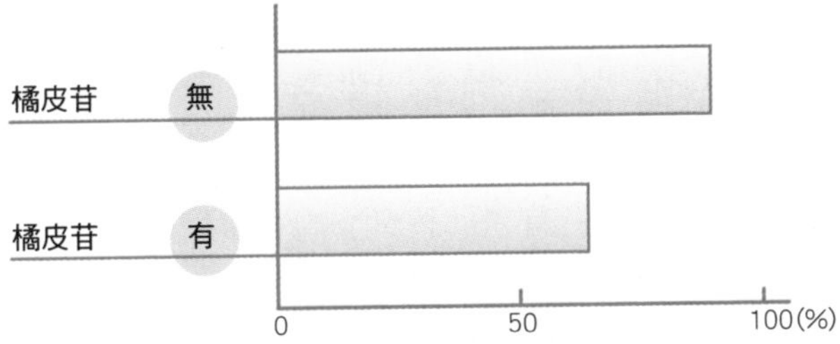

經由小老鼠實驗發現，攝取摻有橘皮苷飼料的老鼠與攝取普通飼料的老鼠相比，中性脂肪值減少了 30％。

異黃酮能夠預防骨質疏鬆症

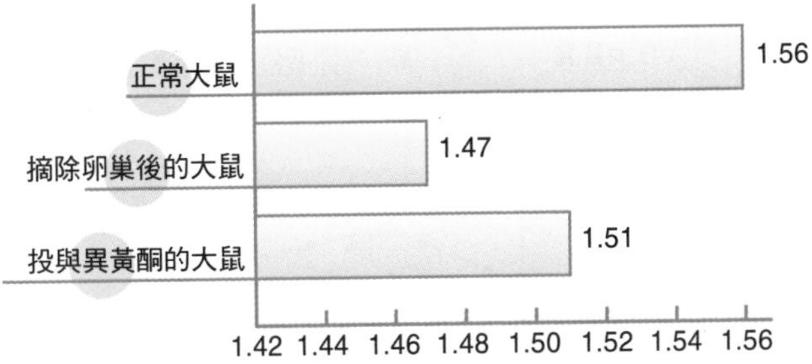

靜岡縣立大學藥學部・辻邦郎先生等人

植物雌激素之稱的異黃酮類

異黃酮類包括金雀異黃苷、大豆黃素等，進入體內後，具有類似女性荷爾蒙雌激素的作用，因此稱爲植物雌激素。

異黃酮在大豆或大豆製品中含量豐富，可以緩和因爲雌激素減少而引起的女性更年期不適症狀。

此外，對於骨質疏鬆症也很有效。骨質疏鬆症也是因爲女性荷爾蒙分泌減少而引起的。女性荷爾蒙與骨骼的代謝有密切關係，一旦缺乏症，代謝無法順暢的進行，鈣質就會從骨骼中大量溶出。而異黃酮則具有類似雌激素的作用，可以彌補不足的荷爾蒙，防止鈣的流出。

爲預防骨質疏鬆症，一天要攝取五十毫克的異黃酮，這相當於半塊豆腐或一包納豆的量。最好每天攝取一些大豆製品。

預防乳癌、前列腺癌

前列腺癌是因爲男性荷爾蒙分泌過剩所引起，而乳癌則與女性荷爾蒙有密切的關係。異黃酮能夠抑制這些荷爾蒙的作用，預防前列腺癌或乳癌。

異黃酮之一的金雀異黃苷，能夠抑制細胞癌化增殖時旺盛發揮作用的酵素酪胺酸酶的作用，因此可以抑制癌細胞的增殖。

異黃酮也具有抑制癌細胞血管新生的作用。癌細胞在增殖、轉移時必需製造新血管，經由新血管補充營養，這稱爲血管新生。如果遏止血管新生，就能阻斷癌細胞的營養補給，使其無法增殖。

異黃酮具有各種作用，可以強力抑制癌症。

大豆消費量與乳癌的關係

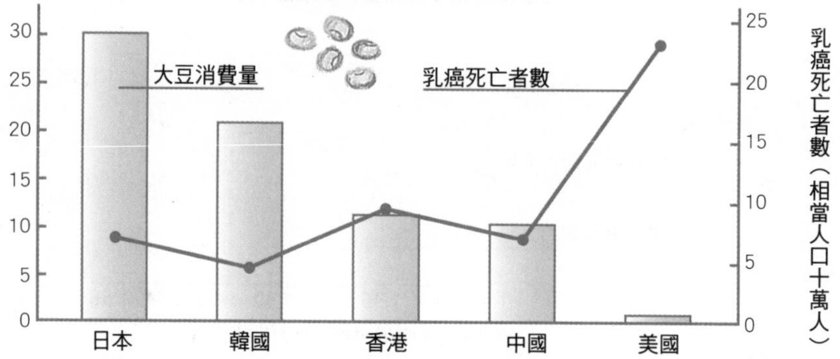

對眼睛症狀有效的青紫色花色苷類

花色苷類是青紫色的色素，包括菊苷、前花色苷等，在藍莓、葡萄、茄子、紫芋、黑豆中含量很多。

視紫質能將光的刺激傳遞到腦，而花色苷則能夠促進視紫質再合成的作用，發揮恢復視力的力量。

視紫質是存在於視網膜的色素體，一旦將視覺信號傳遞到腦之後就會被分解，然後再合成，我們就是經由這些反覆過程才看得見東西。可是若因爲自由基的影響或老化等而使得視紫質無法順利修復時，那就無法看清楚東西了。

花色苷能夠保護視紫質與視網膜免於自由基之害，同時強化毛細血管，促進血液循環，因此對於視力減退、眼睛疲勞或預防視網膜的病變等都具有極大效果。

能夠有效預防高血壓、動脈硬化等生活習慣病

花色苷能夠抑制血壓上升的酵素的作用，預防高血壓。

而且能防止血小板的凝集，保護毛細血管，維持血管的彈性，所以能夠預防動脈硬化、心肌梗塞、腦血管障礙，同時也具有改善肝功能的作用。

黑豆中所含有的菊苷等花色苷，具有抑制發炎症狀或潰爛的作用。

花色苷在藍莓的皮中含量特別多，皮的顏色越深，花色苷的含量就越多。能夠迅速產生效果，最好早上攝取。

花色苷很穩定，即使加熱也不會遭到破壞，可以製成果醬來食用。

至於對眼睛的功效，則被當成營養輔助食品原料來使用的野生種藍莓比食用藍莓具效果。

藍莓對眼睛很好，市面上也販售很多藍莓點心，但是眞正有效的是營養輔助食品的藍莓，而非食用藍莓。這是因爲用來製成營養輔助食品的野生種藍莓其花色苷的種類與含量比食用藍莓更豐富的緣故。

花色苷的強大抗氧化力

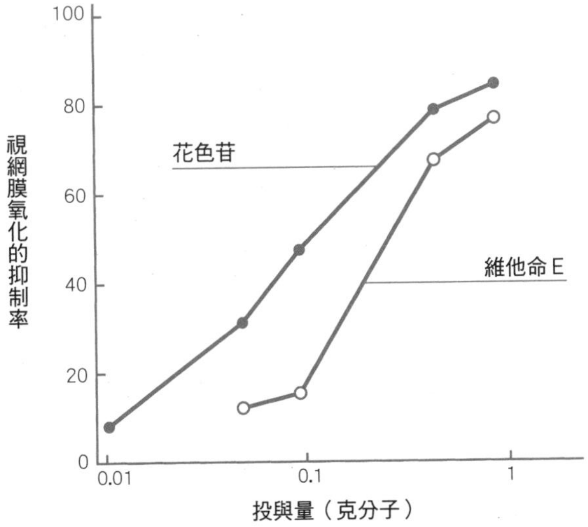

花色苷比維他命E更能抑制視網膜的氧化

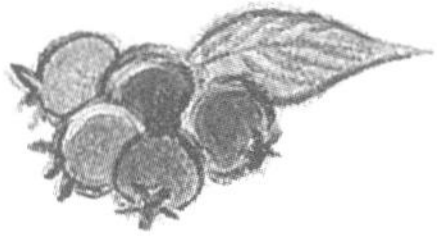

充滿防癌成分

十字花科蔬菜中所含的植物性化學物質

DATA 存在於綠花椰菜、高麗菜中吲哚類、異硫氰酸、硫化合物、萜類、酚類、香豆素等抗癌物質

十字花科是植物性化學物質的寶庫

綠花椰菜、高麗菜、高麗菜心、花菜等十字花科的蔬菜中，含有類胡蘿蔔素、類黃酮、吲哚類、異硫氰酸、硫化合物、萜類、酚類、香豆素等許多具有抗癌作用的植物性化學物質。

在以美國國立癌症研究所爲主所進行的防癌研究「設計者食品」中，也認爲這類物質具有極高的制癌效果，而將高麗菜、綠花椰菜等十字花科的蔬菜置於上位。

能夠預防乳癌的吲哚類

吲哚是十字花科蔬菜中含量豐富的成分，具有使致癌物質無毒化的作用。

能夠抑制基因受損，縮小腫瘤，具有極大的防癌效果。此外，能夠強化免疫力，去除侵入體內的異物。同時也能抑制女性荷爾蒙雌激素的過剩作用，發揮預防乳癌的效果。

吲哚-3-甲醇能夠強化免疫力、防癌、有效的降低膽固醇，被用來製成營養輔助食品。

設計者食品

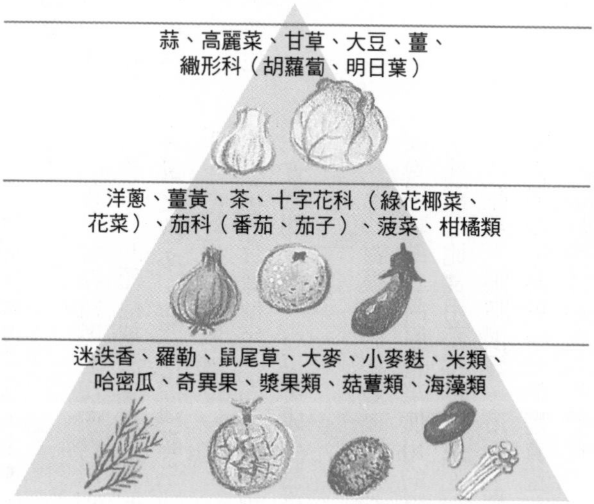

具有強力抗癌作用的異硫氰酸類

異硫氰酸類的物質，包括異硫氰酸鹽、萊菔子素、苯異硫氰酸鹽、丙烯異硫氰酸鹽、吲哚異硫氰酸等。

異硫氰酸能抑制DNA的損傷，抑制成爲癌原因的酵素的作用，可以防癌。此外，也能夠產生具有抑制致癌性物質的作用的酵素。經由大鼠實驗確認，綠花椰菜具有抗癌作用。

根據最近的研究報告顯示，異硫氰酸類中的萊菔子素能夠抑制致癌物質侵入細胞。

一九九二年，美國約翰・霍普金斯大學的波爾・提拉雷教授等人，發現綠花椰菜的嫩芽中所含的萊菔子素爲成熟花椰菜的20～50倍。

後來美國超市的花椰菜芽（植物的新芽）大發利市，而市面上也開始販賣這類營養輔助食品。

萊菔子素能夠促進具有保護DNA作用的酵素的分泌。

此外，同屬十字花科植物的山葵，其中所含的刺鼻辣味成分丙烯異硫氰酸鹽具有強大的抗菌作用，能夠保護身體免於食物中毒。

十字花科的蔬菜中充滿了防癌成分

十字花科蔬菜
- 綠花椰菜、
- 高麗菜、
- 羽毛甘藍、
- 花菜等

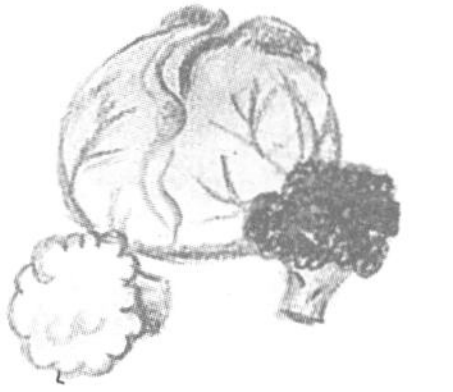

熱量與營養素
低脂肪與低熱量
↓
預防肥胖

維他命與礦物質
維他命A、C、E
葉酸、硒
↓
抗氧化作用

食物纖維
食物纖維豐富
↓
排出戴奧辛等
有害物質

植物性化學物質
類胡蘿蔔素、
香豆素、類黃酮、
吲哚、異硫氰酸、
多酚、萜等

從抗癌到淨化血液，具有各種藥效

百合科蔬菜中所含的硫磺系列的植物性化學物質

DATA 存在於洋蔥、蒜、韭菜、蔥中硫化丙烯、蒜素、丙基硫磺、環蒜胺酸、硫代硫化物、MMSC等

具有優秀效力的百合科蔬菜

洋蔥、蒜、蔥、韭菜、蕗蕎等百合科蔬菜，含有豐富、特殊的植物性化學物質。

其代表爲硫化丙烯、蒜素，是在切蔬菜時會產生撲鼻臭味的刺激成分。

是一種硫化合物，具有強大的抗氧化作用，能夠消除自由基，同時活化解毒酵素，消除致癌物質的毒性，預防癌症的發生。

在設計者食品中，蒜與洋蔥也是必需積極攝取的蔬菜之一。

百合科的蔬菜中所含的主要硫磺化合物

硫磺化合物		
	蒜素	大蒜等
	二丙烯硫化物	大蒜、洋蔥、蕗蕎等
	丙基硫磺	洋蔥等
	環蒜氨酸	洋蔥等
	硫化丙烯	洋蔥、大蒜等
	硫代硫化物	洋蔥等
	S−甲基半胱氨酸硫氧化物	洋蔥等
	S−甲基半胱氨酸硫化物	高麗菜等
	6−甲基亞硫酰己基芥子油	山葵等
	環蒜氨酸	洋蔥等

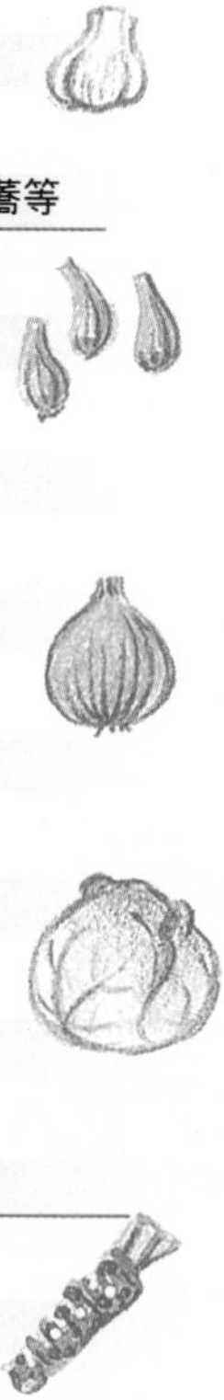

有效的抑制癌症
硫化丙烯及其化合物

硫化丙烯是在切洋蔥時會產生的刺激成分，在大蒜中含量也很多。

硫化丙烯能夠淨化血液，防止血栓的生成，增加好膽固醇，減少壞膽固醇，故能預防動脈硬化、心肌梗塞、腦梗塞等。

也能提高免疫力，抑制癌症的發生。硫化丙烯化合物的二丙烯硫化物、二丙烯二硫化物，能活化解毒致癌物質的酵素，抑制致癌物質的生成。具有強大的殺菌作用，能對抗引起胃炎、胃潰瘍、胃癌的幽門螺旋桿菌，有效的預防胃癌。

此外，能夠幫助維他命B_1的吸收，迅速消除疲勞。

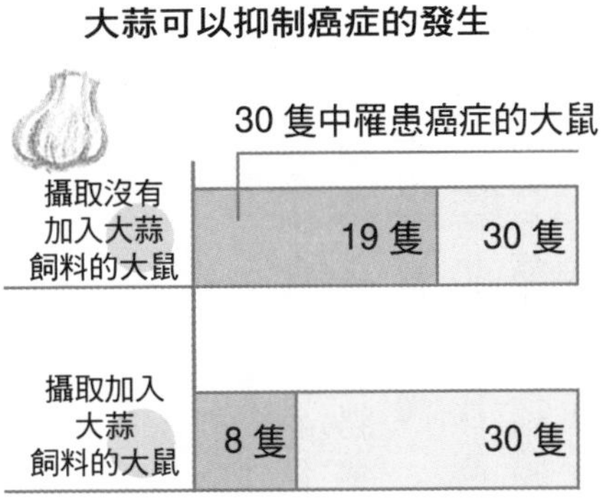

能夠發揮廣泛的力量
蒜素

大蒜強烈氣味的根源就是蒜素。蒜素具有強大的殺菌作用，能夠保護身體免於病毒或細菌之害。

能活化自然殺手細胞（NK細胞），強化免疫力而擊退癌症。其在被分解的過程中所生成的含硫胺基酸，能夠去除體內有害金屬及致癌物質。具有抗血栓作用，預防動脈硬化與心臟病。

與維他命B_1結合後成爲蒜硫胺，長期停留在體內，能夠消除疲勞。同時也能夠強化胰臟的功能，促進胰島素的分泌，所以對於糖尿病也有效。

會變化爲各種物質
丙基硫磺

丙基硫磺存在於生洋蔥中，能夠促進血中糖分的代謝，具有降血糖值的作用。

丙基硫磺接觸空氣而氧化、加熱之後，會變成三硫化物，能夠降低中性脂肪值及膽固醇值。若是長時間加熱，則會變成亞硫酰雙磺，更能夠提高力量。不論是三硫化物或亞硫酰雙磺，都具有淨化血液的作用。

丙基硫磺會因爲加熱時間或氧化程度的不同，變化爲各種物質。能夠預防高血脂症、動脈硬化、糖尿病、血栓、高血壓等。

淨化血液
環蒜胺酸

環蒜胺酸具有溶解血栓、淨化血液的作用，能夠預防動脈硬化、心肌梗塞、高血壓。

此外，能夠促進血液循環，提高內臟功能，使新陳代謝旺盛，增強體力，消除疲勞。

具有強大的抗菌、殺菌作用
硫代硫化物

切洋蔥時所產生的催淚成分，具有強力的抗菌、殺菌作用。能夠抑制血小板的凝集，淨化血液，預防動脈硬化。同時，也能夠抑制過敏及發炎症狀，對於氣喘等也有效。丙基丙烯硫代硫化物具有類似胰島素的作用，能夠使胰島素的分泌旺盛，預防糖尿病。

減少膽固醇、脂肪
S-甲基半胱胺酸硫氧化物

爲洋蔥中所含的硫磺化合物之一。

能夠抑制會促進脂肪或膽固醇合成的酵素的作用，減少血中膽固醇或脂肪。

因此，可以預防及改善高血脂症或高膽固醇症等。

對於因爲糖尿病而引起的高血脂症也有效。

對於胃潰瘍、十二指腸潰瘍有卓效
S-甲基半胱胺酸硫化物

將高麗菜中含量豐富的維他命U、MMSC當成胃腸藥使用，則具有保護胃的作用。S-甲基半胱胺酸硫化物存在於高麗菜中，對於胃潰瘍或十二指腸潰瘍具有卓效。能夠保護胃的黏膜，抑制發炎症狀，去除潰瘍疼痛，改善症狀。

抑制胃癌的增殖
6-甲基亞硫醯己基芥子油

由微量存在於山葵中的葡萄糖異硫氰酸鹽所生成的成分。具有抑制胃癌增殖的作用。根據將癌細胞移殖到老鼠腳底的實驗顯示，此物質能夠抑制癌細胞轉移到肺或肝臟。此外，能夠淨化血液，預防動脈硬化。

預防動脈硬化或肥胖
環蒜胺酸

環蒜胺酸是洋蔥加熱後所產生的無味無臭的成分。能包住在肝臟的脂肪，抑制將脂肪送到血中的MTP酵素的作用，減少血中的膽固醇或中性脂肪。因此，能夠有效的預防動脈硬化、高血脂症、肥胖等。

對癌症或肥胖有效

皂角苷類

DATA 苦澀味的成分，有些有毒
包括減少膽固醇或中性脂肪的大豆皂角苷、防癌的異櫟素、提高自癒力的人參皂角苷、多吃會出現中毒症狀的茄鹼等。

有毒種類的皂角苷

皂角苷是苦澀味的成分，有些具有毒性成分，要特別注意。

皂角苷中所含的物質，包括茄鹼、異櫟素、大豆皂角苷以及人參皂角苷等。

茄鹼存在於馬鈴薯的芽或皮的綠色部分，吃太多會出現腹痛或頭暈等中毒症狀。

如果是兒童，則可能會危及生命。

芽的部分要完全去掉，綠色部分的皮則要削除厚些，不可食用。

強大的抗氧化作用才是原味

皂角苷類中最容易攝取到的，就是大豆皂角苷。

大豆皂角苷具有強大的抗氧化作用，能夠防止脂肪氧化，促進代謝，所以能降低血中膽固醇值及中性脂肪值，有效的預防動脈硬化、高血脂症、高血壓等。此外，也能夠改善肝功能障礙。

在提高免疫力的同時，能夠抑制細胞突變、防癌，而且可以期待它發揮抑制愛滋病毒增殖的效果。異櫟素是存在於蕗蕎中的皂角苷，對於皮膚癌、肺癌、大腸癌有效。一天吃三個，就能奏效。

人參皂角苷是存在於高麗人參中的皂角苷，能夠活化免疫系統，提高自癒力，擊退癌症或愛滋病毒。具有抑制血小板凝集的作用，對於生活習慣病也有效。

大豆的抗癌作用

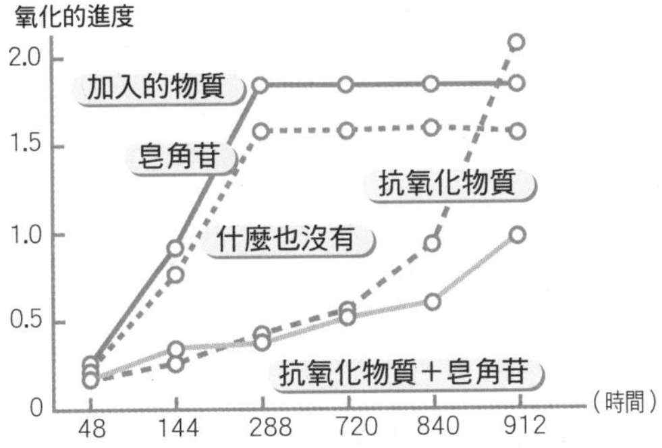

使用會促進氧化型的皂角苷，配合蔬菜等抗氧化物質，就能夠抑制氧化。

藉著強大抗氧化力擊潰自由基

多酚同類的植物性化學物質

DATA 擁有酚環構造的分子的總稱
兒茶素、丹寧、花色苷、
芸香苷、槲皮黃酮、異黃酮、皂角苷、
芝麻醇、綠原酸等

多酚的同類個個出類拔萃

多酚是指二個以上的OH（氫氧基）連、具有酚環構造的分子的總稱。多酚這個固有名稱，並非指特定的某一種物質。

主要的多酚同類

多酚

花色苷	茄子、紅葡萄酒等
異酒花酮	啤酒等
異黃酮	大豆等
兒茶素 — 表兒茶酸	綠茶等
兒茶素 — 沒食子酸表沒食子兒茶素	綠茶等
兒茶素 — 鞣花酸	尼泊爾老鸛草、尤加利等
刃藜蘆酮	紅葡萄酒等
丹寧 (酸)	綠茶、咖啡等
可可多酚	可可、巧克力等
副香豆酸	番茄等
蘋果酚	蘋果等
綠原酸	咖啡、馬鈴薯、甘薯皮等
綠原酸 — 咖啡酸	咖啡等
槲皮黃酮	玉米、蘋果等
阿魏酸	米糠、發芽糙米等
皂角苷	大豆等
薑烯酚	薑
芝麻醇	芝麻
茶黃素	紅茶等
芸香苷	蕎麥等
烏龍茶多酚	烏龍茶

多酚含量較多的食物

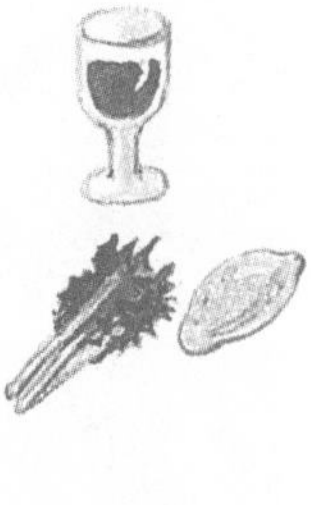

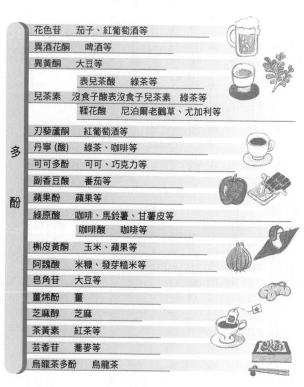

	每 100g	標準量
紅葡萄酒	300mg	1 杯 (80g) 240mg
香蕉	292mg	1 根 (90g) 263mg
芒果	260mg	1 顆 (260g) 676mg
藍莓	250mg	10 顆 (20g) 50mg
茼蒿	211mg	1 束 (198g) 418mg

在植物性化學物質中，有些具有多酚的構造，有些則沒有。抗氧化營養素的總稱不是多酚，而是植物性化學物質。

多酚的同類個個出類拔萃，包括兒茶素、丹寧、花色苷、芸香苷、槲皮黃酮、異黃酮等。而以下的成分也屬於多酚類。

藉著強大的抗氧化力擊退自由基

紅葡萄酒中含有多酚，對健康很好，因此曾經一度掀起喝紅葡萄酒旋風。多酚是植物的色素、苦澀味成分中的物質，大約有三百種。

紅葡萄酒中含有丹寧、兒茶素、花色苷、刃藜蘆醇等各種多酚。

多酚全都具有強大的抗氧化作用，能夠去除自由基，預防生活習慣病、癌症或老化。力量比

多酚與膽固醇

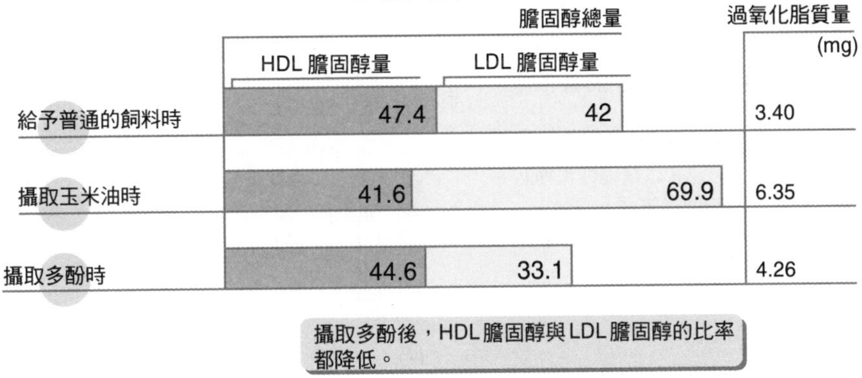

多酚攝取量與動脈疾病的死亡率

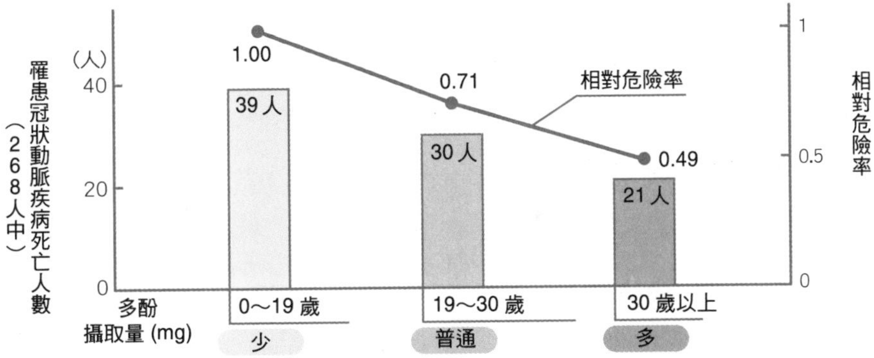

花色苷可以改善肝功能

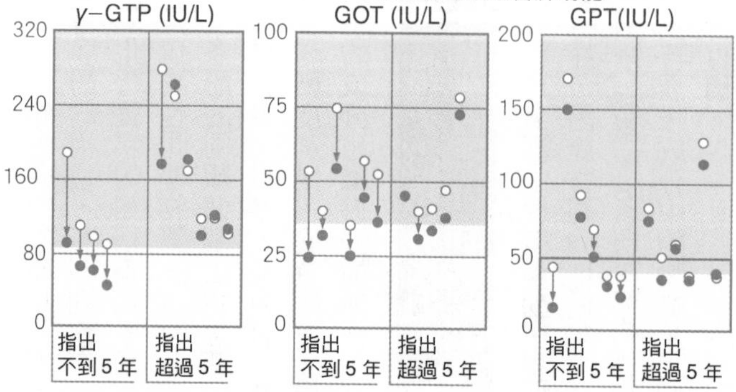

肝功能障礙患者每天攝取 120mg 含有花色苷的斜紋紫丁香汁，連續飲用 44 天，觀察γ-GTP、GOT、GPT 的數值變化。從指出不到 5 年的結果來看，的確證明花色苷可以改善肝功能。

○ 使用前的數值
● 飲用 44 天後的數值
需要注意肝功能的範圍

維他命E更大。不論是在細胞內、細胞間或細胞膜上都能夠發揮全能的作用。

具有各種藥效

每一種多酚都有其獨特的藥效。像葡萄或藍莓中含量較多的花色苷，能夠提升視力，改善眼睛疲勞，強化肝功能。而綠茶的兒茶素則能夠抑制血中膽固醇，預防高血壓，也能夠有效的預防蛀牙或口臭。

多酚的有效攝取法

即使大量攝取多酚，但其發揮抗氧化力的顛峰時間也只有 2～3 小時而已。

因此，與其在晚餐時喝大量的紅葡萄酒，還不如過著以植物性食物為主、營養均衡的飲食生活。

能夠攝取存在於各種食物中的多酚，才是有效的攝取方法。

抑制壓力 可可多酚

存在於可可或巧克力中，具有抑制壓力的作用。也能夠抑制自由基的發生。

改善過敏 蘋果酚

存在於蘋果中，能夠抑制組織胺的游離，改善過敏症狀。抑制黑色素的生成，並具有去除自由基的作用。

促進脂肪分解 烏龍茶多酚

烏龍茶特有的多酚，具有促進脂肪分解的作用。能夠降低血中膽固醇值及中性脂肪值，有效的預防生活習慣病。

發揮抑制致癌物質的作用
鞣花酸

鞣花酸在紅莓、尼泊爾老鸛草、尤加利、菱等植物中含量很多，是酚類的成分。

能夠抑制致癌物質的活性，防止致癌物質與DNA結合，抑制癌症的發生。而且能夠抑制癌細胞的增殖，促使癌細胞自毀。

具有強大的抗氧化力，能夠降低血中過氧化脂肪或膽固醇，強化肝功能。

此外，對於高血壓、糖尿病、高血脂症、動脈硬化的預防與治療，都能發揮效果。

防止老化、黑斑
阿魏酸

存在於米糠、發芽糙米中的成分。具有強大的抗菌與抗氧化作用，能夠去除自由基，預防癌症及老化。在食物方面，被當成抗氧化劑使用，也具有吸收紫外線的作用。而在化妝品方面，則被當成美白劑使用。能夠抑制黑色素的生成，防止黑斑。

藉著三重效果防癌
綠原酸

爲馬鈴薯、番薯的皮及咖啡中含量較多的抗氧化物質，是一種多酚。能夠抑制自由基的生成，有效的預防癌症等生活習慣病。同時能夠防止成爲癌原因的細胞突變，另外，也能夠抑制致癌物質亞硝基胺的生成。藉著三重效果強力防癌。

抑制癌細胞的「浸潤」
咖啡酸

咖啡中含有能夠抑制癌細胞增殖及轉移的各種成分，而關於其詳細構造，目前還在研究當中。咖啡酸也是其中之一，是綠原酸分解後所生成的物質。經由大鼠實驗發現，其具有抑制癌細胞「浸潤」到組織內的作用。

防止致癌物質亞硝基胺
副香豆酸

是存在於番茄中的成分。當成火腿、培根、香腸等發色劑使用的亞硝酸鹽與存在於肉中的二級胺結合，就會產生致癌物質亞硝基胺。

在亞硝酸與胺結合之前，番茄的副香豆酸和綠原酸就將其捕捉驅逐，藉此防止亞硝基胺的生成。

兒茶素類

茶的力量的泉源

DATA 類黃酮之一。因為擁有酚環構造，所以也屬多酚的同類包括兒茶素、表沒食子兒茶素、表兒茶酸
在綠茶中含量豐富，具有強大的殺菌及抗氧化作用，能夠降低膽固醇或血壓

對O－157及幽門螺旋桿菌都有效的強大殺菌作用

兒茶素能夠破壞造成食物中毒的腸炎弧菌、黃色葡萄球菌、肉毒桿菌等細菌的細胞膜，進而殺死細菌。對於O－157或引起院內感染的MRSA（二鉀氧苯青黴素抗性黃色葡萄球菌）、胃潰瘍及胃炎原因的幽門螺旋桿菌都有效。此外，具有抗病毒作用，能夠保護身體免於流行性感冒或感冒等感染症的傷害。在流行期最好用茶來漱口。

預防癌症與生活習慣病

藉著兒茶素的強大抗氧化作用，能夠保護細胞膜免於氧化，預防動脈硬化和心臟病。尤其是表兒茶酸、沒食子酸、表沒食子兒茶素具有強大的抗氧化力，能夠抑制癌細胞的增殖，同時保護受損的細胞。

此外，也能夠促進膽固醇的原料膽汁酸的排泄，降低血中的膽固醇值。兒茶素具有調整壞膽固醇（LDL）及好膽固醇（HDL）平衡的作用，並且能夠抑制使血壓上升的酵素ACE（血管緊張素變換酶）的作用，防止血壓上升。此外，也能夠抑制血糖值急速上升，防止蛀牙及口臭，抑制過敏症狀。

兒茶素能夠抑制促進腫瘤細胞增殖的鳥胺酸脫碳酸酶（ODC）的活性

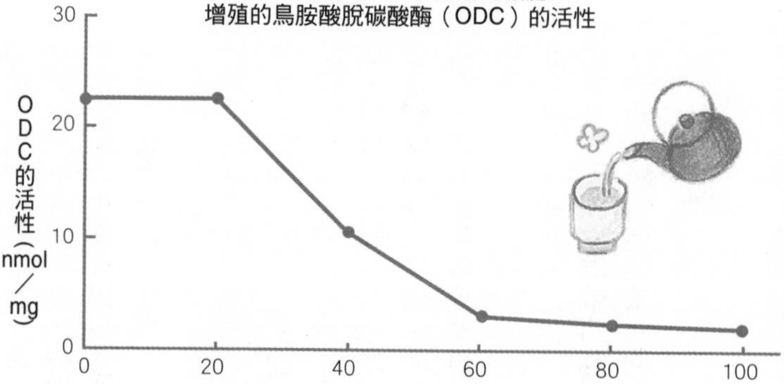

茶的澀味成分

丹寧類

DATA 兒茶素類的總稱。是綠茶、紅茶澀味的根源
綠茶中的沒食子酸、表沒食子兒茶素，
紅茶中紅色素的茶黃素、茶褐素，
還有紅紫蘇及迷迭香中的迷迭香酸，都是丹寧

充滿力量的紅茶色素

丹寧是兒茶素類的總稱，是綠茶、紅茶和澀柿的澀味根源。綠茶的丹寧大多是兒茶素。

丹寧類中，像茶黃素、茶褐素是紅茶的紅色素，綠茶中沒有。這些物質和兒茶素同樣的具有抗氧化作用、抗癌作用、殺菌作用、抗病毒作用等各種藥效，能夠保護身體免於疾病的傷害。

此外，能夠降低血中的膽固醇值，預防動脈硬化、高血壓、心臟疾病、腦血管障礙等。具有極佳的消炎作用。

同時也具有分解脂肪、將其轉化爲熱量的作用，能夠有效的預防肥胖。運動時，也能夠持續產生耐力，所以紅茶也可以當成運動飲料來使用。

抑制過敏症狀的迷迭香酸

迷迭香酸也屬於丹寧類，大量存在於紅紫蘇和迷迭香中。

具有抗氧化作用，能夠發揮防癌、防止老化的力量。保護細胞免於氧化，具有美膚效果，因此被當成化粧品來利用。

此外，具有強大的抗發炎、抗過敏作用，可以改善異位性皮膚炎、花粉症、關節炎等症狀。利用小老鼠做實驗，確認它具有抑制發炎的力量。一天攝取迷迭酸十四毫克、紫蘇葉六片，就可以期待效果出現。

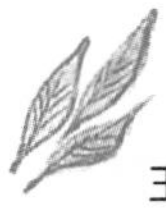

茶中所含的丹寧量 (mg/g)

	丹寧總量	沒食子酸表沒食子兒茶素	茶黃素
玉露	111	57	0
煎茶	152~166	62~71	0
粗茶	136	55	0
中國綠茶	123~197	26~72	0
中國烏龍茶	70~119	30~45	1~2
台灣烏龍茶	50~58	24~29	+
紅茶	90~124	16~31	7~15

萜類

主要存在於柑橘類中

DATA 柑橘類的香氣和苦味成分
存在於柑橘類中的檸檬烯、葡萄柚中的苦味成分檸檬苷，以及薑的辣味成分薑烯酚、薑辣素等

柑橘類的香氣和苦味成分

萜大量存在於柑橘類中，產生特有的香氣和苦味成分。包括類單萜、類倍半萜、類雙萜、類二倍半萜、類三萜、酸胺基類等，而薑特有的薑烯酚、薑辣素等也是同類。

萜類中，大家最熟悉的就是檸檬烯和檸檬苷。檸檬烯是存在於橘子皮內的香氣成分，具有抑制致癌基因的作用，能夠發揮防癌效果，促進血液循環、新陳代謝，具有清醒的作用。

檸檬苷則是葡萄柚特有的苦味成分，能夠活化使得致癌物質無毒化的酵素，促進致癌物質的排出。只要喝一杯葡萄柚汁或吃二分之一個葡萄柚，就可以得到效果。

此外，具有鎮痛、抗發炎、殺菌等廣泛的作用。

柑橘類的檸檬苷含量

（可食部 100g 中）

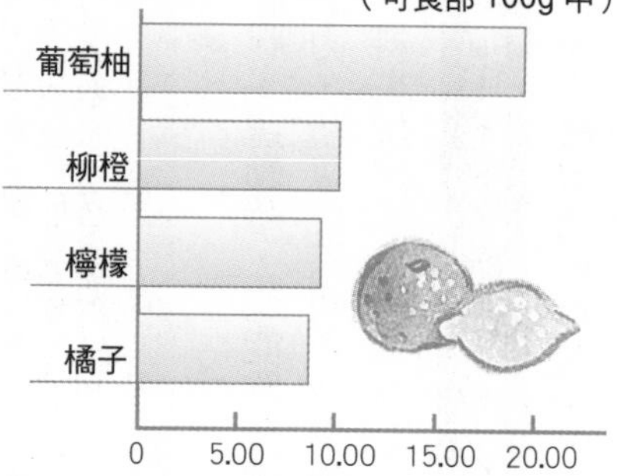

具有強大鎮痛作用的薑烯酚

薑烯酚和薑辣素是薑的辣味成分，其化學式非常類似，總稱爲薑油酮。

具有強大的鎮痛作用，能夠迅速抑制發炎及疼痛。此外，能夠防止DNA損傷，預防癌症。同時，能夠抑制組織胺的釋出，緩和過敏症狀。目前已知具有抗菌・殺菌作用、出汗・解熱作用、抗血栓作用、分解脂肪作用。

芝麻的植物性化學物質

木聚糖類

DATA 存在於植物的根、莖、種子、樹皮中的成分在體內具有類似女性荷爾蒙的作用，是植物性雌激素。在芝麻中含量很多，包括芝麻素、芝麻醇等

是一種植物性雌激素

木聚糖類廣泛分布於植物的根、莖、種子及樹皮中，在芝麻中含量特別多。和異黃酮同樣的，在體內具有類似女性荷爾蒙的作用，是一種植物性雌激素。

芝麻中含有芝麻素、芝麻醇、芝麻酚等各種木聚糖。

保護肝臟及防癌

含量最多的是芝麻素，藉著強大的抗氧化作用，可以去除肝臟的自由基，強化肝功能。芝麻素能夠使得酒精的分解順暢的進行，防止宿醉和惡醉，同時也能夠抑制肝癌的發生。

飲酒前吃少許芝麻，可以消除惡醉的根源乙醛的毒性。

同時具有減少壞膽固醇、增加好膽固醇的作用，能夠預防動脈硬化等生活習慣病。

木聚糖被證實具有預防大腸癌、乳癌的效果。能夠抑制促進癌細胞增殖因子的作用，抑制癌細胞增殖時所製造的新生血管的生成，防止維他命E氧化。

想要得到木聚糖的效果，則一天要攝取十克的芝麻。

芝麻的木聚糖含量

	100g 中
芝麻素	490.6mg
芝麻酚林	300.4mg
芝麻醇	80.0mg
芝麻酚	3.4mg
其他（芝麻酚林醇等）	1~2mg

芝麻素可以保護維他命E減少LDL膽固醇

（投與芝麻素與維他命E）

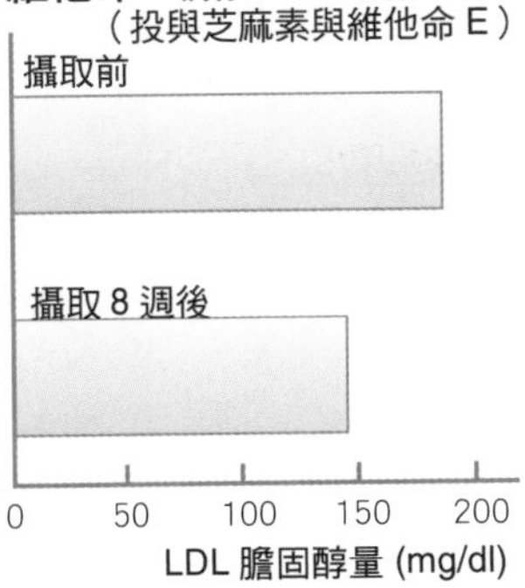

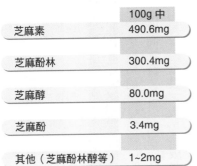

泛醌

具有輔酶作用的營養素

DATA
也稱為輔酶Q的類似脂溶性維他命物質
具有強大的抗氧化作用
在肝臟、牛肉、豬肉、鰹魚、鯖魚、沙丁魚中含量豐富

強化心臟功能

泛醌是稱爲輔酶Q的類似脂溶性維他命物質。可以在體內合成，但是年齡增長之後，合成量會減少。泛醌減少，會導致老化，所以要積極的補充。在食品方面，肝臟、牛肉、豬肉、鰹魚、鯖魚、沙丁魚中含量較多。

泛醌能夠幫助醣類和脂肪轉化爲熱量，因此可以有效的活化心臟功能。

心臟要將血液送達體內，需要大量的熱量。泛醌具有提高氧的利用效率的作用，能夠有效的補充熱量。一旦心臟功能旺盛，就能提高運動機能，因此有些運動選手會將其當成營養輔助食品來利用。

此外，能夠減少血中的糖分，有助於治療糖尿病。

防止脂肪氧化，對動脈硬化有效

泛醌具有強大的抗氧化作用，可以抑制過氧化脂肪的生成，在預防及治療動脈硬化、腦梗塞、心肌梗塞方面，能夠發揮極大的力量。目前已經將泛醌當做醫藥品，用來治療缺血性心臟疾病。效果比維他命E更快、更持久。同時也具有活化免疫細胞的作用，提高自癒力，保護身體免於各種病原菌的傷害。

腦動脈硬化度為 0 的頻率 (1016 名日本人的病理解剖結果)

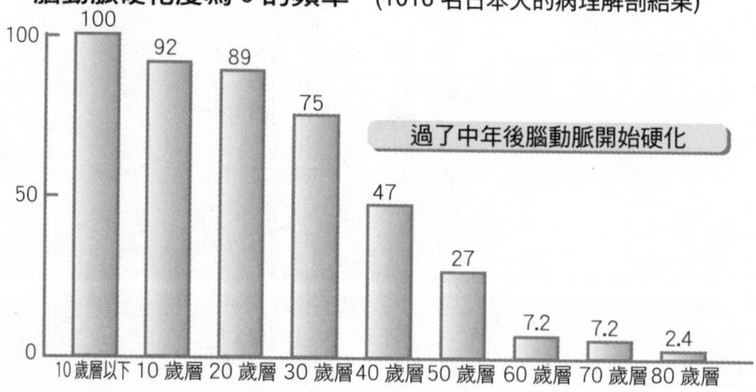

減少血中膽固醇

植物脂醇

DATA 來自植物的類似膽固醇的脂肪成分
存在於豆類、穀類、蔬菜等植物的細胞膜內。
包括β-穀脂醇、菜籽脂醇等，
具有降低膽固醇的作用

來自植物的類似膽固醇的脂肪成分

植物脂醇存在於豆類、穀類、蔬菜中，是來自於植物的脂肪成分。

動物脂醇是指膽固醇，是構成細胞膜的重要成分。植物的細胞膜沒有膽固醇，但卻有化學構造及功能和膽固醇極爲類似的甾醇。

這就是植物脂醇，主要包括β-穀脂醇、菜籽脂醇等。

抑制膽固醇的吸收

植物脂醇具有在小腸抑制膽固醇的吸收的作用，能夠降低血中膽固醇，預防動脈硬化、心肌梗塞、腦梗塞、高血脂症等。

最近，宣稱具有降低膽固醇效果的烹調油非常暢銷，這些油中含有大量的植物脂醇。

因爲確認其效果，因此日本厚生勞動省允許將其當成「特定保健用食品」來使用。

含有植物性脂醇的甘油二酯
對於血中膽固醇的作用

〈試驗方法〉交叉試驗
對象：總膽固醇值 200mg/dl 以上的健康者（n=45）
試驗油：溶解 PS（植物脂醇）4%的 DAG（甘油二酯）、對照油：DAG、攝取量：10g

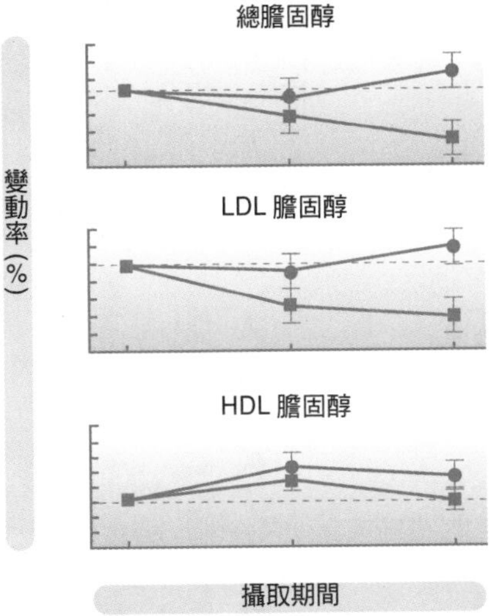

含有植物脂醇（PS）的甘油二酯（DAG）的降膽固醇作用的研究結果。1 天攝取含有 400mg 脂醇的甘油二酯 10g。4 週後，總膽固醇降低 3.4%，LDL 膽固醇降低 6.5%。確認甘油二酯中的植物脂醇具有降低血中膽固醇的作用。

其他的植物性化學物質

除了前述的成分之外，還有很多具有抗氧化作用、有助於維持健康的植物性化學物質。以下介紹主要的幾種。

防止糖尿病併發症
聖草檸檬素

檸檬或萊姆特有的黃色色素，是類黃酮的同類。在橘子、葡萄柚等其他的柑橘類中幾乎沒有。檸檬汁100 ml中含有20 mg，皮中的含量爲十倍，約爲200 mg。

聖草檸檬素具有強大的抗氧化作用，能夠防止脂肪氧化，預防癌症及生活習慣病。此外，以罹患糖尿病的大鼠做實驗，則投與聖草檸檬素的糖尿病大鼠與未投與的糖尿病大鼠相比，肝腎及血中的過氧化脂肪量較低，DNA的損傷較少。因此，可以期待聖草檸檬素發揮預防糖尿病併發症的效果。

同時，也具有抑制運動過度所造成的肌肉老化的作用，並且抑制血壓上升。

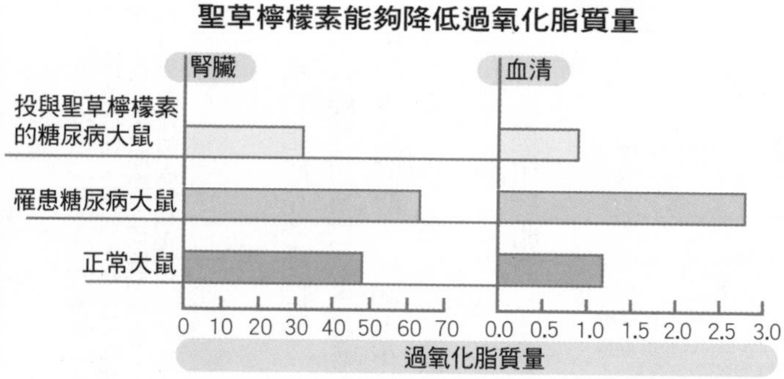

投與聖草檸檬素的糖尿病大鼠與未投與的糖尿病大鼠相比，過氧化脂質量降低。

使血壓穩定
丁基苯肽

存在於西洋芹中的植物化學物質。能夠調整控制血壓的荷爾蒙，使其保持正常。因爲能改善荷爾蒙的異常，所以能使血壓穩定。

此外，具有利尿作用，能夠排出多餘的水分，去除浮腫。有助於預防尿路感染症。

同時，對於中樞神經發揮作用，抑制興奮或焦躁。並且可以抑制痙攣。西洋芹的香氣成分洋芹苷也具有鎮靜作用，能夠有效的抑制高張的情緒。想要放鬆的時候，可以積極的攝取西洋芹。

防止癌症、動脈硬化
薑黃色素

薑科、多年草的薑黃中所含的黃色色素。是咖哩著色不可或缺的物質。芥末的黃色也是薑黃色素的顏色。

薑黃色素具有抗氧化作用，進入體內後，藉由各種消化酶的作用，變成四氫薑黃色素這種具有強大抗氧化力的物質，能去除自由基，預防大腸癌、腎癌、皮膚癌等，同時對於肺癌也能產生效果。

此外，能夠抑制壞膽固醇的氧化，防止壞膽固醇附著於血管，而且也具有抑制血栓生成原因血小板活化因子功能的作用，發揮預防動脈硬化、心肌梗塞、腦梗塞的效果。

而且能促進膽汁的分泌，藉著強大的解毒作用強化肝功能，因此有助於預防及治療肝臟障礙。

對於因爲自由基而產生的氧化壓力所引起的糖尿病併發症，也具有預防效果。

對生活習慣病有好影響的「醃黃蘿蔔」的色素
β-卡波林化合物

醃黃蘿蔔的黃色色素雖然也可以利用薑黃色素來著色，但是在醃白蘿蔔時，辣味成分分解，自然就會變成黃色。這個色素的

薑黃色素能夠抑制過氧化脂質的生成

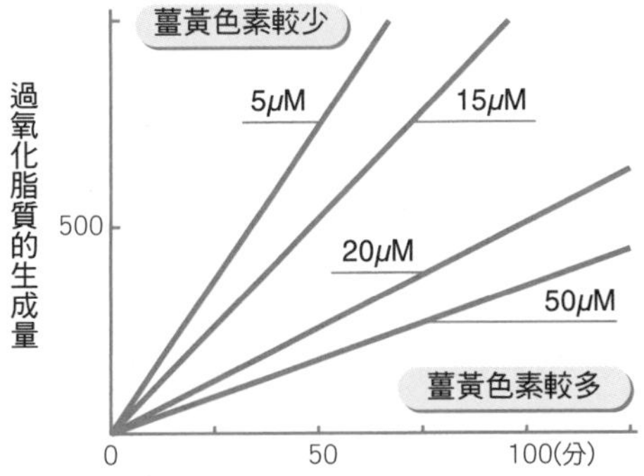

具有抗氧化作用的醃漬菜色素

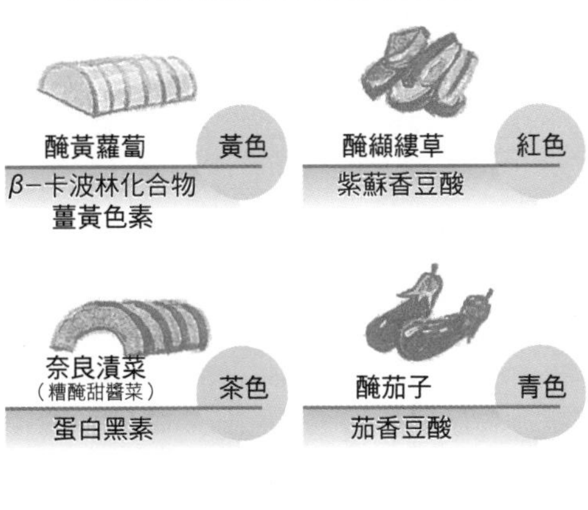

主要成分就是β－卡波林化合物。

β－卡波林化合物具有抗氧化作用，能夠保護細胞免於自由基的傷害，抑制癌症。同時可以防止壞膽固醇附著於血管，對於生活習慣病有效。

醃漬菜的色素不僅能增添食欲，也有助於健康。

例如醃纈縷草的紅色色素是紫蘇香豆酸，具有抗氧化作用，能夠防止老化。

此外，糟醃甜醬菜的茶色是蛋白黑素，具有抗氧化作用，能強化細胞膜，降低膽固醇值，具有降血糖值的作用。

合成著色料無法達到這些效果，所以要看清楚成分標示再購買。

瓜柯脂
藍莓的「紫色」能夠恢復視力

這是藍莓中所含的紫色色素。另外，在藍莓中還有青紫色色素及花色苷。花色苷具有強化眼睛的功能。

瓜柯脂可以去除眼睛疲勞、恢復視力、改善老花眼，和花色苷共同作用，更能夠提升眼睛的功能。

在眼睛的視網膜，有掌管視力的色素體視紫質。這些都是由維他命A所構成的。過度使用眼睛，會使得維他命A減少。

眼睛健康時，維他命A層能夠再生，但是因爲老化、自由基的影響、眼睛疲勞等，使得眼力減退時，就無法再生，導致視力減退或是罹患夜盲症。

瓜柯脂具有將維他命A誘導到眼睛的作用，順利的補充減少的維他命A，因此可以活化眼睛功能，恢復視力。甚至可以讓輕度近視或假性近視恢復爲正常視力。此外，也具有使變硬的睫狀體肌或水晶體恢復柔軟的作用，對於老花眼也有效。

補充維他命A很重要，和瓜柯脂一併攝取，更能有效的恢復視力。對於去除眼睛疲勞也有顯著的效果，經常耗費眼力的人，要多攝取藍莓。

鴉蔥
淨化血液的大蒜成分

大蒜中含有硫化丙烯和酵素等有助於健康的成分，而鴉蔥也是其中之一。

鴉蔥是無臭成分，能夠抑制血小板凝集，淨化血液，防止血栓的生成。能夠降低血中膽固醇值及中性脂肪值，所以對於預防動脈硬化、腦梗塞、心肌梗塞、

臥病在床的主要原因是腦梗塞等腦血管疾病

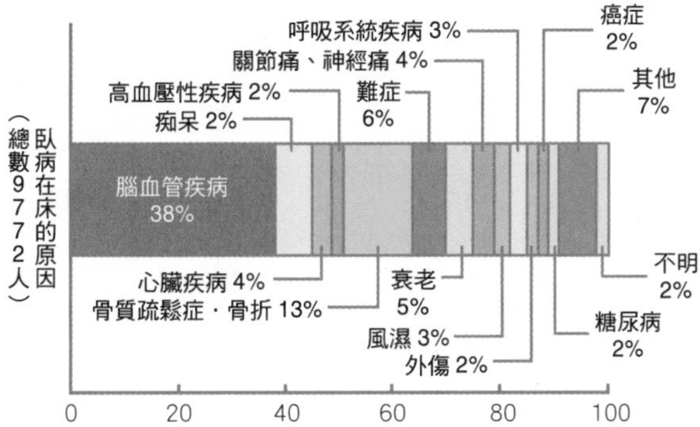

高血脂症等有效，而且具有降血壓效果。

此外，能夠使得熱量來源糖的代謝旺盛，提高有消除疲勞維他命之稱的維他命B_1的作用，因此能夠增強體力，消除疲勞。而且因爲能夠促進血液循環，所以對於四肢冰冷症、肩膀痠痛、腰痛等都有效。

能夠使新陳代謝旺盛、提高免疫力，所以能夠保護身體免於各種病原菌之害，也能期待它產生防癌效果。

不過，大蒜的刺激性很強，攝取太多會傷胃，一天只能吃一、兩顆。

抑制疼痛或發炎症狀
甲基磺醯甲烷

這是存在於所有動植物組織中的有機硫磺化合物。硫磺是製造皮膚、毛髮、指甲、軟骨、韌帶等健康身體組織不可或缺的成分。

能夠促進醣類和脂肪的代謝，使新陳代謝旺盛。此外，能夠強化皮膚和黏膜，提高對付病原菌的抵抗力，防止有害物質蓄積。

同時能迅速抑制疼痛及發炎症狀，緩和關節炎、過敏、氣喘、花粉症、風濕等症狀。促進血液循環，加速修復受損的肌膚，所以也用來製造化粧品的乳霜。也可以當成營養輔助劑來治療關節炎。

提高持久力及敏捷性
二十八烷醇

微量存在於葡萄、蘋果皮、苜宿和小麥胚芽中的一種乙醇類。

根據美國伊利諾大學的湯瑪斯・屈東博士等人的研究，發現

含有二十八烷醇的食物

葡萄或蘋果皮

苜宿

小麥胚芽

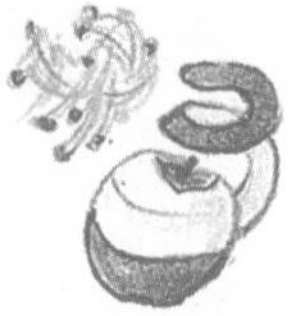

它能夠提高持久力和敏捷性，強化心臟功能，提高肝糖蓄積在體內的能力，強化肌肉功能，提高對付壓力的抵抗力。

它也是爲人所知的候鳥的體力來源，具有去除疲勞、增強體力的效果，同時可以用來當作健康食品。

能夠減少膽固醇的香菇成分
香菇嘌呤

大量存在於菇蕈類中的甘味成分，是核酸分解後生成的物質。香菇嘌呤作用於神經系統，調整肝臟所製造出來的膽固醇量，減少ＬＤＬ膽固醇，增加ＨＤＬ膽固醇，所以能夠有效的預防動脈硬化。同時具有抑制血壓上升的作用，能夠保持血管的健康。

香菇嘌呤可以降血壓

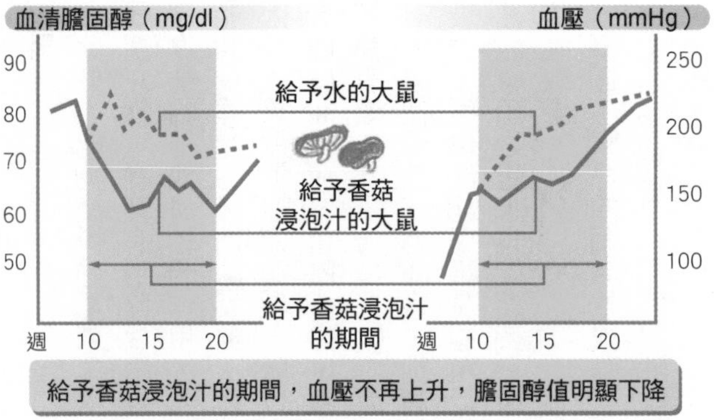

給予香菇浸泡汁的期間，血壓不再上升，膽固醇值明顯下降

能夠防止膀胱炎的蔓越莓成分
金雞納酸

蔓越莓中含量豐富的物質。健康時，尿爲弱酸性；呈鹼性時，則細菌容易繁殖，是膀胱炎及腎盂炎的原因。金鷄納酸在體內會變成酸性物質馬尿酸，使尿成爲弱酸性，防止細菌繁殖。因

蔓越莓汁可以防止尿道感染

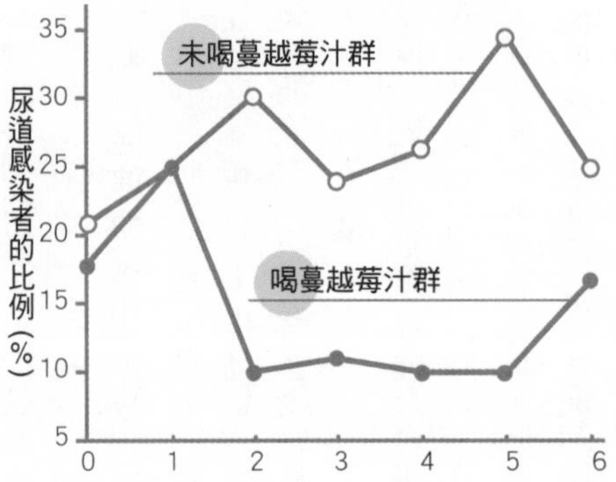

此能夠有效的防止尿道感染症，對尿道結石也有效。

能夠提高注意力的可可成分
可可鹼

這是巧克力和可可苦味的根源。可可鹼與咖啡因的成分類似，但是作用比較溫和，在就寢前攝取不會妨礙睡眠。可以調節自律神經，放鬆效果極大。持續性高，具有穩定血壓的作用，而且能夠提高注意力，增加學習力。

防止肥胖的辣椒辣味成分
辣椒辣素

辣椒辣素是辣椒的辣味成分，因爲具有減肥效果而掀起旋風。會刺激中樞神經，釋出腎上腺素，活化脂肪分解酶脂肪酶。因此，使得熱量代謝旺盛，脂肪容易燃燒。除了可以預防肥胖之外，也具有健胃、殺菌作用，能夠有效的消除疲勞。

攝取辛香料（辣椒等）飲食的代謝量變化

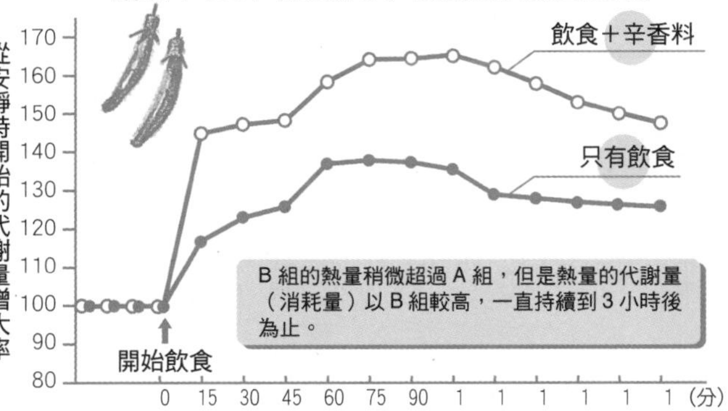

消除口臭的蘑菇成分
蘑菇素

存在於蘑菇中的成分。能夠調整腸內環境，抑制臭味根源有害腐敗產物的生成，因此極具消除口臭及糞臭的效果。

同時，能夠強化腎臟功能，具有遏止腎衰竭的作用。

藉由強大解毒作用去除致癌物質
D－葡糖二酸

存在於蔬菜、水果中的物質，在人體中少量存在。水果類以蘋果、葡萄柚、櫻桃含量較多，蔬菜類則爲花椰菜、高麗菜。藉著強大的解毒作用去除致癌物質，提高自癒力，可以防癌。具有減少血中膽固醇的作用，對於生活習慣病有效。

防止肥胖的橘子酸味成分
脫氧腎上腺素

柳橙和橘子的酸味成分，能夠活化交感神經的作用，增大熱量的消耗量，促進脂肪的代謝，減少體脂肪。同時也具有抑制食欲的作用，能夠有效的消除肥胖，達到減肥效果。也可以當成輔助食品來利用。此外，能夠有效的預防感冒，尤其對於喉嚨感冒特別有效。

D－葡糖二酸含量豐富的食物

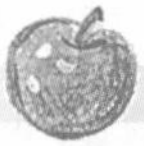
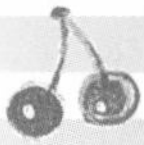

	1kg 中	1 個
蘋果	2.3g	311mg
葡萄柚	3.6g	443mg
花椰菜	3.4g	530mg
高麗菜	2.7g	417mg
櫻桃	1.4g	207mg
杏	1.4g	181mg

變化為菸鹼酸，提高記憶力
N－甲基菸鹼酸內鹽

存在於咖啡豆、花枝、章魚中的成分，加熱後會變成菸鹼酸。和香菸的尼古丁完全不同，也稱爲維他命B_3。對於腦的熱量代謝具有重要作用。能夠活化腦的神經細胞，提高學習力和記憶力，而且能夠製造新的神經線路，同時具有降低膽固醇值的作用。

具有抗癌作用的小黃瓜成分
葫蘆素

在小黃瓜的蒂附近的皮含量較多的苦味成分，是一種生物鹼。生物鹼在番茄和茄子中也有，具有抑制癌細胞增殖或腫瘤成長的作用。

小黃瓜雖然沒有很多營養，但卻具有抗癌效果，所以連蒂和皮都要一起吃。

存在於啤酒花中的類似女性荷爾蒙物質
異葎草酮

存在於啤酒的啤酒花中的成分，是一種多酚。具有類似女性荷爾蒙的作用，可以調整荷爾蒙的平衡，緩和自律神經失調症及更年期障礙的症狀。

此外，能夠促進血液循環，改善四肢冰冷症、肩膀痠痛、皮膚乾燥等問題。會促進胃酸的分泌，增進食欲。

以營養輔助食品形態利用的植物性化學物質

充分了解藥效，巧妙加以活用

將有助於健康的食品成分加工成容易攝取的形態而製成的營養輔助食品。優點是能夠輕易有效的攝取到營養成分。依成分的不同，有些必需要藉著營養輔助食品的方式來攝取，所以應該要巧妙的活用這些食品。

但是如果要充分得到植物性化學物質的效能，那麼也要均衡的攝取蔬菜和水果。各種植物性化學物質發揮強化作用，就能夠發揮更大的效果，所以不要過度依賴營養輔助食品。

以營養輔助食品的形態來利用的主要植物性化學物質如下。

蔬菜的攝取量減少了

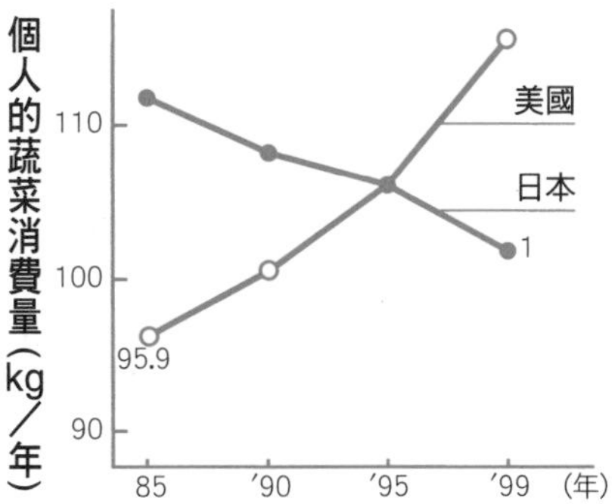

匙羹藤酸

抑制糖的吸收，防止血糖值上升

匙羹藤是野生於印度的蘿藦科藤蔓性植物。

從葉中提煉出的成分就是匙羹藤酸。在印度長久以來就被當成糖尿病的治療藥來利用。

匙羹藤酸具有讓人感覺不到砂糖甜味的作用，因此會降低對於甜食的食欲。

最重要的作用是，在小腸抑制葡萄糖被吸收的效果。可以抑制血糖值的上升，預防及治療糖尿病。而且血糖值也不會下降過

血糖值的控制

以往空腹血糖值為 140mg/dl 時，就被診斷為糖尿病，不過最近將正常值修正為 126mg/dl 以下。

在耐糖試驗時，要合併其他檢查來判斷是否為糖尿病。不過根據報告顯示，40 歲以上 10 人中就有 1 人是糖尿病患者或其後備軍。

預防的關鍵，就在於營養均衡的飲食。

糖尿病的診斷標準

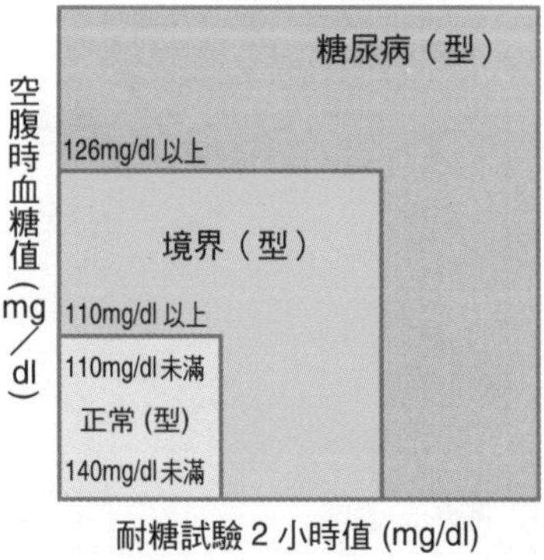

多，因此不用擔心低血糖的問題。

此外，因爲糖分未被吸收，所以毫不勉強的就能限制熱量，有效的產生減肥效果。沒有被吸收的糖分具有類似食物纖維的作用，能夠增加糞便量，對於便秘也有效。同時具有預防蛀牙的作用。

防止細胞癌化，免於老化
OPC（寡苯六前花色素）

OPC是幾乎存在於各種植物中的成分，尤其在綠茶、迷迭香、山渣等的皮、樹皮及種子中含量特別多。保護植物免於太陽光線的傷害，具有保護基因的作用。在人體內發揮極佳的抗氧化力，防止細胞癌化、老化，預防生活習慣病。抗氧化力爲維他命C的五十倍。

對於癡呆有效的銀杏葉成分
銀杏苦內酯

存在於銀杏嫩葉中的成分，能夠保護腦細胞免於自由基之害，提高記憶力及注意力，對於癡呆症也能發揮效果。

具有促進血液循環的作用，在歐美用來治療動脈硬化、四肢冰冷症、癡呆症等。

此外，能抑制血小板凝集，阻止血栓的生成，具有抑制支氣管收縮和發炎症狀的作用。對於氣喘、花粉症、異位性皮膚炎等都有改善的效果。

對於阿茲海默型的癡呆症也有效。目前利用銀杏葉精所做的研究還在持續進行中。

防止腦血管障礙及癡呆症
PYCNOGENOL（一種水溶性類黃酮）

野生於法國海岸的松樹皮中所含的成分，具有強大的抗氧化作用。和維他命C、E產生強化作用，可以增強這些物質的作用。

具有能夠通過腦的血液關卡的性質，所以能夠保護腦的血管及神經細胞免於氧化。能強化毛細血管，具有促進血流的作用，因此對於腦血管障礙及防止癡呆症都有效。

此外，能夠抑制組織胺釋出，可以改善花粉症、異位性皮膚炎等過敏症狀。而且能夠促進膠原蛋白的生成，保持肌膚彈性，預防皺紋，因此也有「喝的化粧品」之稱。

擊退侵入體內的病原菌
橄欖葉

橄欖葉的苦味成分橄欖苦苷具有強大的抗菌作用，能夠抑制病毒生存所需要的胺基酸的合成，防止病毒增殖。對於細菌和黴菌（眞菌）也有效，能夠擊退侵入體內的各種病原菌，保持健康。

此外，能夠抑制澱粉消化酶的作用，防止血糖值急速上升，預防糖尿病。同時也具有降血壓作用及抗氧化作用。

增進健康，增強體力
諾麗果

野生於熱帶地方的茜草科植物，也稱爲「香草女王」、「神的贈禮」。

果實中含有許多有效成分，能夠發揮增健康、增強體力的效果。

因爲具有獨特的臭味，所以很難利用。近年來注意到其藥效，因此研究者們致力於改良其風味。現在可以以果汁或營養輔助食品的方式來利用。

活化體內的修復細胞
前血清晶質

大量存在於夏威夷產的水果諾麗果中，在體內會變成血清晶質。

血清晶質是一種生物鹼，會與必要的蛋白質結合，活化體內的修復細胞，去除病原菌及毒素，使免疫系統正常化，保持身體健康。

具有減肥效果的香料
藤黃

野生於南亞的水果，當成香料來利用。果皮中富含ＨＣＡ（羥基檸檬酸），具有減肥效果，以營養輔助食品的方式來利用。

攝取過多糖類時，通常會成爲脂肪蓄積在體內。而ＨＣＡ會抑制將糖分變成脂肪的酵素檸檬酸裂合酶的作用，因此不會成爲脂肪，而是成爲熱量來源肝醣蓄積在體內。

積存的肝醣會刺激滿腹中樞，抑制食欲，保持飽足感，因此能夠預防肥胖。

在美國，有香料減肥的說法，受人歡迎。

HCA 會抑制檸檬酸裂合酶的作用

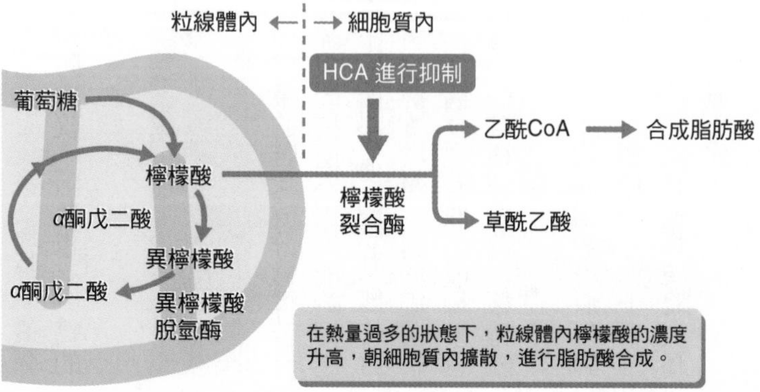

抑制糖的吸收，防止糖尿病

桑葉精

桑葉中所含的DNJ（脫氧野尻黴素），能夠抑制糖分在小腸過度吸收，控制血糖值上升，預防糖尿病。

防止血液凝固，使血液循環順暢

草木樨

廣泛分布於歐亞大陸的豆科植物。具有甘甜香氣，長久以來就被當成香料來利用。

含有很多有效成分香豆素，能夠防止血液凝固，促進血液循環。也可以改善淋巴液的循環，有效的去除下半身的浮腫。

此外，也具有鎮靜作用、強化毛細血管的作用。

含有降低血糖值的物質

巴拿巴

廣泛分布於中國南部到澳洲北部的千屈菜科的植物。

巴拿巴中含有與胰島素作用類似的植物酸，具有降低血糖值的效果。

植物酸能夠幫助細胞內的糖分吸收，使糖的代謝順暢，所以能夠有效的預防糖尿病。

強化肝功能，對肝炎有效

鬱金

原產於印度的薑科多年草植物。英文名稱爲薑黃。主要成分是黃色色素薑黃色素。薑黃色素進入體內後，會變成具有更強大抗氧化作用的四氫薑黃色素，能夠發揮防癌效果。

能夠強化肝功能，對於肝炎和肝臟問題有效。

蝦青素

防止眼睛疾病、肌膚的色素沉著

存在於蝦、蟹、醃鹹鮭魚子中的紅色色素。具有強大的抗氧化作用，能夠抑制自由基，防止壞膽固醇附著於血管壁。此外，可以清除已經附著在血管壁上的膽固醇，因此能夠預防動脈硬化、心肌梗塞、腦梗塞等。也可以改善黃斑變性症等眼睛的疾病，防止肌膚的色素沉著，對於癌症也有效。

蝦青素比葉黃素、茄紅素更具抑制 LDL 氧化的作用

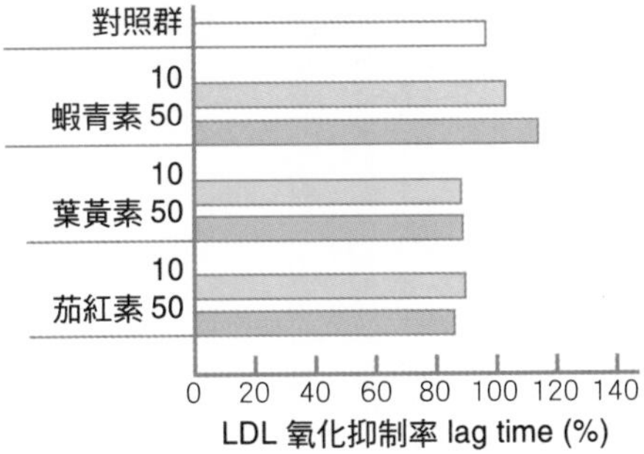

蔓越莓

改善前列腺肥大的排尿困難症狀

蔓越莓中含量豐富的金鷄納酸，在體內會變成酸性物質馬尿酸，可以防止細菌的繁殖，預防膀胱炎和腎盂炎等尿道感染症。

根據最近的研究發現，定期攝取蔓越莓製品，可以抑制乳癌的進行。而經由動物實驗也確認了這個效果。

鋸齒椰精

預防尿道感染症

原產於北美的一種棕櫚。能夠抑制前列腺肥大的原因DHT（二氫睪丸素）的合成，改善因為前列腺肥大而引起的排尿困難症狀。有「植物性的導尿管」之稱，在歐洲當成醫藥品使用。

蔓越莓中富含金雞納酸

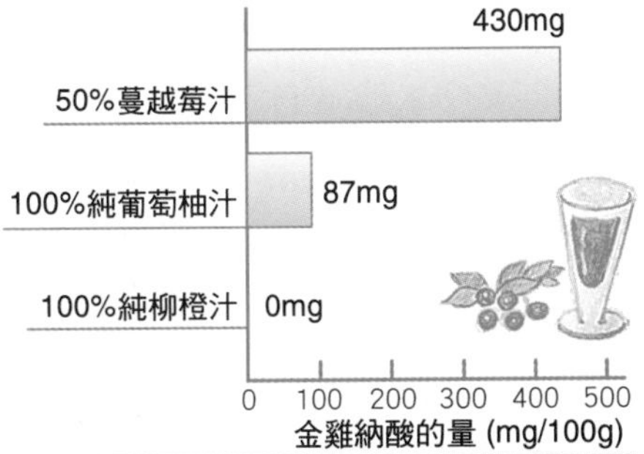

與其他水果相比，蔓越莓的金雞納酸含量特別多。

乳酸菌

不僅改善便秘，還能排出有害物質及防癌

DATA 在腸內大量製造出乳酸的細菌總稱
雙歧乳桿菌、嗜酸乳桿菌、保加利亞乳桿菌等調整腸內環境的益菌，以及魏氏梭狀芽孢桿菌、大腸菌、葡萄球菌、綠膿菌等製造有害物質的害菌

預防大腸癌的效果極佳

乳酸菌是指在腸內分解糖而製造大量乳酸的細菌的總稱。雙歧乳桿菌、嗜酸乳桿菌、保加利亞乳桿菌等都是乳酸菌，這些也用來發酵乳酪與優格。

乳酸菌在通過腸時會製造出酸，抑制害菌的增殖，調整腸內環境。因此能夠使腸的功能活絡，促進消化吸收，同時使排便順暢。

此外，也能夠抑制戴奧辛等有害物質被腸壁吸收，將其迅速排出體外。而且具有提高免疫力的作用，能夠發揮預防大腸癌的效果。

美容效果極佳

當腸內環境良好時，則肌膚乾燥、腫疱、面皰等肌膚問題都能獲得改善。對於肩膀痠痛、四肢冰冷症、高血壓、高膽固醇等也有效。

腸內保持酸性較好

近年來，大腸癌患者急增，這是因為飲食生活歐美化，使得腸內變成鹼性的緣故。腸藉著酸可以擊退侵入的病原菌。所以身體為弱鹼性而腸內保持酸性，才是健康的秘訣。

腸內主要的益菌與害菌

益菌	害菌
調整腸內環境	產生有害物質
‧腸內雙歧乳桿菌	‧魏氏梭狀芽孢桿菌
‧乳酸菌（雙歧乳桿菌、嗜酸乳桿菌、酸乳酪菌、保加利亞乳桿菌等）	‧大腸菌
‧真桿菌	‧葡萄球菌
‧腸球菌等	‧綠膿菌等

優格的乳酸菌可以防癌

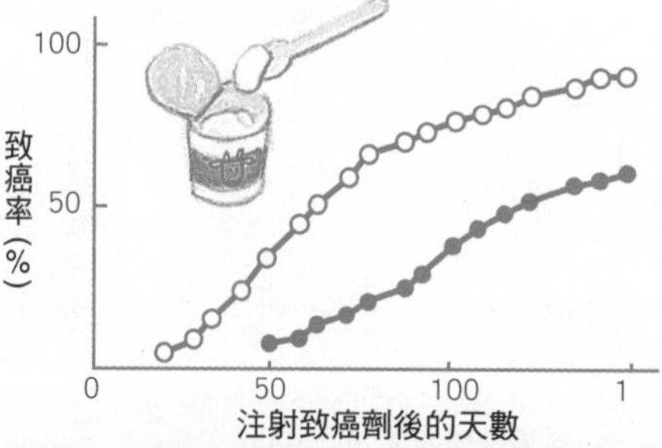

比較利用皮下注射將致癌劑注入體內的大鼠（○的線）以及注射前後投與乳酸菌的大鼠（●的線），藉此就可以知道乳酸菌的抗癌作用。

其他的營養成分

雙歧乳桿菌

抑制害菌的增殖，提高免疫力

DATA 乳酸菌之一，是益菌包括原本棲息在腸內的腸內雙歧乳桿菌，以及經由食品攝取的雙歧乳桿菌。能夠抑制害菌的繁殖，防止有害物質的生成，增強抵抗力

抑制害菌的繁殖，提高免疫力

雙歧乳桿菌包括原本棲息在人類腸內的腸內雙歧乳桿菌，以及經由食物攝取的雙歧乳桿菌。嬰兒出生後第三天，腸內雙歧乳桿菌就開始繁殖，經由母乳和牛奶的乳糖製造出乳酸和醋酸，保護嬰兒免於害菌和病原菌的傷害。由食物攝取的雙歧乳桿菌無法棲息在體內，在通過腸的期間內製造出酸，能夠幫助腸內雙歧乳桿菌的作用。雙歧乳桿菌能夠抑制害菌的繁殖，防止有害物質的生成，提高免疫力，能夠增強對付癌症和病原菌的抵抗力。

隨著年齡的增加，腸內細菌的平衡也跟著改變

嬰兒在斷奶期之前，其腸內90%以上都是雙歧乳桿菌。但是隨著年齡增加，腸內細菌的平衡瓦解，害菌所佔的比例提高，因而引起各種疾病。因此，保持腸年齡的年輕非常重要。

腸年齡越年輕就越能夠長壽

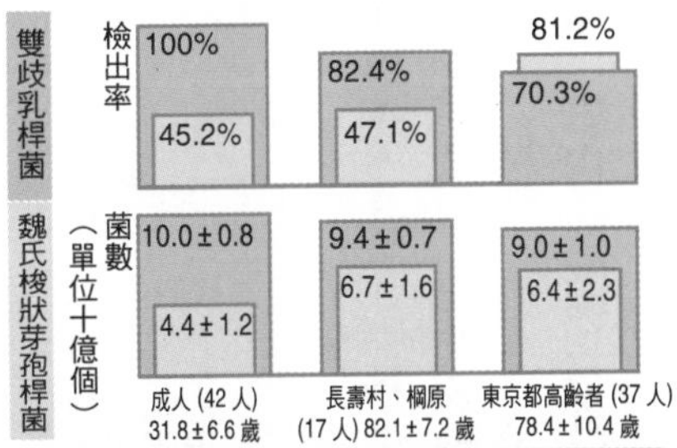

比較日本成人、城市老人之家的老年人、長壽村棡原的老年人其雙歧乳桿菌和害菌魏氏梭狀芽孢桿菌的檢出率和菌數，結果發現棡原的老年人雙歧乳桿菌較多，魏氏梭狀芽孢桿菌較少。由此可知，腸年齡越年輕就越能夠長壽。

如何增加雙歧乳桿菌？

要積極攝取含有雙歧乳桿菌的乳糖或寡糖。乳糖大都存在於牛奶、乳酪、優格等乳製品中。而寡糖則在牛蒡、洋蔥、大豆、蘆筍、蜂蜜、味噌、蔥、香蕉及蒜中的含量較多。

吃到肚子裡的雙歧乳桿菌會死掉嗎？

攝取的雙歧乳桿菌大多會被胃酸殺死，但就算是死亡，也會對人體有所幫助。死亡的雙歧乳桿菌能夠吸附有害物質，將其排出體外，具有類似食物纖維的作用。最近添加以鮮活狀態送達腸的雙歧乳桿菌的優格已經上市。

檸檬酸

消除疲勞的效果極高，能夠提高自然治癒力

DATA 存在於醋和柑橘類中的酸味成分具有分解體內所生成的酸性物質並將其轉化為熱量的作用，能夠有效的消除疲勞

創造弱鹼性的身體，提高自癒力

檸檬酸是在醋和柑橘類中含量較多的酸味成分。人體在保持弱鹼性時，自癒力最高，不易生病。而檸檬酸能夠使得傾向酸性的現代人的身體變成弱鹼性，提升免疫力。

消除疲勞效果一級棒

食物在體內轉化爲葡萄糖，在細胞內燃燒成爲熱量。燃燒的殘渣積存下來會變成酸性物質，這就是疲勞的原因。

檸檬酸能夠和酸性物質結合，持續變化爲各種酸。在這段期間內，分解酸性物質，將其轉換爲熱量，這就是所謂的「檸檬酸循環」反應。最後再變成檸檬酸時，體內的酸性物質已經減少，能夠消除疲勞。所以檸檬酸具有一級棒的消除疲勞效果。和維他命B群一併攝取，更具效果。

檸檬酸循環

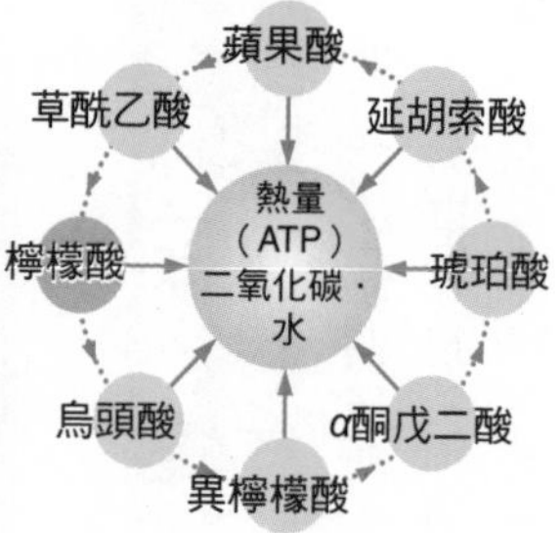
蘋果酸
延胡索酸
琥珀酸
α酮戊二酸
異檸檬酸
烏頭酸
檸檬酸
草酰乙酸
熱量
（ATP）
二氧化碳．
水

人類所具備的消除疲勞的機能。檸檬酸與酸性物質結合會持續變化為各種酸，最後又變回檸檬酸。

檸檬酸含量較多的食物：
醋、醃鹹梅、檸檬、夏橙、溫州橘、葡萄柚

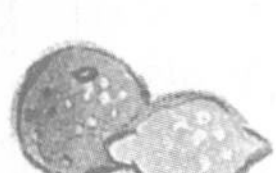

提高礦物質吸收率的螯合作用

螯合是化學專門用語。在化學構造的中心部分有鎂或鐵等金屬元素，而由稱為配體的化合物包圍起來的物質就稱為螯合化合物。

食物中所含的螯合化合物，最著名的就是綠色色素葉綠素和血紅素鐵等。

一般來說，對於很難吸收的礦物質，要使用檸檬酸或醋酸等，在酸性的條件下處理，才容易溶解、被吸收。這就是礦物質製造出螯合化合物，生成金屬與酸的氮化化合物所致。

此外，成為螯合化合物後，並不見得全都能夠順暢的被吸收，要看礦物質的性質及食物的種類來決定。

其他的營養成分

核酸

修復基因，有助於預防及治療癌症

DATA 掌管細胞分裂與再生的成分
包括DNA與RNA。是促進新陳代謝與防止老化不可或缺的物質。能夠修復受損的基因，有效的預防及治療癌症

使新陳代謝旺盛，防止老化

人體大約有六十兆個細胞，每個細胞都會反覆新陳代謝，維持生命。

核酸是掌管細胞分裂與再生的成分，包括收集遺傳訊息的DNA（去氧核醣酸）以及基於該訊息生成蛋白質的RNA（核醣核酸）。

年輕時，體內大量生成核酸，但是隨著年齡的增加，合成量減少，核酸越缺乏，老化進行得越快。此外，新陳代謝也無法順暢的進行，會引起各種疾病。

因此，核酸是促進新陳代謝與防止老化不可或缺的成分。

修復受損的基因

癌症等許多疾病都是因爲基因受損而引起的。核酸具有修復受損基因的作用，因此能夠有效的預防及治療癌症。此外，能夠活化細胞，強化腦和內臟的功能，防止癡呆和動脈硬化。

有效的攝取法

一般來說，成人1天的核酸需要量為2～2.5克。正常的飲食1天可以攝取到1克的核酸，因此只要補充1～1.5克即可。核酸在魚、豆類、紫菜、文蛤中含量較多，也可以藉由營養輔助食品來攝取。但是高尿酸血症和痛風患者則因為核酸的代謝產物嘌呤體會使症狀惡化，所以不宜攝取太多。

核酸的主要作用

- 使新陳代謝旺盛，防止老化
- 預防及改善癌症
- 防止黑斑、皺紋、青春痘
- 防止心臟疾病及動脈硬化
- 防止掉髮或白髮

核酸含量較多的食物

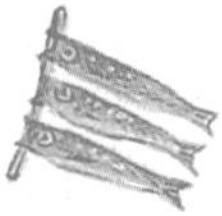

	每100g
鮭魚魚精（生）	10600mg
河豚魚精（生）	5276mg
煮熟曬乾的小沙丁魚(乾)	4317mg
小乾白魚（乾）	2860mg
沙丁魚（乾）	2159mg

其他的營養成分

抑制過敏及發炎症狀
甘草苦質酸

甘草苦質酸是豆科甘草的根中所含的成分。大家都知道甘草具有消炎、解毒作用，長久以來就一直當成生藥來利用。這個作用的主體就是甘草苦質酸。

甘草苦質酸的作用是促進腎上腺素的分泌，強化對付過敏、發炎症狀、病毒的抵抗力。此外，能增強肝功能，提高解毒作用。

根據最近的研究報告顯示，對於癌症和愛滋病毒都有抑制的功效。

保護身體免於病原體傷害
胱硫醚

爲米、蛋、牛奶中的成分，存在於體內的細胞中，能夠保護身體免於從外界侵入的病原體之害。

包括存在於細胞內的胱硫醚α、β（家族・I）、分泌性的胱硫醚C、S、蛋白胱硫醚、牛乳胱硫醚（家族・Ⅲ）、激肽原（家族・Ⅱ）。因爲是從稻的種子中發現的，所以也稱爲稻胱硫醚。

雖然功能有些不同，但是在防止病毒感染上都極具效果。

蘋果的酸味，提高自癒力
蘋果酸

蘋果的酸味成分。蘋果酸能夠活化檸檬酸循環的功能。人體內一旦有酸性物質積存，血液就會呈現酸性，引起疲勞。檸檬酸循環可以抑制疲勞發生，而蘋果酸可以提高這個功能，所以極具消除疲勞的效果。能使酸性化的身體恢復爲弱鹼性，提高自癒力。

提高礦物質的吸收
酒石酸

存在於檸檬、醃鹹梅、葡萄、蘋果等果實中的一種果酸。

和檸檬酸、蘋果酸同樣的，在檸檬酸循環的作用下，能夠促進酸性物質的分解，消除疲勞。

可以讓身體保持弱鹼性，強化免疫力。根據報告顯示，果酸幫助礦物質吸收的螯合作用，可以抑制自由基的生成。

活化腦細胞
γ-胺基酪酸（GABA）

是一種胺基酸，大量存在於

腦的抑制性的神經傳遞質。也大量存在於茶和發芽糙米中，在體內則是由穀胺酸合成。

GABA能使腦的血流順暢，增加送達腦的氧供給量，活化腦細胞。抑制焦躁和不安，改善更年期障礙和初老期（四十歲左右）的精神障礙，同時具有降血壓作用。

肌醇六磷酸

預防癌症和生活習慣病

存在於小麥麩、糙米和豆類中。具有抑制礦物質吸收的作用，但是卻能抑制自由基的生成，預防癌症和生活習慣病。

此外，也具有使致癌物質、放射線物質、環境荷爾蒙等有害物質排出體外的作用，同時能夠降低膽固醇、預防結石和蛀牙。

IP6

存在於麩及豆類中的抗癌物質

也是肌醇六磷酸的一種，大量存在於穀類的麩和豆類中，是肌醇六磷酸被消化吸收的過程中所生成的物質。具有強大的抗氧化作用，能夠去除自由基、防癌。IP6分解所生成的肌醇，能夠保持膽固醇值正常，發揮預防及治療動脈硬化的效果。

鳥苷酸

香菇甘味的根源，具有淨血效果

香菇的甘味成分，是核酸分解所生成的物質。鳥苷酸與香菇嘌呤攜手合作，可以抑制血小板的凝集，使血液清爽。

能夠預防動脈硬化、心肌梗塞、腦梗塞，同時也具有降低膽固醇值的作用。

鳥苷酸可以發揮預防生活習慣病的效果。

醋酸

具有消除疲勞效果的食用醋成分

食用醋的酸味成分進入體內後會變成檸檬酸。

藉著檸檬酸循環，能夠去除疲勞物質，消除疲勞的效果極大。可以使血液保持弱鹼性，調整身體狀況。

具有強大的殺菌作用，能夠防止有害細菌侵入腸。促進血液循環，對於四肢冰冷症、肩膀痠痛、腰痛等都有效。

糖醛酸

存在於洋蔥和海帶芽中的物質，具有強大的抗癌作用

存在於洋蔥和海帶芽等食物纖維較多的食品中的成分，長時間加熱後，會變成具有強大抗癌作用的物質DHCP（二羥環戊烯）。

長時間熬煮蔬菜或海藻，就會自然產生這種物質。具有強大的抗菌作用，因此要積極的將燉肉或湯等料理納入菜單中。

葉綠素

防止染色體異常，抑制癌症

植物中所含的綠色色素。具有強大的抗氧化作用，會和其他的植物性化學物質一起發揮作用，保護植物免於氧化壓力之害。經由動物實驗也顯示，給予葉綠素食，可以抑制具有遺傳病的染色體異常的發生。

此外，葉綠素所具有的抗氧化作用，也能夠對人類發揮防癌效果。根據日本國立健康·營養研究所的研究結果顯示，葉綠素能夠使血中脂肪正常化，具有減少膽固醇的作用。

麥角脂醇

維他命D的前驅物質

香菇等菇蕈類中含量較多，是維他命D的前驅物質。麥角脂醇遇到紫外線就會變成維他命D。維他命D能夠幫助鈣的吸收，有效的預防骨質疏鬆症。麥角脂醇在蕈傘的內側含量比較多，因此，在吃香菇之前，應該讓其背面曬曬太陽。

咖啡因

預防肥胖，防止嗜睡

在茶、咖啡及可樂中含量較多的苦味成分。咖啡因能夠提高分解脂肪的酵素的活性。運動前喝含有咖啡因的飲料，能夠充分燃燒脂肪，有效的預防肥胖。

此外，可以防止嗜睡，利尿，促進消化，也可以當成強心劑來利用。

多巴

在腦內會變成神經傳遞質多巴胺

多巴是存在於動物和植物中的物質，在腦內會轉換爲神經傳遞質多巴胺。L-多巴是巴金森氏症的治療藥。巴金森氏症是製造多巴胺的神經細胞因爲某種原因而慢慢壞死、多巴胺減少而引起的疾病。多巴具有補充減少的多巴胺的效果。

多巴胺

使腦處於興奮狀態，提高快感

由多巴所合成的神經傳遞質，是腎上腺素、降腎上腺素的前驅體。藉著看、聽、聞氣味等各種刺激使腦處於興奮狀態，提高快感。別名快感荷爾蒙。使得自律神經功能活絡，活化免疫細胞，提高自癒力。

保護胃黏膜的洋蔥的甜味成分

硫醇

洋蔥加熱時，辣味消失，變得甘甜。這個甘甜成分就是硫醇。硫醇具有保護胃黏膜、促進血流的作用，因此能夠抑制胃炎和胃潰瘍並改善症狀。可以調整胃的狀況，保持健康。

不論生吃或加熱，藥效都不變。

食物燒焦時所生成的褐色物質，具有強大的抗氧化作用

蛋白黑素

烤吐司、炒洋蔥，或是鍋子沾了砂糖而燒焦時，由胺基酸和醣類結合所生成的黑色物質。具有極佳的抗氧化作用，能夠防止脂肪氧化，預防動脈硬化。

能降低膽固醇值，使得血糖值保持正常，預防高血脂症和糖尿病。可以調整腸內環境，對於便秘有效。

在魚和雞肉中含量較多的肽，能夠消除疲勞、防癌

鵝肌肽

在魚和雞肉中含量較多的肽（胺基酸的小集合體）。能夠抑制疲勞物質乳酸的生成，有效的消除疲勞。

此外，具有抗氧化作用，不僅能夠防癌，對於高血壓、糖尿病、白內障的預防及治療都能發揮極大的效果。

尤其雞胸肉中的含量較多，比腿肉多出一倍。

肉的鮮味和濃厚味道的根源，對癌症和糖尿病有效

激肽

和鵝肌肽同樣的，是存在於魚、雞肉、豬肉和牛肉中的肽，是鮮味及濃厚味道的成分。能夠抑制乳酸的生成，消除疲勞。

此外，能夠和體內多餘的糖分結合，將其排出體外，所以能夠預防糖尿病。

對於預防高血壓和白內障的效果也極大。可以去除自由基，預防癌症和生活習慣病。

米油的成分，能夠緩和自律神經失調症

γ－穀維素

在米油中含量爲0.2～0.5%，能夠促進成長，直接作用於腦下丘，緩和自律神經失調症及揮鞭式損傷症。

此外，能夠擴張血管，使血液循環順暢。讓ＨＤＬ膽固醇增加，減少ＬＤＬ膽固醇，對高血脂症有效。具有預防肌肉疲勞及肌肉痠痛的作用。

是一種維他命E，效果是普通維他命E的十倍

生育三烯酚

是一種維他命Ｅ，能夠抑制自由基的發生。

抗氧化力極強，爲以往維他命E（α－生育酚）的十倍。生育三烯酚能夠抑制脂肪的氧化，防止膽固醇附著於血管。

因此，預防動脈硬化或心肌梗塞的效果極佳。可以抑制癌症的發生或增殖，防止老化，保持身體的年輕。

MTBI 白蘿蔔特有的辣味，能夠抑制癌症的進行

白蘿蔔特有的辣味成分。

是白蘿蔔、蕪菁、花椰菜等十字花科植物中所含的辣味成分，大家所熟悉的是異硫氰酸鹽，而MTBI也同樣的具有抗癌作用，能夠抑制癌細胞的增殖。

此外，具有強大的抗菌作用，能夠抑制口內細菌的繁殖。

MMSC 保護胃黏膜的高麗菜成分

MMSC是高麗菜中含量較多的維他命U的本體，具有保護胃黏膜的作用，對於預防胃炎、胃潰瘍或胃癌都能發揮很大的效果。

能夠活化白血球，促進TNF（腫瘤壞死因子）的分泌，抑制癌細胞的增殖。

TNF具有修復組織的作用，使得血管保持柔軟。

MMTS 花椰菜中含量較多的強力抗癌物質

是花椰菜或花菜等十字花科以及百合科的蔬菜中含量較多的含硫化合物。

具有強大的抗氧化作用，能夠抑制癌症的發生。經由大鼠實驗結果顯示，在致癌劑中加入高濃度的MMTS群不會發生癌症。

此外，可以強烈抑制癌症的誘因細胞突變。

褪黑激素 改善失眠症、防癌的松果體激素

由腦的松果體所分泌的激素，與睡眠有密切的關係。存在於禾本科及十字花科的植物中，尤其是羽毛橄欖、甜玉米和燕麥中，都含有類似褪黑激素物質。

因此，這些食物能夠改善失眠。褪黑激素的抗氧化力是維他命E的兩倍，可以有效的預防癌症和生活習慣病。

嘌呤體 痛風和結石的原因

構成DNA的物質，存在於所有的食物中。嘌呤體在體內分解後會變化爲尿酸。

尿酸增加過多時，積存在關節中，會引起痛風，在腎臟和尿管內則會凝固成結石，而附著於血管內部時，則會引起動脈硬化。

嘌呤體是尿酸的根源，不要攝取太多，而且要使尿量增加。

烏賊墨汁的成分，能夠抑制癌細胞增殖
黏多糖—肽複合體

存在於烏賊墨汁中的黏滑成分，是一種醣類。

利用小老鼠做各種實驗，結果顯示黏多糖——肽複合體能夠活化身體原有的免疫系統，抑制癌症。不僅能夠抑制癌細胞的增殖，而且可以使其完全消失。

鳳梨的酵素能夠抑制發炎症狀
菠蘿蛋白酶

存在於鳳梨中的蛋白質分解酶，有助於吸收肉和魚。

菠蘿蛋白酶能夠分解引起發炎症狀部位所積存的纖維蛋白這種蛋白質，使得發炎部位周圍的血液循環順暢，抑制發炎症狀。

這是以人類爲對象進行臨床試驗後所確認的效果。

此外，具有分解腸內有害物質的作用，防止腹瀉和消化不良。

對於蛋白質代謝產物過剩而引起的痛風、血栓症、動脈瘤及肥胖等都有效。生吃鳳梨就可以得到這些效果。

破壞維他命C
抗壞血酸氧化酶

存在於小黃瓜、胡蘿蔔、南瓜、香蕉、蘋果中。這種酵素會破壞維他命C，如果和其他含有維他命C的蔬菜、水果一起榨汁，則維他命C會被破壞、流失。

但是淋上醋、酸或加熱，就會使這種酵素失去作用。要做成生菜沙拉時，最好淋上酸味物質一起吃。

淨化血液的納豆黏滑根源物質
納豆激酶

納豆黏滑的根源，是由納豆菌所製造出來的酵素。

具有溶解血栓、淨化血液的作用，能夠預防動脈硬化、心肌梗塞、腦梗塞等。

能夠促進血液循環，對四肢冰冷症、肩膀痠痛、高血壓等都有效。

納豆菌具有強大的殺菌作用及抗氧化作用，而納豆激酶則具有抗癌效果。

具有強大的抗菌作用
溶菌酶

是在蛋的蛋白中含量爲0.3～

0.4%的酵素，抗菌作用強大。溶菌酶能夠溶解細菌的細胞壁，殺死細菌。

此外，能夠強化白血球的免疫力，迅速修復因爲發炎症狀而受損的組織。

溶菌酶具有高度的藥理作用，被製成感冒藥、眼藥水及痔瘡藥等。此外，也可以當成防腐劑來使用。

在預防糖尿病方面效果極大的酵素
胰蛋白酶抑制劑

廣泛存在於動植物中的酵素，大量存在於花生及其薄皮和大豆中。

會抑制蛋白質分解酶的作用，促進胰島素的分泌，在預防糖尿病方面具有極大的效果。

同時也能夠抑制大腸癌的發生。

提高製造胰島素的作用
胰凝乳蛋白酶抑制劑

和胰蛋白酶抑制劑一樣，是廣泛存在於自然界中的酵素。除了花生和大豆以外，在沙丁魚、豬肉、牛肉及花椰菜中含量也很多。

能提高製造胰島素的作用，預防糖尿病，提高心臟的收縮力，改善呼吸困難的症狀，同時也可以當成醫藥品來利用。

體內的抗氧化物質山藥中含量豐富
過氧化物酶

在體內合成的抗氧化物質，也存在於山藥等食物中。

具有去除人體過剩製造的自由基的作用。其代表物質就是SOD（超氧化歧化酶）、過氧化氫酶、過氧化物酶等。

這些酵素能夠抑制自由基的發生，預防癌症等生活習慣病。

體內的抗氧化物質，能夠去除活性氧之害
過氧化氫酶

在體內合成的抗氧化物質。

體內一旦產生自由基時，SOD會發揮作用，將其分解爲過氧化氫和氧。這時自由基的毒性變得相當低，可是若放任過氧化氫不管，則會和離子結合，變成強力的自由基。

過氧化氫酶能夠分解過氧化氫，阻止這種情況發生。

使消化順暢、保護胃腸的澱粉消化酶
澱粉酶

存在於白蘿蔔、山藥和蕪菁中的澱粉消化酶。

幫助澱粉的消化，調整胃腸狀況，緩和因爲暴飲暴食而引起的胃不消化或胃灼熱現象，可以有效的預防胃炎、胃潰瘍等。

加熱之後，澱粉酶的效力會消失，所以最好生吃。

氧化酶

白蘿蔔中含量豐富的消化酶，能幫助蛋白質和脂肪的消化

存在於白蘿蔔和蕪菁中的消化酶，能夠幫助消化蛋白質和脂肪。

具有分解致癌物質的作用。在烤魚上添加白蘿蔔泥，可以藉著氧化酶分解焦黑處的致癌物質。這是非常合理的搭配。

氧化酶具有保護胃壁的作用，可以鎮定發炎症狀和潰瘍。

木瓜酶

存在於木瓜中的消化酵素，具有鎮定發炎症狀的效果

存在於木瓜中，是能夠分解蛋白質的酵素。

幫助肉和魚的消化，增強體力，有效的緩和消化不良、胃灼熱及胃脹等症狀。

具有強力抑制發炎症狀的作用，對於燒燙傷、皮膚傷口也有療效。

被當成醫藥品或食用肉的軟化劑來利用，在精製絲綢、鞣皮革時也會使用。

蛋白酶

香蕉和乳酪中含量較多的酵素，有助於蛋白質的消化吸收

是存在於香蕉、乳酪和酒糟中的蛋白質分解酵素。

能幫助蛋白質的消化吸收，減輕胃腸的負擔，也用來製造發酵食品。

此外，也當成去除蛋白質污垢的洗濯劑用酵素來利用。

附著在肌膚上，能夠去除不需要的角質和老化細胞，所以也被應用在化粧品上。

獼猴桃酶

存在於奇異果中的蛋白質分解酶

存在於奇異果中的蛋白質分解酶。在生肉中夾薄片奇異果，則不久之後肉就會變得柔軟。

和肉、魚一起吃，或做成甜點來吃，可以幫助消化吸收，防止胃脹、胃灼熱、消化不良。

可以調整胃的狀況，具有增強體力的效果。

脂肪酶

防止肥胖的脂肪分解酶

是存在於血液中的脂肪分解酶，正式名稱是「脂蛋白分解脂肪酶ＬＰＬ」。

能夠分解積存在體內的中性脂肪，對於預防肥胖有效。

具有降低血中膽固醇值的效果。

薑酶

在薑中含量豐富的消化酶，其強大的消化力能保護胃

存在於薑中的蛋白分解酶。分解力很強，一克的薑酶可以使九公斤的肉變軟。在日常料理中經常使用蒜和薑，這是很合理的做法。

薑酶能夠促進肉和魚的消化吸收，防止消化不良、胃脹，具有健胃效果。

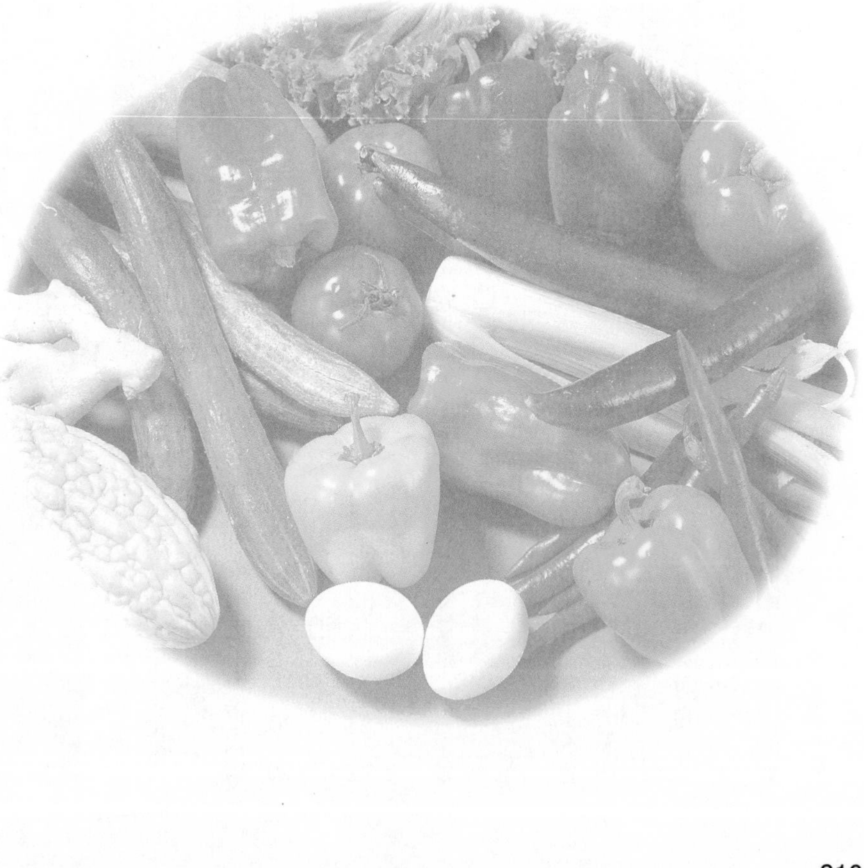

《營養療法篇》

對於疾病有效的營養成分

充分了解各類食物的營養成分，避免攝取不足

腦・神經的疾病與症狀

在身體內發揮最重要作用的腦

人在進行說話、活動身體等日常生活中，具有最重要作用的，就是腦等神經系統。腦的神經細胞與身體其他組織不同，在無氧狀態下的數分鐘內，血流停滯，就會使得腦遭到破壞，因此它是無法抵擋氧化壓力的組織。

腦的疾病包括腦中風（腦溢血、腦血栓、蛛網膜下出血、腦梗塞等原因所引起的症狀的總稱）或癡呆（腦血管性癡呆、阿茲海默症）等。

腦中風多半是因爲過度飲酒和疲勞所造成的。一旦因爲氧化壓力而使得腦部血管遭到破壞時，就無法再生。不過經由復健，能夠恢復功能。高齡者罹患率較高的癡呆，則是因爲反覆出現小型的腦梗塞，症狀不斷的惡化而形成腦血管性癡呆或整個腦萎縮的阿茲海默症等，治療上相當的困難。不過近年來經由不斷的研究，的確可以期待出現一些有效的療法。

多攝取食物纖維、海鮮類

治療腦中風、腦血管性癡呆的重點，在於限制鹽分和脂肪。多攝取食物纖維和海鮮類，具有降低膽固醇值的效果，可以預防腦梗塞。如果是腦溢血，則要均衡的攝取蛋白質、維他命和礦物質等。關於阿茲海默症，則維他命E和維他命B_1等營養素有效，不過還是要和主治醫師討論後再攝取。

對於腦・神經的疾病與症狀有效的食物

維他命B_1

豬肉（里肌肉）
豬肉（腿瘦肉）
烤鰻
叉燒肉
烏魚子

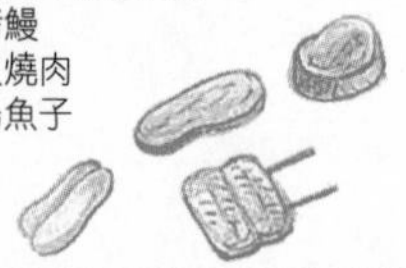

維他命E

杏仁
虹鱒
榛果
烤鰻
南瓜

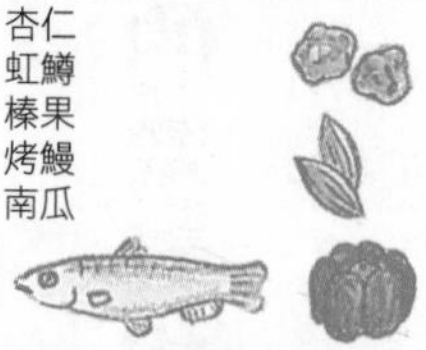

食物纖維

黑麥（全麥粉）
乾柿
紅花菜豆（全粒、乾）
豌豆（青豆、炸豆）
菜豆（乾燥）

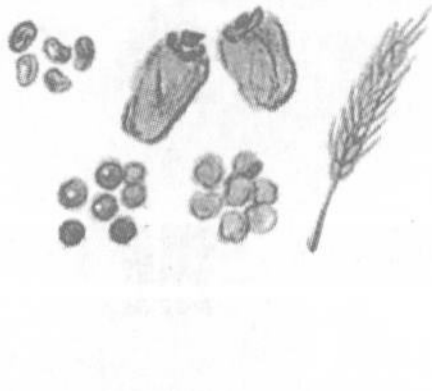

這些成分有效

腦梗塞

食物纖維、EPA、DHA、CPP、牛磺酸、鉀、多酚、芝麻醇、大豆皂角苷

腦溢血

食物纖維、EPA、DHA、CPP、牛磺酸、鉀、多酚、芝麻醇、大豆皂角苷

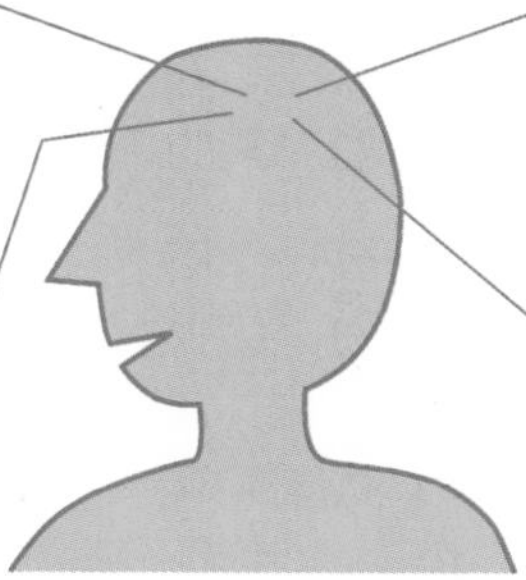

腦血管性癡呆

食物纖維、EPA、DHA、膽鹼、維他命 C、E、兒茶素

阿茲海默症

維他命 E、維他命 B_1

阿茲海默症患者腦中的過氧化脂質增加、維他命 E 減少

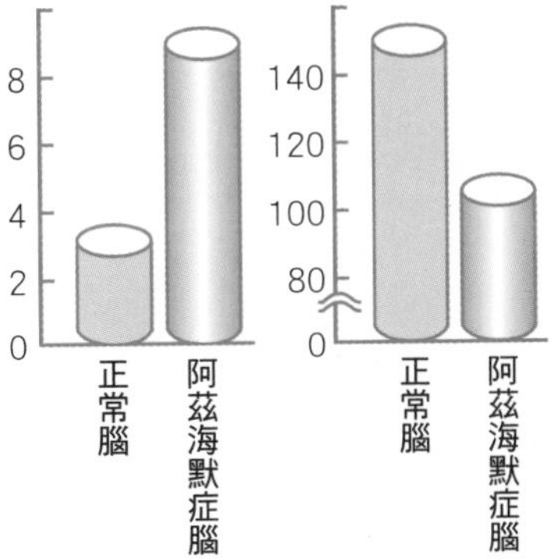

預防血栓的蔬菜

藥效較高的蔬菜

蓮藕、西洋芹、青紫蘇、蕪菁、蘆筍、蔥、菠菜、荷蘭芹、西洋蔥、碗豆片、韭菜、番茄、小青椒、明日葉、洋蔥

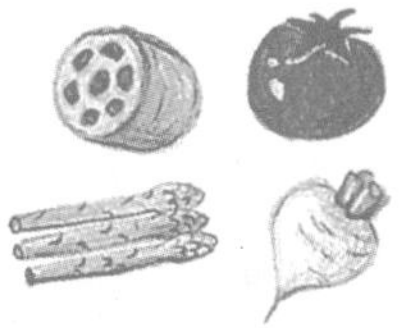

效果稍高的蔬菜

茼蒿、青椒、豌豆嬰、白蘿蔔（葉）、冬蔥、細香蔥、芽蔥、青江菜、胡蘿蔔

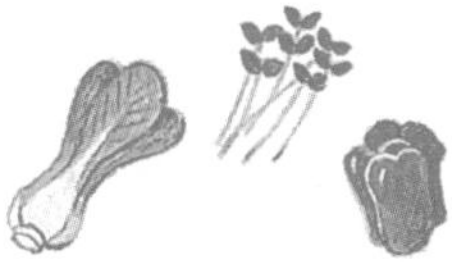

有效的蔬菜

豆芽菜、青豆、鴨兒芹、碗豆片、花椰菜、白蘿蔔、南瓜

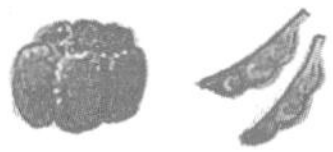

病名	原因	症狀	有效的營養物質
腦梗塞	心臟病、心律不整、血壓降低等	意識障礙、麻痺	食物纖維、EPA、DHA、CPP、牛磺酸、鉀、多酚、芝麻醇、大豆皂角苷
腦溢血	喝酒、過度疲勞、精神緊張等	劇烈頭痛、意識障礙、麻痺等	食物纖維、EPA、DHA、CPP、牛磺酸、鉀、多酚、芝麻醇、大豆皂角苷
腦血管性癡呆	經常發生腦梗塞	頭痛、頭暈→健忘、情緒不穩定	食物纖維、EPA、DHA、膽鹼、維他命 C、E、兒茶素
阿茲海默症	整個腦萎縮	健忘、譫妄等	維他命 E、維他命 B_1

眼・耳・鼻・口的疾病與症狀

身邊應該注意的各種症狀

眼、耳、鼻、口是掌管人類五感的重要器官。平常過度使用這些器官，會引起身體失調，要注意。

眼睛的疾病中，最常見的是「眼睛疲勞」。會出現眼睛痛、模糊、充血、流淚等症狀，同時也是頭痛、肩膀痠痛等的原因。是因爲使用電腦等而過度用眼或過度疲勞、睡眠不足而造成的。

耳朵的疾病包括耳鳴、重聽等。鼻子方面，最近因爲杉木等而引起花粉症的人增加了。口部的疾病則是口炎和牙周病增加，不過，這些都可以經由改善飲食生活而得到某種程度的預防與治療。

配合原因進行治療與改善飲食生活很重要

因爲眼睛疲勞而經常點眼藥水，還不如補充必要的營養素，反而更能夠得到治療效果。維他命A、能夠轉換爲維他命A的β-胡蘿蔔素、維他命B群及C、E等，都能夠有效的消眼睛疲勞和乾眼症的問題。

耳鳴或重聽，則是因爲耳朵的血液循環不順暢所引起的，因此應該要攝取EPA等能夠使血液循環順暢的營養素。

對付過敏性疾病的花粉症，則最好攝取維他命C和鎂等。口炎和牙周病則利用各種維他命都有效，不過仍以過著不偏食的飲食生活最重要。

對於眼、耳、鼻、口的疾病與症狀有效的食物

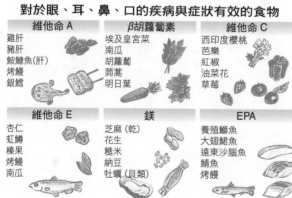

維他命A	β胡蘿蔔素	維他命C
雞肝	埃及皇宮菜	西印度櫻桃
豬肝	南瓜	芭樂
鮟鱇魚(肝)	胡蘿蔔	紅椒
烤鰻	茼蒿	油菜花
銀鱈	明日葉	草莓

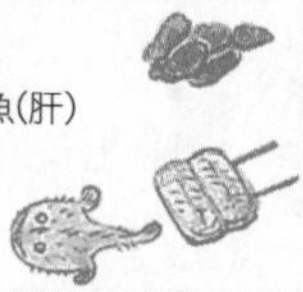

維他命E	鎂	EPA
杏仁	芝麻（乾）	養殖鰤魚
虹鱒	花生	大翅鯧魚
榛果	糙米	遠東沙腦魚
烤鰻	納豆	鯖魚
南瓜	牡蠣（貝類）	烤鰻

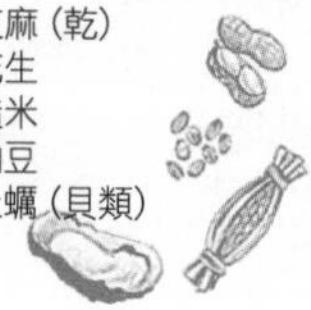

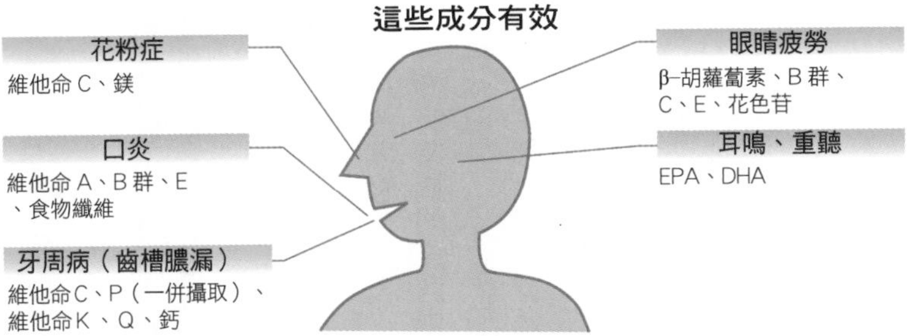

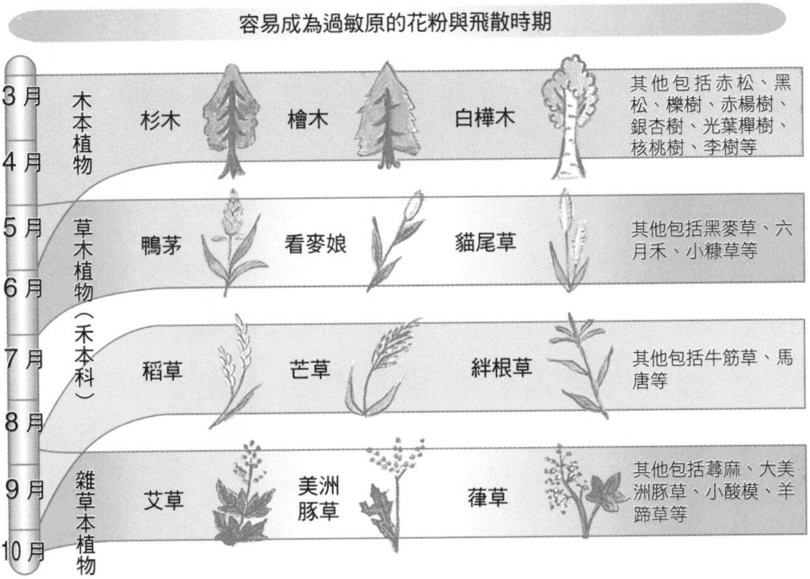

病名	原因	症狀	有效的營養物質
眼睛疲勞	因為電腦等過度用眼、過度疲勞、睡眠不足	眼睛疼痛、模糊、充血等	維他命 A（β胡蘿蔔素）、B 群、C、E、花色苷
耳鳴、重聽	耳管的發炎症狀、血液循環不良、老化等	感覺到實際上並不存在的聲音或聽不清楚，尤其很難聽到高音等	EPA、DHA
花粉症（過敏性鼻炎）	因為杉木等花粉、塵蟎所造成的	打噴嚏、流鼻水、鼻塞、眼睛發癢等	維他命 C、鎂
口炎	營養偏差、胃腸障礙、壓力等	口腔黏膜腫脹、形成水疱、潰瘍、刺痛	維他命 A、B 群、E（因為胃腸障礙而引起時）、食物纖維
牙周病（齒槽膿漏）	牙垢、牙結石等刺激牙齦而引起發炎症狀	牙齦化膿、牙齒鬆動、刺痛	維他命 C、P（一併攝取）、維他命K、Q、鈣

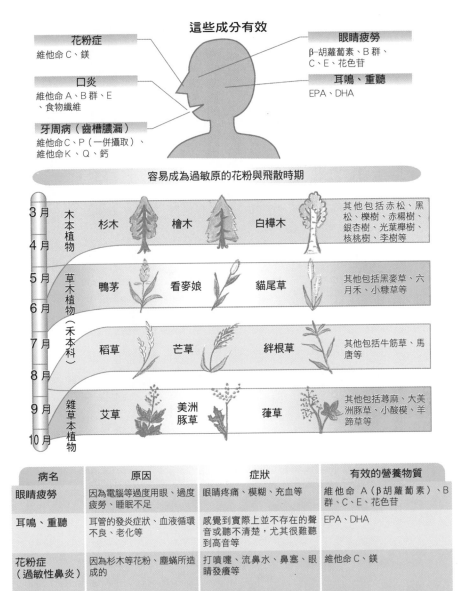

呼吸器官的疾病與症狀

感冒是萬病的根源

呼吸時，空氣由鼻子經由呼吸道到達肺。屬於「呼吸道」的器官是咽喉、氣管、支氣管等呼吸系統的器官。

呼吸系統的疾病中，最常見的是感冒，主要是病毒所造成的。大家都知道感冒是「萬病的根源」，可能會引發嚴重的疾病，所以絕對不能夠掉以輕心。

例如在感冒身體抵抗力較弱時，就容易罹患因為細菌侵入肺泡引起發炎的「肺炎」。

此外，隨著感冒症狀的惡化，呼吸系統的疾病會出現急性氣管炎或支氣管炎，或是因為過敏或大氣污染等原因而引起支氣管氣喘等。

罹患感冒、肺炎時要充分補充維他命

感冒時，一定要均衡攝取各種維他命和礦物質。維他命C能夠提高身體的免疫力，具有擊退病毒的作用。維他命A和C能夠強化肺黏膜，對於肺炎有效。罹患感冒或肺炎時，可以使用能夠提高免疫機能的植物凝血素、具有抗菌作用的乳過氧化物酶、以及可以抑制病毒感染的胱硫醚等。

如果是支氣管氣喘，則因為有些食物中含有過敏原（造成過敏的根源），所以去除這類食物很重要。營養素方面，則以能夠抑制發炎症狀的EPA、DHA及提高免疫力的β-葡聚糖等較有效。

對於呼吸系統的疾病與症狀有效的食品

維他命A	維他命C	植物凝血素
雞肝	西印度櫻桃	菜豆
豬肝	芭樂	大豆
鮟鱇魚（肝）	紅椒	小扁豆
烤鰻	油菜花	馬鈴薯
銀鱈	草莓	

乳過氧化物酶	胱硫醚	EPA
牛奶	米	鰤魚
乳製品	牛奶	大翅鮶魚
	蛋	遠東沙腦魚
		鯖魚　烤鰻

DHA	β葡聚糖
烤鰻、黑鮪魚	乾香菇
鰤魚、鯖魚	多瓣奇果菌
秋刀魚	巴西蘑菇

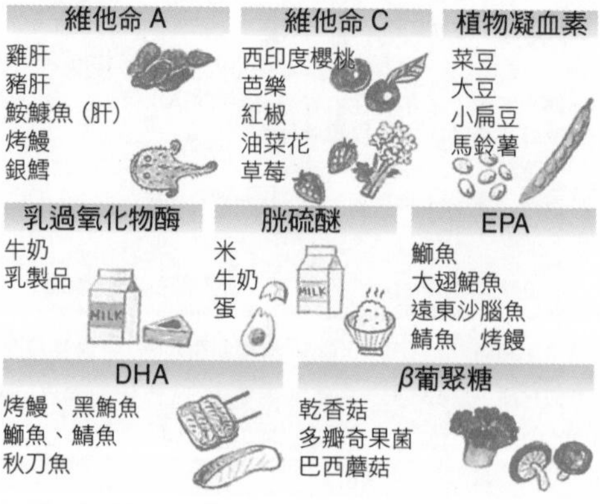

呼吸器官的疾病與症狀

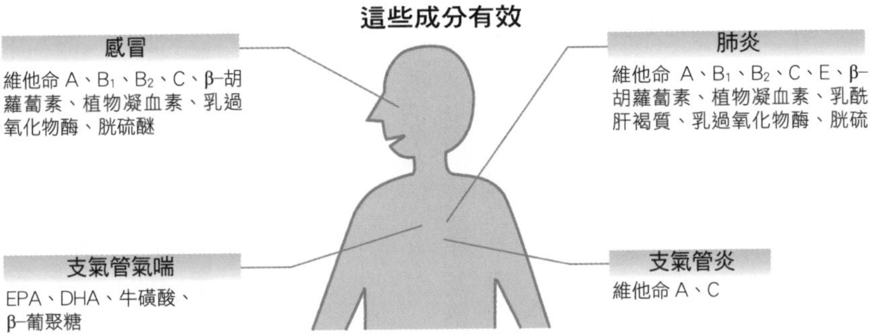

維他命 C 能夠活化 NK 細胞

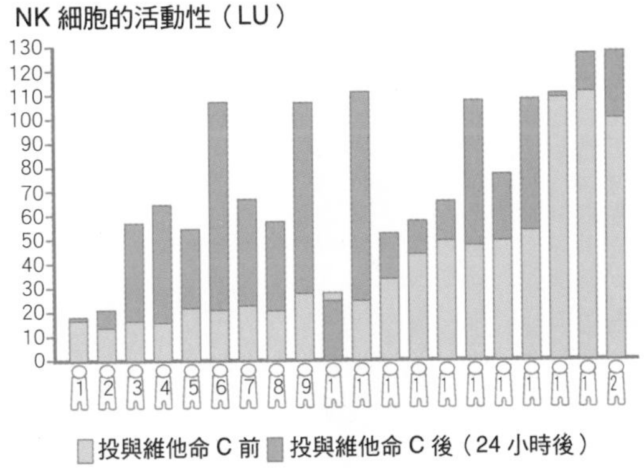

針對於 20 名被實驗者體重 1kg 投與 60mg 的維他命 C。經過 24 小時後，雖有個人差異，但是確實出現維他命 C 發揮活化 NK 細胞的作用。

氣喘患者皮膚反應檢查陽性率

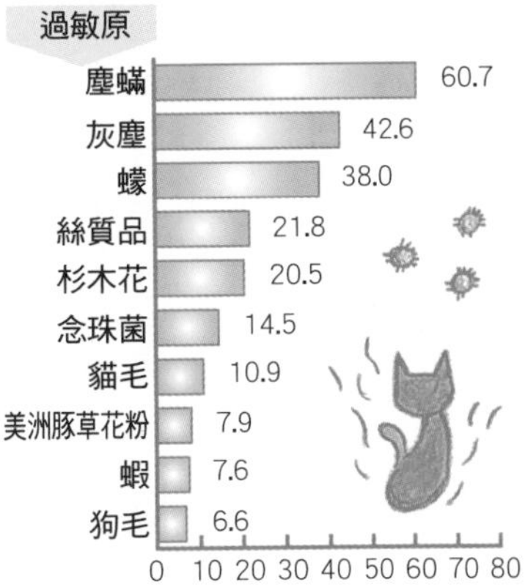

病名	原因	症狀	有效的營養物質
感冒	病毒感染	打噴嚏、流鼻水、喉嚨痛、發燒、頭痛、惡寒等	維他命 A、B1、B2、C、β-胡蘿蔔素、植物凝血素、乳過氧化物酶、胱
肺炎	細菌侵入肺泡	發燒、胸痛、咳嗽、有痰	維他命 A、B1、B2、C、E、β胡蘿蔔素、植物凝血素、乳酰肝褐質、乳過氧化物酶、胱硫醚
支氣管氣喘	灰塵、花粉、大氣污染等所引起的過敏	哮喘、呼吸困難發作、咳嗽、有痰	EPA、DHA、牛磺酸、β-葡聚糖
支氣管炎	感冒或流行性感冒的惡化	咳嗽、呼吸困難、有痰	維他命 A、C

循環器官的疾病與症狀

血壓是了解健康狀態的指標

血液從心臟被送到主動脈，循環全身後，再回到心臟。運送血液的管道是血管，如果血液不能夠在血管中順暢的流動，則會成爲疾病的要因。此外，血液流動時，推擠血管壁使其擴張的壓力，稱爲「血壓」，這個數值是檢測我們健康度的重要指標之一。

血液流動不順暢所引起的症狀之一，就是動脈硬化症。

原因包括高血脂症、高血壓、糖尿病等，是由於日常飲食的生活習慣造成的。

循環器官的疾病包括狹心症、心肌梗塞（缺血性心臟疾病）等。這些都是因爲動脈硬化而引起的疾病。

避免暴飲暴食，限制鹽分、脂肪的攝取量

肥胖是引起動脈硬化症及高血壓的要因。要避免暴飲暴食，或一天只大吃一餐的飲食習慣，每天正常的攝取三餐，飲食均衡最重要。

想要預防高血壓、避免對心臟造成負擔，則必需要控制鹽分的攝取。

動物性脂肪會增加血中的脂肪和膽固醇，導致動脈硬化的產生，因此要避免攝取。最好攝取植物油和海鮮類。海鮮類所含的EPA能使血液循環順暢，而DHA則具有減少膽固醇的效果。

如果是低血壓，則不要勉強的讓血壓上升，應該要進行適度的運動，過著規律正常的生活，攝取健康的飲食。盡量不要抽菸、喝咖啡或紅茶等。

對於循環器官疾病與症狀有效的食物

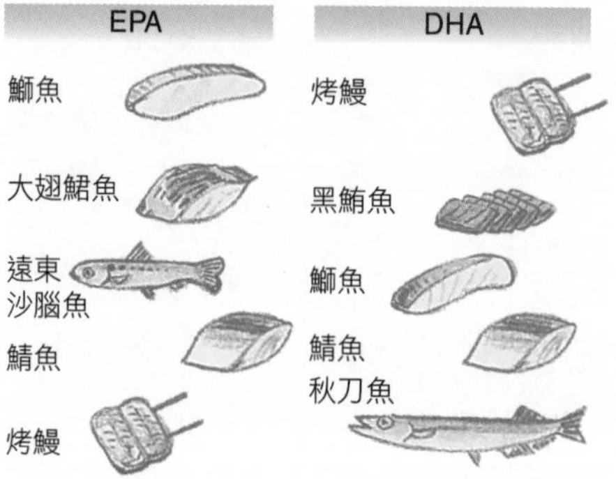

這些成分有效

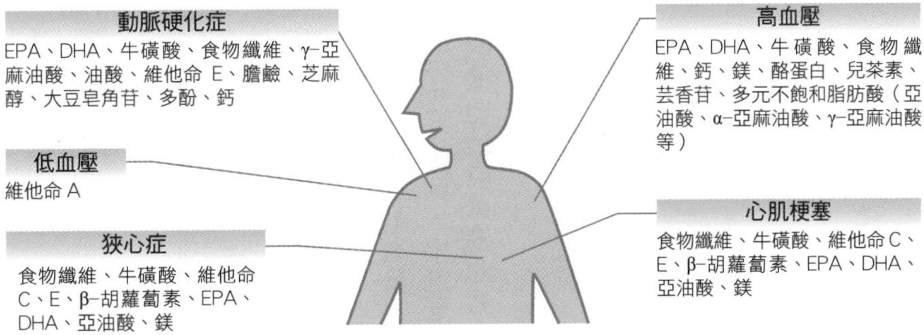

維他命 E 能夠抑制心肌梗塞發作

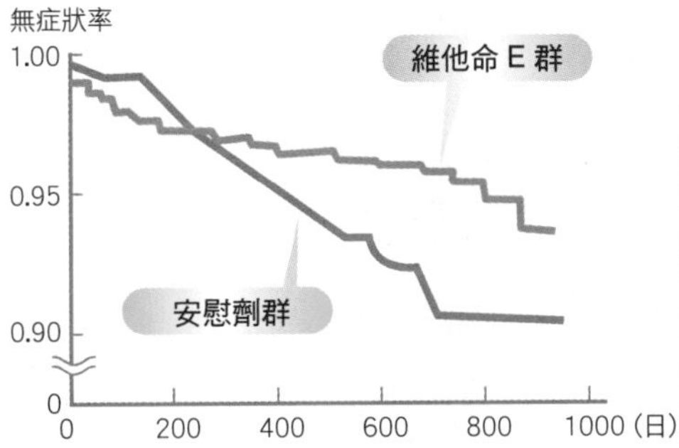

併用維他命E與C能夠降低心肌梗塞的死亡率

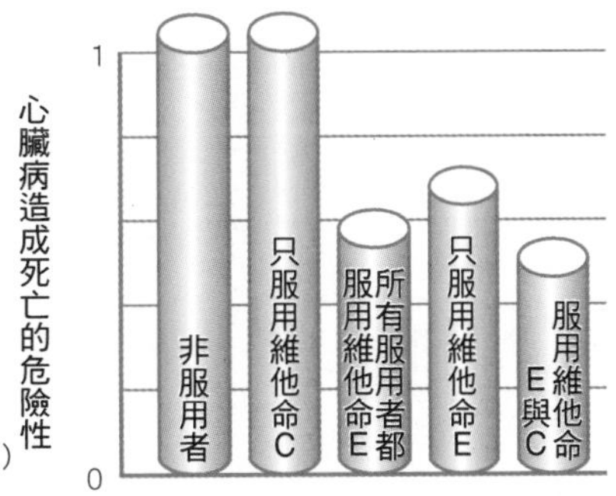

病名	原因	症狀	有效的營養物質
動脈硬化症	高血壓、糖尿病、過度疲勞、精神壓力、肥胖	臟器機能減退、動脈閉塞	EPA、DHA、牛磺酸、食物纖維、γ-亞麻油酸、油酸、維他命E、膽鹼、芝麻醇、大豆皂角苷、多酚、鈣
高血壓	腎臟及腎上腺等疾病、鹽分攝取過多、精神壓力	動脈硬化放任不管會持續進行，成為各種疾病的要因	EPA、DHA、牛磺酸、食物纖維、鈣、鎂、酪蛋白、兒茶素、芸香苷、多元不飽和脂肪酸（亞油酸、α-亞麻油酸、γ-亞麻油酸等）
低血壓	心臟病、胃腸疾病等，或是沒有特殊原因	容易疲勞、頭暈、耳鳴、食欲不振、手腳冰冷、睡醒後情緒不佳	維他命 A
狹心症	冠狀動脈硬化	胸部的壓迫痛	食物纖維、牛磺酸、維他命 C、E、β-胡蘿蔔素、EPA、DHA、亞油酸、鎂
心肌梗塞	冠狀動脈硬化或血栓造成狹窄、閉塞	胸部等出現強烈的壓迫痛、心律不整、噁心、呼吸困難、肺浮腫等	食物纖維、牛磺酸、維他命 C、E、β-胡蘿蔔素、EPA、DHA、亞油酸、鎂

消化器官的疾病與症狀

有時是因為飲食生活而發病

胃、腸、肝臟、膽囊、胰臟等各臟器，爲了消化吸收營養素，各自吸收體內的養分，發揮重要的作用。因此，要過著避免對這些臟器造成負擔的飲食生活。

胃腸的疾病包括胃炎、胃・十二指腸潰瘍、過敏性腸症候群、便秘、腹瀉等。這些疾病有急性與慢性之分，確認症狀後，必需充分注意飲食內容。

肝臟、膽囊、胰臟的疾病，則包括肝炎（急性・慢性）、肝硬化、膽結石症、膽囊炎、膽管炎、胰臟炎（急性・慢性）等，多半是因爲飲食生活習慣所造成的，要努力預防。

規律正常的生活習慣與飲食生活

胃炎、胃潰瘍、十二指腸潰瘍症狀嚴重時，需要絕食，讓胃休息。爲了減輕胃的負擔，要少吃食物纖維含量較多的食物，選擇容易消化的食物，而且要煮軟一些。

如果是便秘，則要充分攝取食物纖維，尤其是非溶性食物纖維。

而肝炎、肝硬化等肝病，則要充分攝取維他命、礦物質、優質蛋白質。至於膽囊炎、膽結石症，則要少攝取脂肪。酒類對於消化器官疾病會有不良影響，所以要少喝酒，甚至要完全戒酒。

對於消化器官疾病與症狀有效的食物

不溶性食物纖維

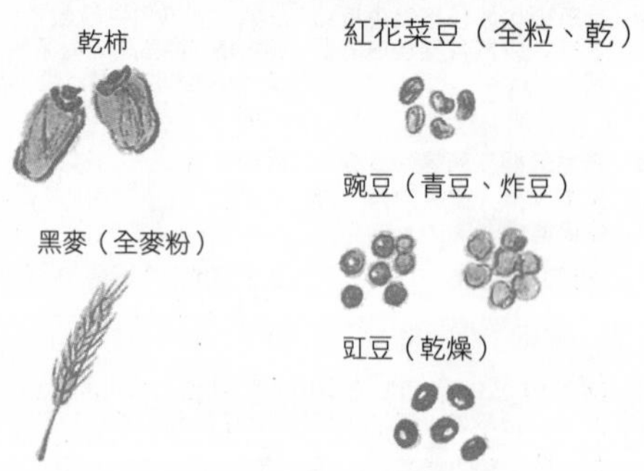

消化器官的疾病與症狀

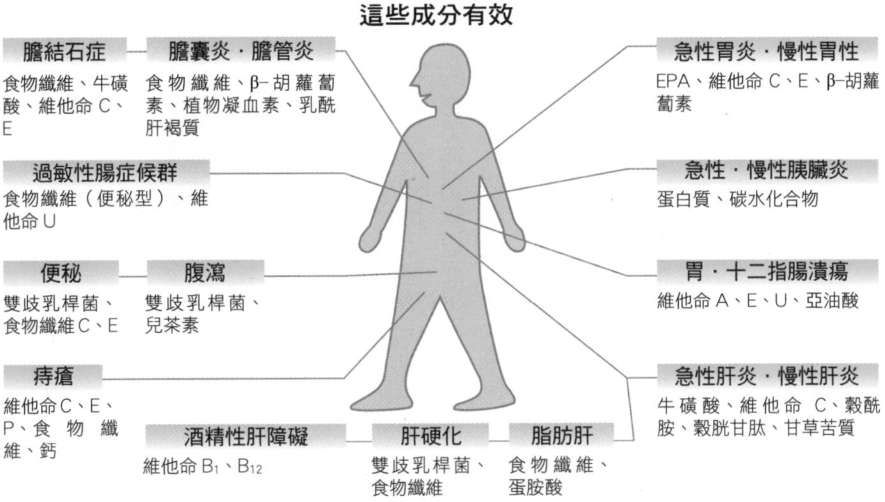

病名	原因	症狀	有效的營養物質
急性胃炎・慢性胃炎	攝取過多會刺激胃黏膜的食物、藥品，或受到其他疾病的波及等	胃痛、噁心、嘔吐、吐血等	EPA、維他命C、E、β胡蘿蔔素
胃・十二指腸潰瘍	精神壓力引起胃酸過多等	空腹時的腹痛、胃灼熱、嘔吐、吐血、便血等	維他命A、E、U、亞油酸
過敏性腸症候群	有擔心的事情、精神糾葛所引起的心身症	腹痛、腹瀉、便秘、腸內積存廢氣	食物纖維（便秘型）、維他命U
痔瘡	細菌感染、排便造成的裂傷等	形成血栓、出現痔核、出血、發炎、疼痛	維他命C、E、P、食物纖維、鈣
便秘	大腸痙攣	持續4、5天未排便，有殘便感，排便痛苦	雙歧乳桿菌、食物纖維
腹瀉	傳染病、食物中毒、消化不良、感染症等疾病所引起	腹痛、排便後有殘便感	雙歧乳桿菌、兒茶素
急性肝炎・慢性肝炎	病毒感染、藥物、酒	倦怠、噁心、輕微發燒、容易疲倦、食欲不振	牛磺酸、維他命C、穀酰胺、類黃酮、穀胱甘肽、甘草苦質
脂肪肝	肝毒、病毒性肝炎、肥胖、糖尿病、喝太多酒等	肝臟腫脹、肥大	食物纖維、蛋胺酸
肝硬化	病毒性肝炎、脂肪肝等造成的病變、鐵和銅代謝異常等	黃疸、蛛網狀血管瘤、手掌紅斑、女性化乳房（男性）、浮腫、皮膚暗沉、小腿肚抽筋等	雙歧乳桿菌、食物纖維
酒精性肝障礙	喝太多酒	酒精性脂肪肝、肝纖維症、肝炎、肝硬化	維他命B_1、B_{12}
膽結石症	不明（但是有喜歡脂肪食物、經常坐著工作、壓力較多、忙碌、上腹部的壓迫等傾向）	右肋骨下方、右背、右肩等處產生劇痛，噁心、嘔吐、黃疸、發燒等	食物纖維、牛磺酸、維他命C、E
膽囊炎・膽管炎	細菌侵入膽道內造成感染	發寒、發燒、噁心、食欲不振	食物纖維、β-胡蘿蔔素、植物凝血素、乳酰肝褐質
急性胰臟炎・慢性胰臟炎	胰臟內的酵素產生消化作用	喝酒或攝取脂肪食物後上腹部疼痛、腹瀉、黃疸等	要均衡攝取蛋白質、碳水化合物、維他命等

內分泌的疾病與症狀

分泌足夠的荷爾蒙能使代謝順暢的進行

進入體內的食物轉換爲熱量的過程稱爲代謝。要使代謝順暢的進行，則需要分泌足夠的荷爾蒙。荷爾蒙的分泌，包括由細胞產生的物質通過管道而出現在皮膚表面的「外分泌」，以及直接進入血中、對於臟器和器官產生作用的「內分泌」。內分泌或代謝異常所引起的疾病如下。

糖尿病是因爲胰島素分泌或作用不足而引起的疾病。日本的糖尿病病患者95％都是不需要注射胰島素就可以進行治療的二型糖尿病（胰島素非依賴性糖尿病）。

另外，還有尿酸代謝異常所引起的痛風，或血中脂肪值較高的高血脂症等，這些疾病都需要藉著改變飲食內容來加以治療。

維持適當體重的飲食生活

因爲內分泌或代謝異常所引起的疾病，多半只要過著維持適當體重的飲食生活，就可以進行治療。像糖尿病、痛風、高血脂症、肥胖等，要避免吃得過多。而如果是過瘦，則反而需要以攝取點心等方法來增加食量。

罹患糖尿病時，必需過著能夠降低血糖值的生活，而對此有所幫助的營養素，則包括匙羹藤酸、牛磺酸、γ－亞麻油酸等。如果是高血脂症和肥胖，則要攝取能夠降低中性脂肪值與膽固醇值的食物，以植物油取代動物性脂肪。此外，想要瘦下來的話，則乳製品和牛奶中所含的酪蛋白、β－卡索嗎啡有效，利用乳製品較容易攝取到這類物質。

對於內分泌疾病與症狀有效的食物

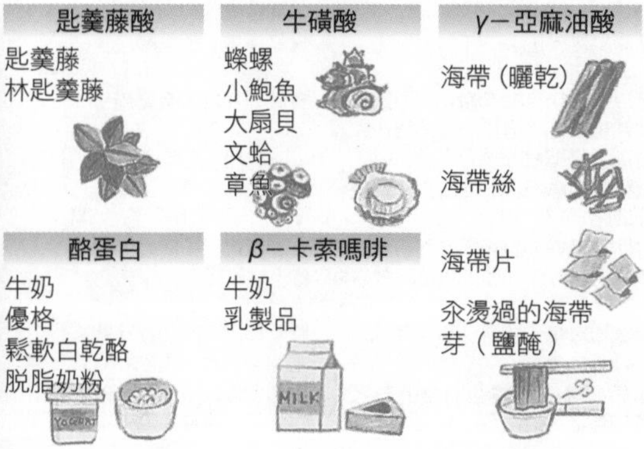

匙羹藤酸	牛磺酸	γ－亞麻油酸
匙羹藤 林匙羹藤	蠑螺 小鮑魚 大扇貝 文蛤 章魚	海帶（曬乾） 海帶絲 海帶片
酪蛋白	**β－卡索嗎啡**	汆燙過的海帶芽（鹽醃）
牛奶 優格 鬆軟白乾酪 脫脂奶粉	牛奶 乳製品	

內分泌的疾病與症狀

這些成分有效

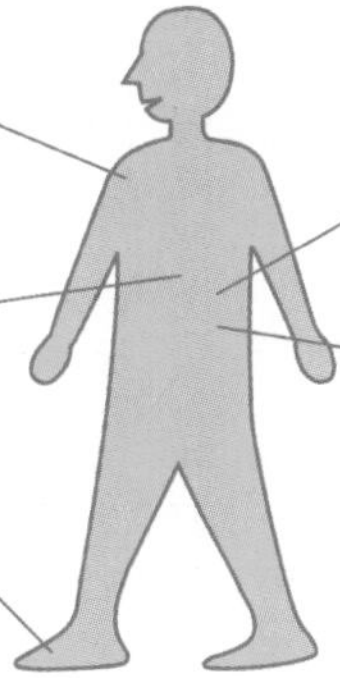

糖尿病

匙羹藤酸、EPA、牛磺酸、食物纖維、γ－亞麻油酸、維他命Q

肥胖

食物纖維、辣椒辣素、匙羹藤酸、維他命A、B_1、B_2、C、E

高血脂症

甲殼質殼聚糖、EPA、DHA、β－胡蘿蔔素、亞油酸、亞麻油酸、食物纖維

消瘦

酪蛋白、β－卡索嗎啡、穀蛋白酶、γ－亞麻油酸

痛風

鉀、鈉

肥胖與糖尿病發病的關係

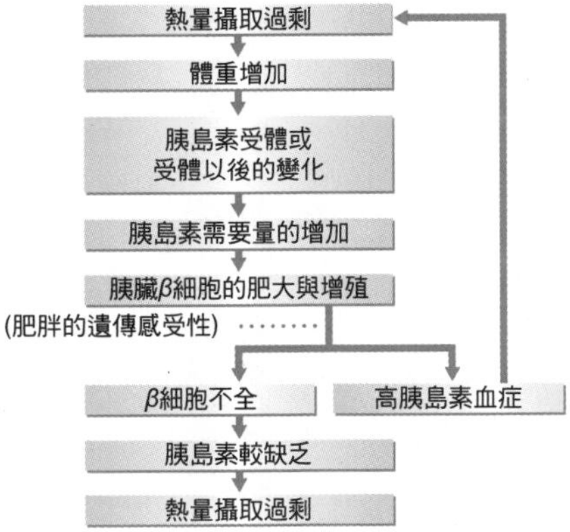

糖尿病的罹患率

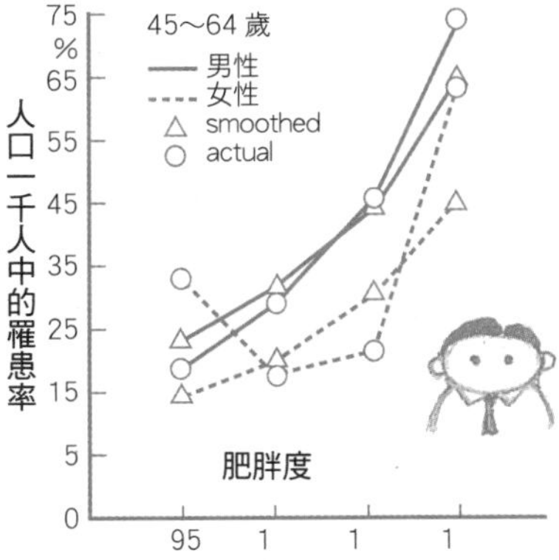

病名	原因	症狀	有效的營養物質
糖尿病	病毒感染等使得胰島素分泌細胞遭到破壞、肥胖、老化、高血壓等	口渴、多尿、容易疲倦、空腹感、多食、視力減退、手腳發麻、貧血等	匙羹藤酸、EPA、牛磺酸、食物纖維、γ－亞麻油酸、維他命Q
高血脂症	動物性脂肪攝取過多、肥胖等	會變成高膽固醇，促進動脈硬化	甲殼質殼聚糖、EPA、DHA、β－胡蘿蔔素、亞油酸、亞麻油酸、食物纖維
痛風	血中尿酸增加，形成高尿酸血症	腳的拇趾產生劇烈的關節痛發作	鉀、鈉
肥胖	暴食、運動量減少	體脂肪增加、體重超過標準體重 10%以上	食物纖維、辣椒辣素、匙羹藤酸、維他命A、B_1、B_2、C、E
消瘦	內臟、神經、荷爾蒙系統的疾病或精神原因等導致食欲減退	體重減少	酪蛋白、β－卡索嗎啡、穀蛋白酶、γ－亞麻油酸

腎臟的疾病與症狀

腎臟病必需早期發現

腎臟的作用是保持身體水量的穩定，讓有毒物質隨著尿一起排泄掉，維持血中成分正常。腎炎、腎衰竭等疾病，會使得這些作用出問題。腎炎有急性和慢性之分，慢性腎炎是急性腎炎持續一年以上造成的，沒有自覺症狀，檢查時才發現蛋白尿。慢性腎炎一旦惡化，就會變成腎衰竭，可能會引起尿毒症，所以早期發現、早期治療很重要。

飲食方面不可以攝取太多的蛋白質

罹患腎炎和腎衰竭，必需要攝取低蛋白和高熱量食物。要有效的攝取大豆中所含的優質蛋白質。熱量方面，則要藉著蛋白質較少的醣類和脂肪來攝取熱量。然而，想要在家裡維持這種均衡的攝取法並不容易，不過如果使用治療用特殊食物，那就很方便了。相反的，如果腎臟的腎小球遭到破壞而引起腎病變症候群時，則雖然鼓勵採用高蛋白飲食，但是又擔心會造成腎障礙，因此最近建議最好少攝取優質蛋白質。如果是腎臟・輸尿管結石，則因爲動物性蛋白質是使結石變大的原因，所以要減少攝取量。此外，結石的根源草酸含量較多的菠菜等，也不可以攝取太多。因爲腎炎、腎病變症候群而出現浮腫時，則要限制水分。而如果是腎臟・輸尿管結石，則爲了降低排泄濃度，就必需要攝取足夠的水分。

對於腎臟疾病與症狀有效的食物

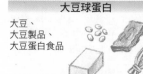

EPA

養殖鰤魚
大翅鯧魚
遠東沙腦魚
鯖魚
烤鰻

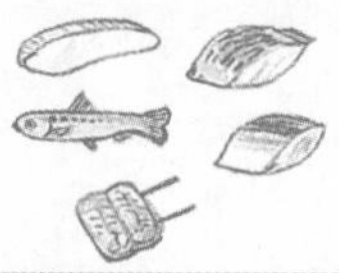

大豆球蛋白

大豆、
大豆製品、
大豆蛋白食品

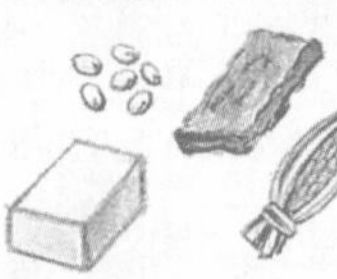

鎂

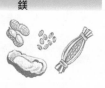

芝麻（乾）
花生
糙米
納豆
牡蠣（貝類）

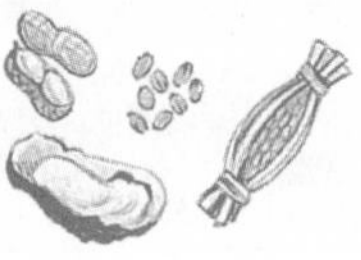

食物纖維

黑麥（全麥粉）
乾柿
紅花菜豆（全粒、乾）
豌豆（青豆、炸豆）
菜豆（乾燥）

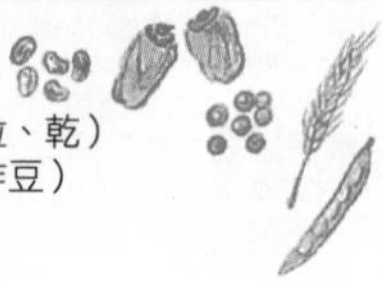

腎臟的疾病與症狀

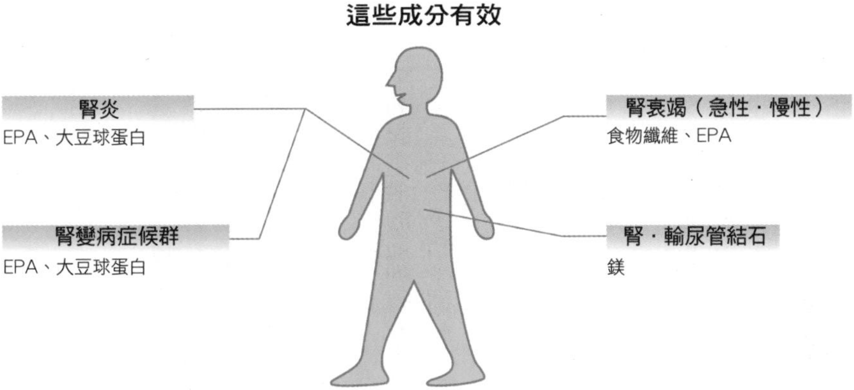

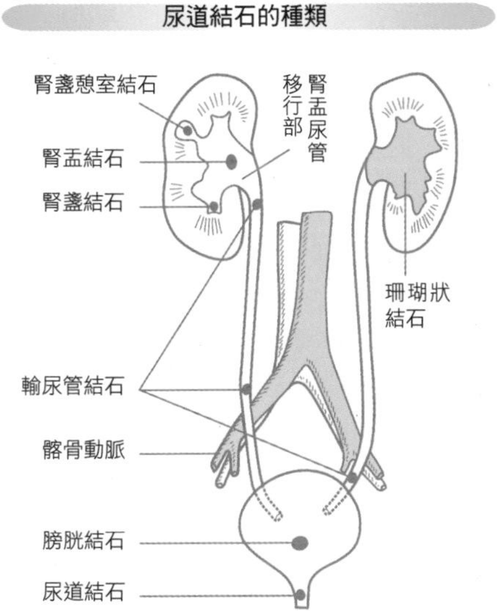

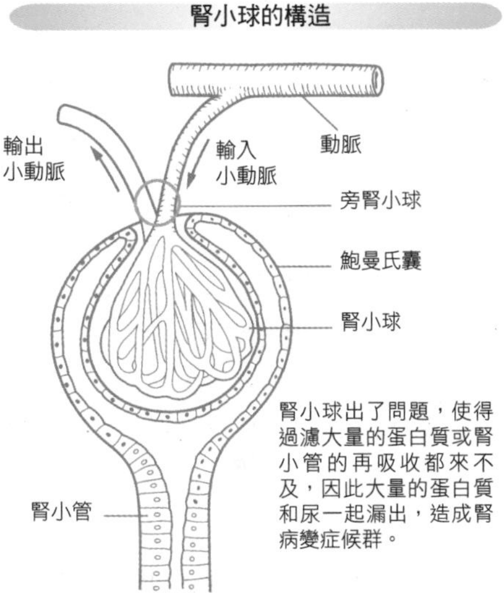

腎小球出了問題，使得過濾大量的蛋白質或腎小管的再吸收都來不及，因此大量的蛋白質和尿一起漏出，造成腎病變症候群。

病名	原因	症狀	有效的營養物質
腎炎	β溶血性鏈球菌的感染等	蛋白尿、血尿、浮腫、高血壓等	EPA、大豆球蛋白
腎病變症候群	腎炎、代謝異常、循環系統的疾病伴隨產生症狀	浮腫、倦怠感、高度的蛋白尿、低蛋白血症、高血脂症等	EPA、大豆球蛋白
腎臟・輸尿管結石	尿道畸形、尿道感染等所引起的尿的停滯、代謝異常、飲食不當等	腎臟・輸尿管痛、血尿	鎂
腎衰竭（急性・慢性）	因為大型外科手術或外傷導致休克、腎臟疾病持續進行導致腎臟萎縮等	食欲減退、噁心、頭痛、神經痛、心血管症狀等	食物纖維、EPA

男性泌尿系統的疾病與症狀

五十歲以上的男性較多見的前列腺肥大症

男性的性器是由精巢（睪丸）、前列腺（攝護腺）、陰莖等所構成的。

前列腺排泄的前列腺液大多是精液，具有給予精子運動性的作用。

年過五十的男性，前列腺尿道附近的內腺肥大，壓迫膀胱出口，使得排尿不順，這就是「前列腺肥大症」。

前列腺肥大症的原因大多不明，但是隨著年齡增加，荷爾蒙的平衡失調，也是原因之一。

另一方面，和年齡無關的陽萎（勃起不全），則大多是精神性的因素所造成的，但也可能是因為糖尿病等原因而造成的。

前列腺肥大症持續惡化時，會出現頻尿或停止排尿的症狀，而後者的情況則要充分攝取水分。

攝取脂肪較少、食物纖維較多的飲食，可以預防前列腺癌。美國醫師建議，要攝取維他命和礦物質較多的營養輔助食物。

陽萎可以攝取富含提高性能力的維他命、礦物質類食物，像牡蠣（貝類）等含量豐富的鋅、維他命B群、維他命E等都有效。

此外，太瘦而導致熱量缺乏，或是相反的，吃得太多而導致肥胖，兩者都不好。

要均衡的攝取優質蛋白質、維他命、礦物質，才能創造好體力。

對於泌尿器官疾病與症狀有效的食物

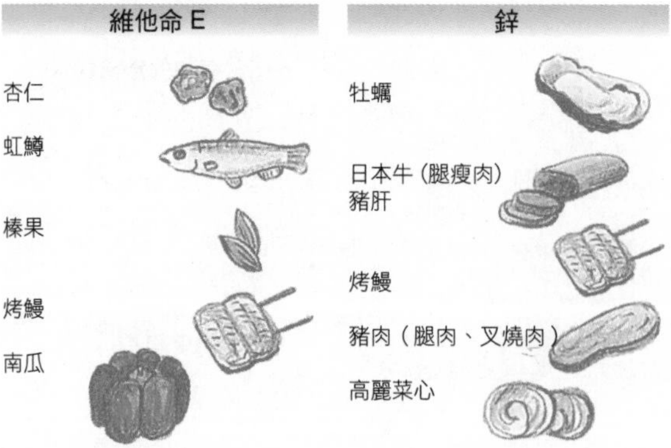

這些成分有效

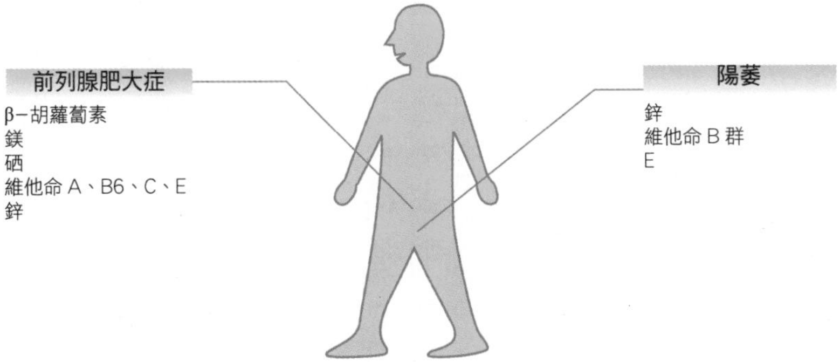

睪丸的作用

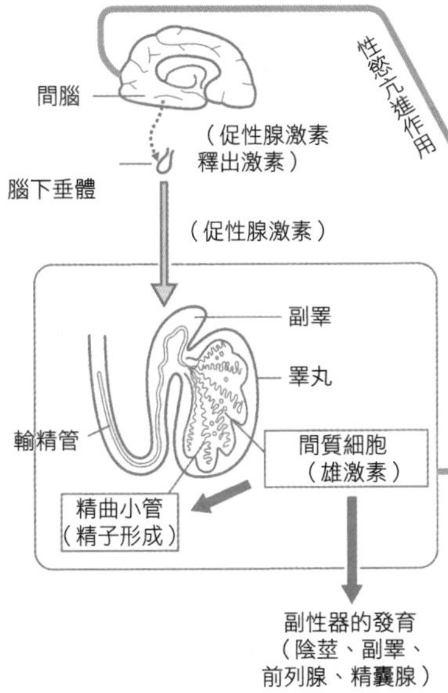

前列腺肥大症

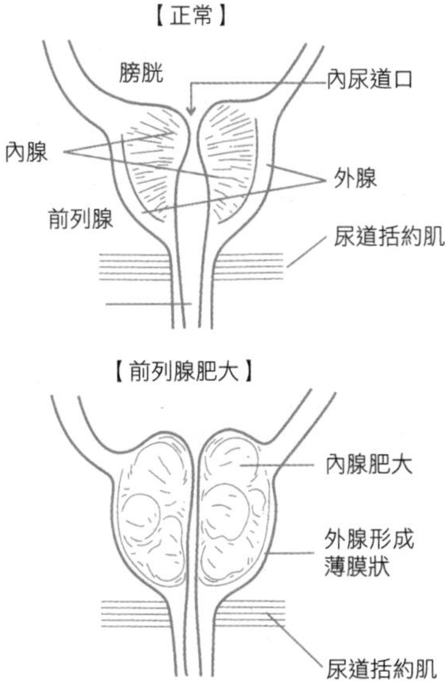

病名	原因	症狀	有效的營養物質
前列腺肥大症	因為年齡增加而導致荷爾蒙的平衡失調	前列腺內腺肥大，壓迫膀胱出口，使得排尿不順	β－胡蘿蔔素、鎂、硒、維他命 A、B_6、C、E、鋅
陽萎	因為神經衰弱等神經性的因素所致、缺乏男性荷爾蒙導	陰莖無法充分勃起，無法進行令人滿意的性行為	鋅、維他命 B 群、E

癌症及其症狀

原因是DNA異常

二十年來，癌症一直是佔國人死因的第一位。這是因爲某種原因使得DNA受損，反覆異常增殖而造成的。

除了特定的原因之外，就像職業癌症所代表的情形一樣，癌症與環境因素有密切的關係。

即使是在與職業性致癌物質完全無關的環境中生活，但是身邊仍然存在著食物等各種環境因子。

鹽分、脂肪等某種特定的營養素攝取過多，或是菸酒過量，都和致癌有密切的關係。

癌腫瘤越大就越難治療，而且可能會轉移到其他器官，因此要早期發現、早期治療。

此外，像肝炎等慢性疾病，也可能會轉移爲癌症。

不要怠忽癌症的治療，而要全力以赴，這也和防癌有關。

提高對抗癌症免疫力的飲食生活

營養均衡的飲食生活很重要，尤其要充分攝取深色蔬菜和淡色蔬菜，而鹽分和脂肪則不可以攝取太多。

深色蔬菜中所含的β-胡蘿蔔素具有抗氧化作用，能夠抑制癌細胞的增殖，最近備受注目。

此外，乾香菇和多瓣奇果菌中含量較多的β-葡聚糖，能夠提高免疫力，抑制癌細胞的增殖，具有使癌腫瘤縮小的效果。

對於癌症及其症狀有效的食物

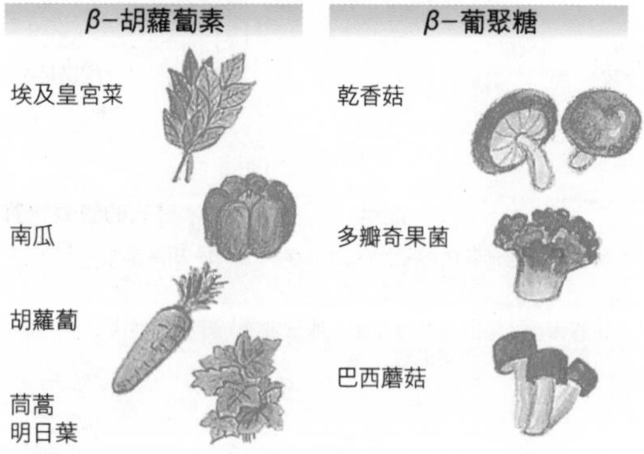

這些成分有效

癌症（所有癌症）

維他命A、B群、C、D、E、芝麻醇、雙歧乳桿菌、β－葡聚糖、甲殼質殼聚糖、食物纖維、兒茶素、蒜素、膠原蛋白、β－胡蘿蔔素、類黃酮、硒

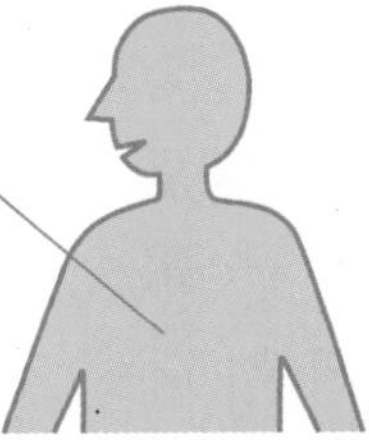

生活習慣的不同與罹患癌症的可能性

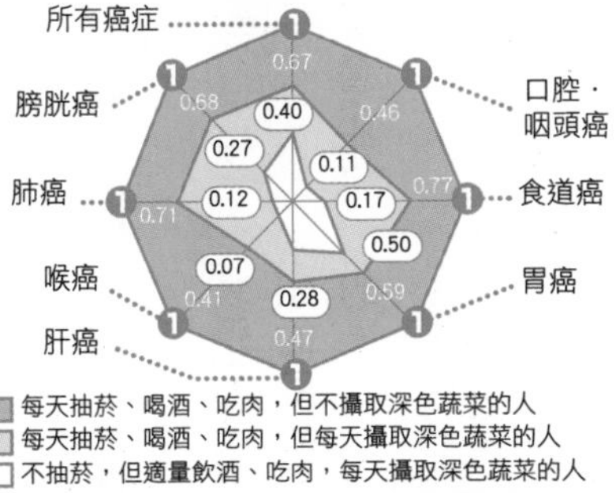

每天抽菸、喝酒、吃肉但每天都不攝取深色蔬菜的人死於癌症的可能性為一時的比例。

吸菸根數較多但血中胡蘿蔔素濃度較高者的肺癌罹患率較低

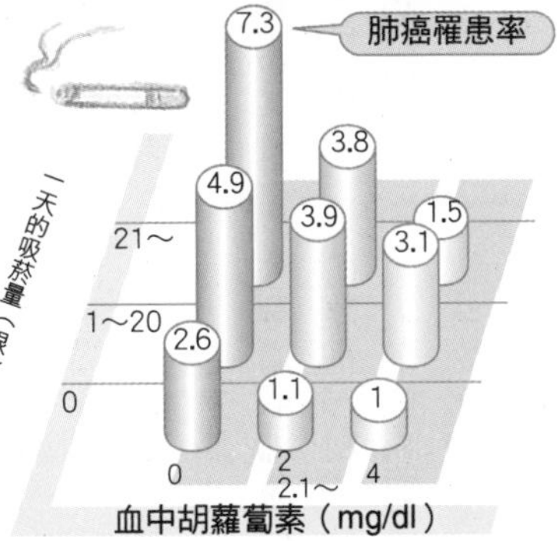

利用營養輔助食品可以降低癌症的死亡率

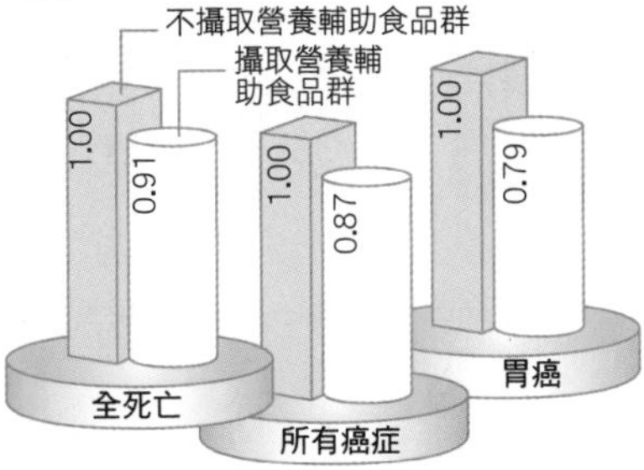

不攝取營養輔助食品群的死亡率為一時，攝取營養輔助食品（β－胡蘿蔔素、硒、維他命E）群的死亡率比例。

大量攝取維他命 E 可以降低前列腺癌的罹患率

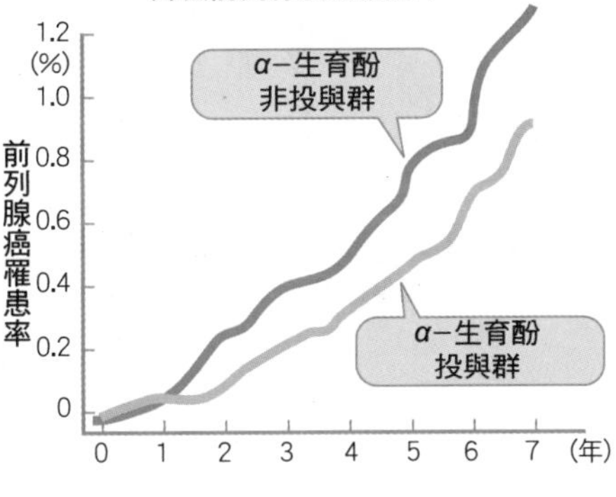

病名	原因	症狀	有效的營養物質
癌症（所有癌症）	DNA 基因異常	患部的不適感、疼痛等	維他命 A、B 群、C、D、E、芝麻醇、雙歧乳桿菌、β葡聚糖、甲殼質殼聚糖、食物纖維、兒茶素、蒜素、膠原蛋白、β－胡蘿蔔素、類黃酮、硒

足・腰的疾病與症狀

疼痛的原因有很多

骨骼或關節脆弱時，會出現伴隨疼痛的疾病。

例如變形性膝關節症會在更年期以後出現症狀，而肥胖、O形腿、過去膝蓋曾經受過外傷、肉體勞動等都是原因。

這類疾病容易被誤診爲風濕，但是活動之後就可以減輕痛苦，而利用泡澡也可以使症狀好轉。

慢性關節風濕會拖得比較久，手腳無法動彈，甚至連關節也會變形。這個疾病和自體免疫有關。

與年齡無關而發生的腰痛，則多半是因爲支撐脊椎的腹背肌衰退而造成的，但是也可能是骨頭的毛病或內臟的疾病所引起的。

肥胖是惡化的根源，必需適度的攝取營養

變形性膝關節症、慢性關節風濕、腰痛，都是因爲過胖而導致患部承受太大的負擔，所以要注意攝取熱量。

中高年齡層會因爲骨頭老化而引起腰痛。爲了強健骨骼，要大量攝取鈣質以及幫助鈣質吸收的維他命D等。

慢性關節風濕的治療，則可以使用類固醇劑，但是會產生骨骼脆弱的副作用，所以要增加鈣的攝取量。

青色魚、脂肪含量較多的魚中所含的EPA，能夠抑制發炎症狀。因此，罹患變形性膝關節症或慢性關節風濕時，就要積極的攝取這類食物。

對於足・腰疾病與症狀有效的食物

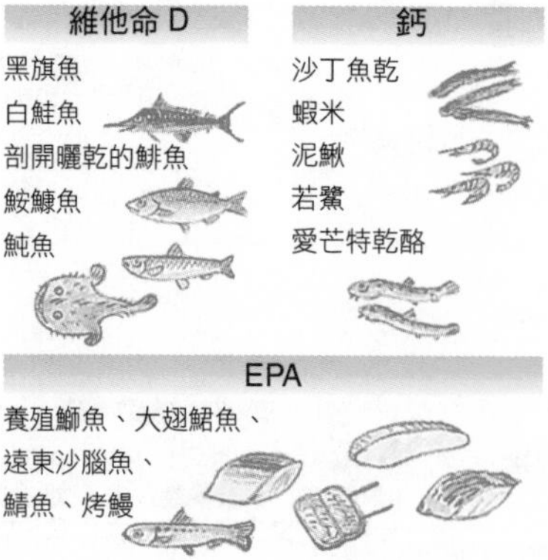

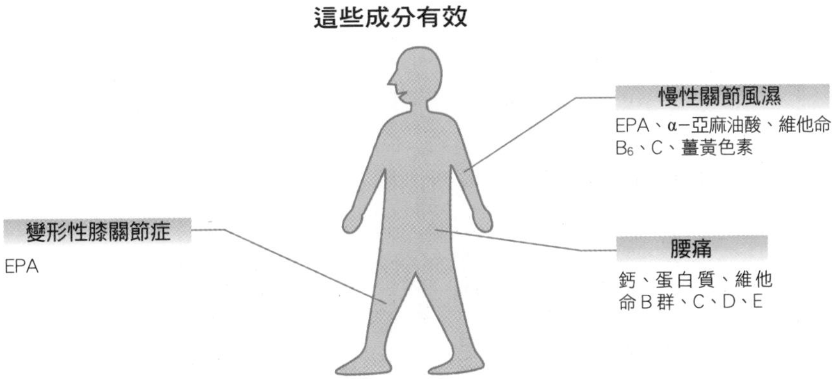

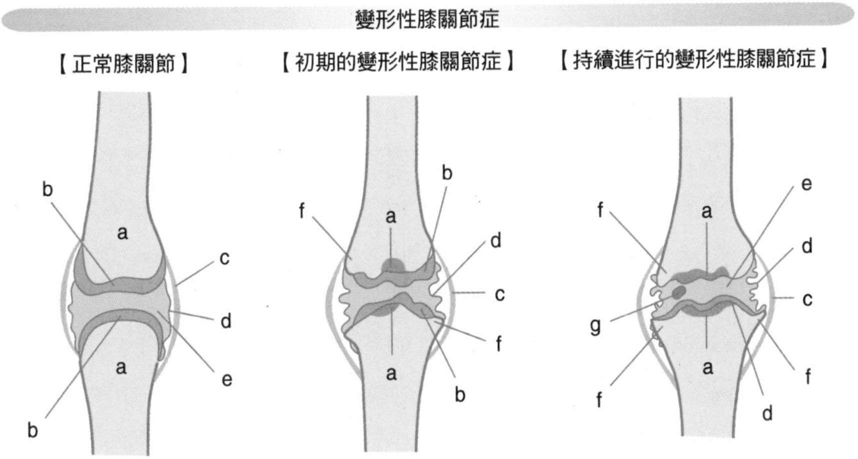

a：骨
b：關節軟骨
c：關節包
d：筋膜
e：關節液

a：骨
b：關節軟骨的磨損
d：筋膜發炎
f：骨刺生成

a：軟骨下骨的磨損、變形、硬化
d：筋膜的發炎、肥厚
e：關節液增量（水症）
f：骨刺生成
g：關節鼠（游離體）

病名	原因	症狀	有效的營養物質
變形性膝關節症	肥胖、O形腿、膝的外傷、肉體勞動等	更年期以後膝的疼痛、關節腫脹	EPA
慢性關節風濕	身心過度疲勞、壓力、與自體免疫有關	全身關節痛、腫脹、難以活動、硬塊（風濕結節等）	EPA、α−亞麻油酸、維他命 B_6、C、薑黃色素
腰痛	腹背肌衰弱、骨的毛病、內臟疾病等	疼痛、腳發麻、冰冷感、肩膀痠痛、頭重等	鈣、蛋白質、維他命B群、C、D、E

過敏性的疾病與症狀

遺傳因素強烈的特應性體質

對於食物、花粉或塵蟎等過敏原會產生敏感反應，出現異位性皮膚炎、氣喘、過敏性鼻炎等的特異體質，稱爲特應性體質。

這個特應性體質的遺傳性相當強，具有在同一家族內容易發生相同疾病的特徵。不過具有個人差異，有些人雖屬特應性體質，但不見得會發病。

異位性皮膚炎是特應性體質的人容易罹患的皮膚炎，可能會因爲過敏原食物或塵蟎而發病。

在嬰幼兒期，臉或頭部會出現紅色顆粒狀濕疹，而且有潮濕的結痂。

成人之後，有的人的症狀會逐漸改善，而有的人則會出現泛白的乾燥肌，因人而異。

以替代食物取代過敏原食物

治療異位性皮膚炎時，首先由醫師開藥，抑制發癢，一旦知道過敏原時，就要加以抑制或去除。

一般來說，容易成爲過敏原的食物包括蛋、牛奶、大豆等。

要避免會引起過敏的過敏原食物，利用其他食物來取代。

此外，持續吃相同的食物也容易變成過敏原。

海鮮類中含量較多的EPA、DHA、維他命B_6等，都能夠有效的改善特應性體質。

除了要避免過敏原食物之外，還要積極攝取含有上述營養素的食物。

對於過敏性疾病與症狀有效的食物

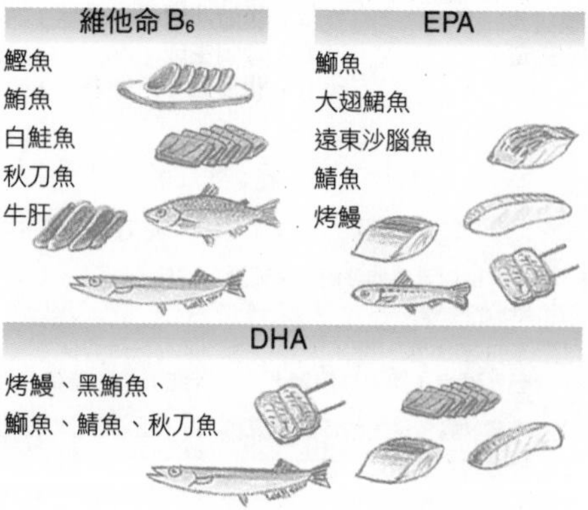

這些成分有效

異位性皮膚炎

α−亞麻油酸、γ−亞麻油酸、EPA、DHA、維他命 B_6、甲殼質殼聚糖

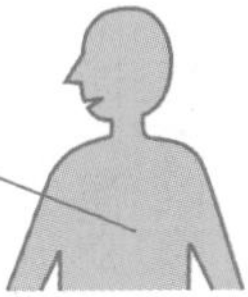

因為過敏而產生的各種反應

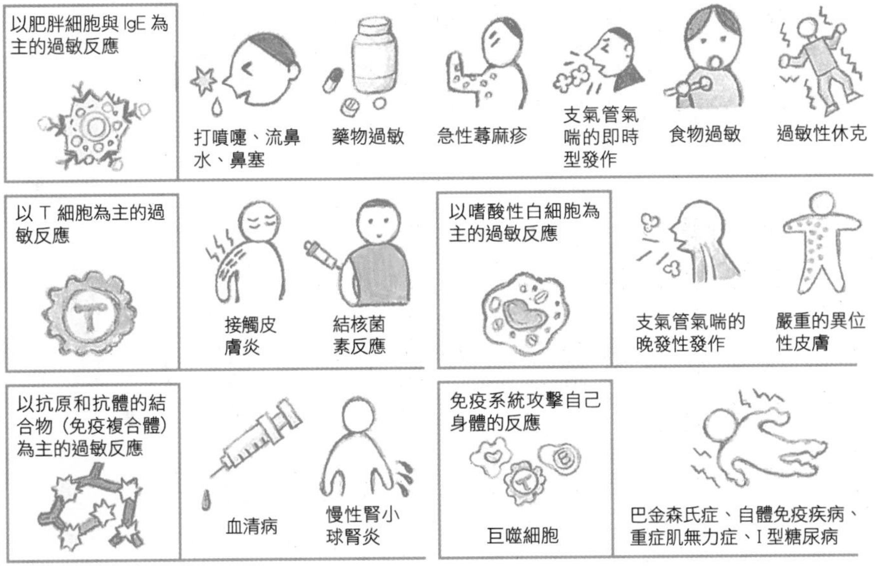

過敏原因前 10 名

①	異位性皮膚炎	84.3%
②	灰塵	80.7%
③	蟎	30.7%
④	貓毛	20.0%
⑤	杉木	17.1%
⑥	絲綢	12.1%
⑦	蛋黃	10.0%
⑧	蛋白	10.0%
⑨	蕎麥殼	9.3%
⑩	鴨茅	8.6%

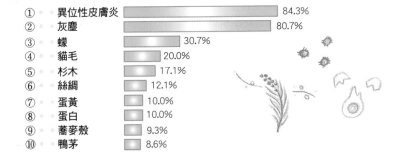

病名	原因	症狀	有效的營養物質
異位性皮膚炎	蟎抗原、食物過敏等	濕疹、乾燥肌、皮膚發紅發癢	α−亞麻油酸、γ−亞麻油酸、EPA、DHA、維他命 B_6、甲殼質殼聚糖

身心兩方面都要照顧

心理疾病包括憂鬱症和神經症（神經衰弱等）。人的「心」是他人看不到的，心病和身體的疾病完全不同。雖然有些人會出現心跳加快、胃痛等身體的症狀，但是這時的重點是在於去除精神的不安和壓力等原因。

自律神經失調症、失眠症是引起憂鬱症或神經衰弱等精神疾病的要因。因此，要過規律正常的生活、運動、解決煩惱，去除精神壓力原因。但是也有可能是因爲腦梗塞等疾病而引起的，因此不要輕忽，要接受神經內科等醫師的檢查。

攝取一些讓情緒保持穩定的食物

罹患心病時，首先一定要讓情緒保持穩定，因此可以利用有效的營養素之一，也就是鈣質。鈣質具有抑制神經焦躁、使情緒穩定的作用，在牛奶、乳製品中含量較多。此外，牛奶、乳製品中也含有很多具有安神效果的酪蛋白，能夠幫助鈣的吸收，所以更能增強效果。

應該要避免的食物是砂糖。因爲會引起低血糖，容易焦躁，而代謝時會過度消耗維他命、礦物質，導致情緒不穩定。

此外，失眠症及憂鬱症患者最好不要攝取太多含有咖啡因的食物。

對於心理疾病與症狀有效的食物

鈣	酪蛋白
沙丁魚乾	牛奶
蝦米	優酪
泥鰍	鬆軟白乾酪
若鷺	脱脂奶粉
愛芒特乾酪	

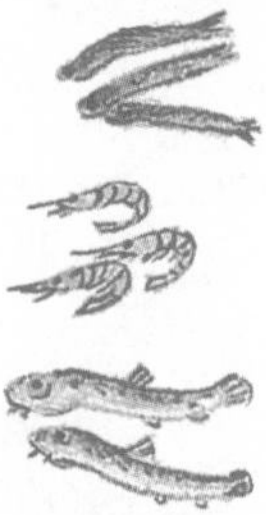

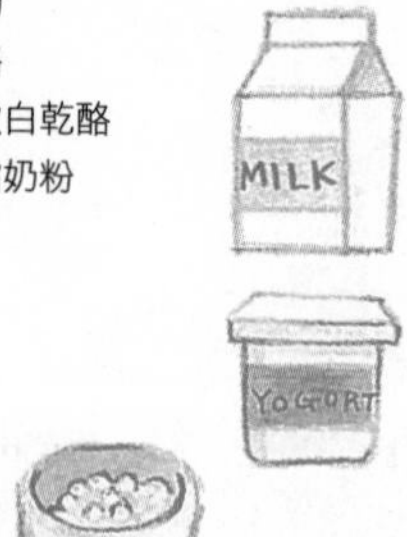

這些成分有效

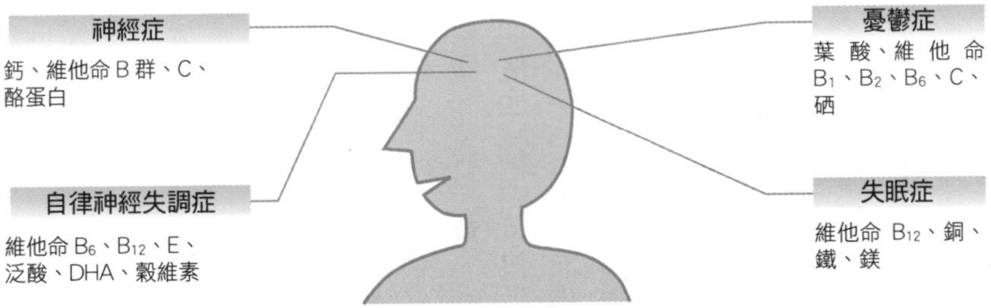

出現家暴的少年的飲食生活

食物種類	中學 2 年級 (次)	中學 3 年級 (次)	2 年級時與 3 年級時的差距
穀　類	32	13	-19
薯類・澱粉類	6	7	+1
砂糖甜味類	13	7	-6
油脂類	12	6	-6
種子類	7	2	-5
豆類	11	4	-7
海鮮類	6	2	-4
獸鳥肉類	9	9	0
蛋類	0	2	+2
乳類	7	10	+3
海藻類	4	4	0
蔬菜類	65	28	-37
果實類	20	14	-6
菇蕈類	4	2	-2
總攝取度數	196	108	-88
攝取食物數	54	52	-2

數值是調查 1 週內各種食物攝取幾次的平均數。由此可以看出蔬菜類的攝取顯著減少，而維他命、礦物質也不足。

少年體內所含的有毒金屬與必需營養素

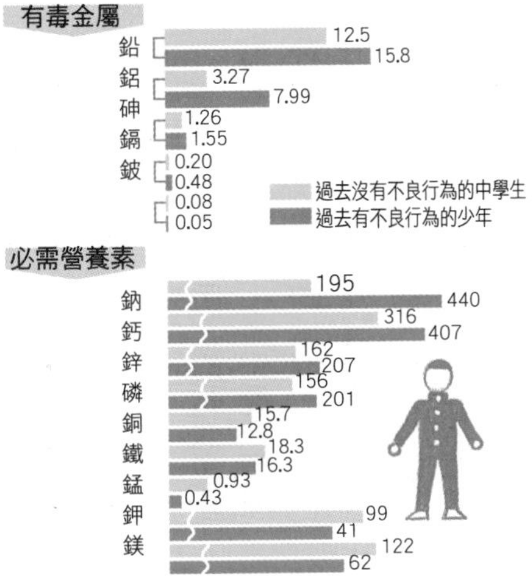

與過去沒有不良行為的中學生相比，過去有不良行為的少年所攝取的礦物質過多或極端的缺乏。

病　名	原　因	症　狀	有效的營養物質
神經衰弱	追求完美與理想，具有堅強的性格等	不安感、身心健康狀態不全感、強迫思考、歇斯底里等	鈣、維他命B群、C、酪蛋白
自律神經失調症	精神疲勞、輕微憂鬱症、先天性自律神經障礙	身體倦怠、心悸、胃重	維他命 B6、B12、E、泛酸、DHA、穀維素
憂鬱症	環境、壓力等精神要因，以及性格、疾病等身體要因	睡眠規律紊亂、食欲及性慾減退、否定自我的存在價值等	葉酸、維他命 B1、B2、B6、C、硒
失眠症	神經症、癡呆、憂鬱症、精神分裂症等	半夜 3～4 點起床後就再也睡不著，睡眠中多次清醒	維他命 B12、銅、鐵、鎂

女性的疾病與症狀

感覺異常時要盡早接受檢查

經痛或月經不順等女性特有的症狀，有些是生理現象，不用擔心，但是有些則與子宮或卵巢疾病相關，需要注意。

即使症狀相同，但是造成症狀的原因疾病也因人而異，各有不同。感覺異常時，要盡早接受婦科的檢查。

另外，缺鐵所造成的貧血，雖然不是女性特有的疾病，但是卻以女性較多見。

這是因爲每個月的月經導致血液流失，或勉強減肥導致營養不均衡而引起的。

骨質疏鬆症是更年期以後的女性較多見的疾病。因爲抑制骨骼中鈣質流失的女性荷爾蒙的分泌減少，骨骼變得脆弱，所以容易骨折。

藉著均衡的營養創造充實的身心

更年期障礙所出現的各種女性疾病的症狀，可以藉著營養均衡的飲食及充實的體力加以克服。

例如鰻魚中所含的維他命A與E能防止老化，能夠提升新陳代謝，可以巧妙的攝取。

四肢冰冷症及肩膀痠痛也是因爲貧血而造成的，所以要多攝取鐵。除了食物之外，利用鐵製的調理器具，也可以增加鐵質的攝取量。

經前會出現焦躁、下腹痛的症狀，這就是所謂的經前症候群。可以使用具有安定神經作用的鈣、維他命B_6等。爲了使維他命、礦物質的吸收順暢，要盡量少喝酒。

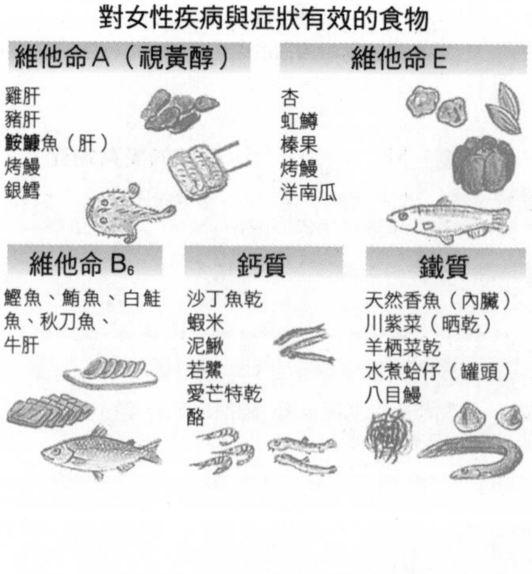

這些成分有效

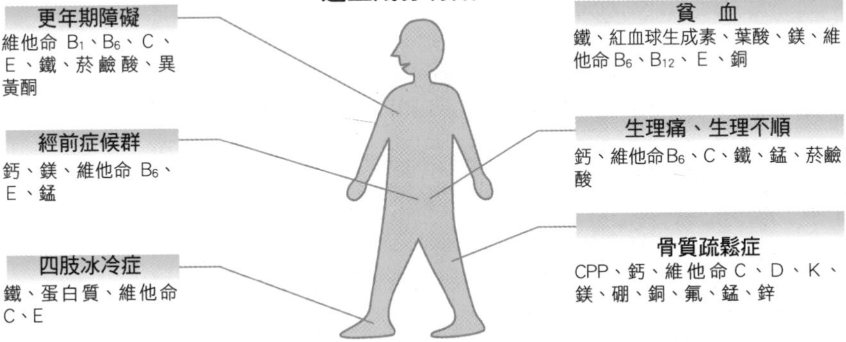

經前血中 B_6 濃度降低

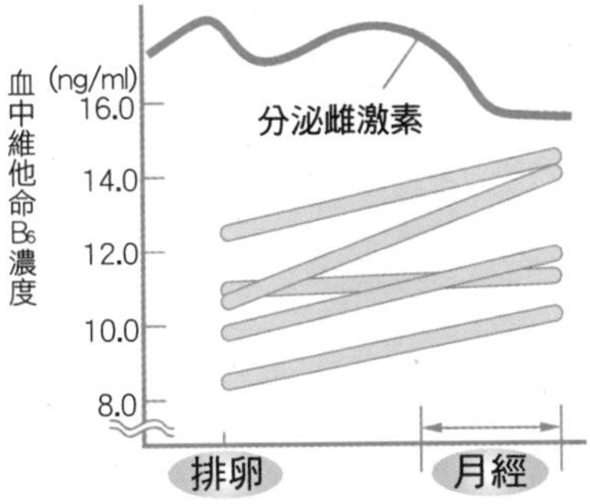

骨質疏鬆症

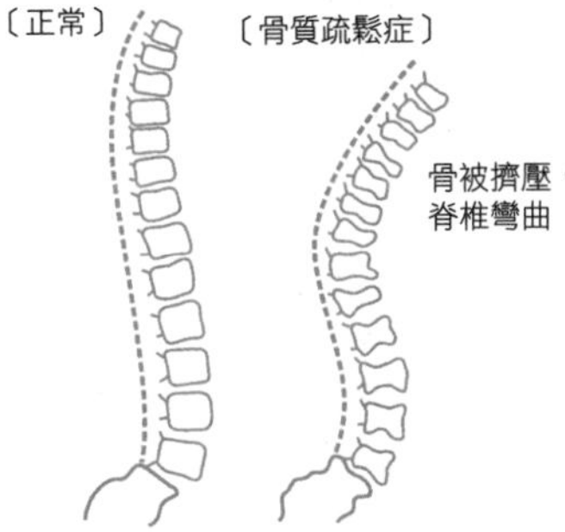

病　名	原　因	症　狀	有效的營養物質
經痛、月經不順	子宮肌瘤、子宮內膜炎等疾病，荷爾蒙失調、勞心等	月經中的腹痛、腰痛、頭痛、月經週期較長或較短、經血量異常的多等	鈣、維他命 B_6、C、鐵、錳、菸鹼酸
經前症候群	黃體期的內分泌環境	在經前 3～10 天開始出現下腹痛、焦躁、憂鬱、失眠、血氣上衝等症狀	鈣、鎂、維他命 B6、E、錳
貧血	胃潰瘍等疾病導致出血、勉強減肥導致缺鐵、遺傳因素所致，以及維他命 B_{12} 不足等	耳鳴、頭暈、起立性眩暈、心悸、呼吸困難、容易疲勞、臉色不佳、下眼瞼和口腔黏膜泛白等	鐵、紅血球生成素、葉酸、鎂、維他命 B_6、B_{12}、E、銅
更年期障礙	卵巢機能減退，對自律神經系統造成影響	在停經前出現月經異常、更年期出血、情緒不穩定、頭痛、頭暈、血氣上衝、肩膀痠痛等症狀	維他命 B_1、B_6、C、E、鐵、菸鹼酸、異黃酮
四肢冰冷症	自律神經失調、卵巢激素的分泌減少	腰及手腳冰冷、頭痛、肩膀痠痛、腰痛等	鐵、蛋白質、維他命C、E
骨質疏鬆症	缺乏女性荷爾蒙等（不明之處很多）	脊椎或四肢骨脆弱，容易骨折	CPP、鈣、維他命 C、D、K、鎂、硼、銅、氟、錳、鋅

老人的疾病與症狀

隨著年老所出現的生理現象是無可避免的

人類隨著增齡，腦細胞會死亡，身體會出現各種生理老化現象。

老人可能會罹患一些疾病，或變成臥病在床的狀態，加速身體的衰弱，成爲癡呆的原因。

此外，在其他項目中也曾經提及，腦中風、骨質疏鬆症、癡呆是三大老人病。想要健康長壽，就要預防這些疾病。

另外，與老化有密切關係的疾病，就是白內障、黃斑變性症等眼睛疾病。當全身營養狀態不良時，眼睛的健康狀態會減弱，因此，要注意眼睛的健康狀態及防止老化。

改善飲食生活能夠延緩老化

每個人年老之後都會出現生理的老化現象，這是無可避免的。但是規律正常的飲食、均衡的營養及適度的運動，可以延緩老化。要避免過剩攝取鹽分、脂肪、糖分、酒、咖啡因等，口味要清淡一些。

預防老化的營養素，包括牡蠣中含量較多的鋅，以及鷄翅中含量較多的膠原蛋白，燉煮後可以做成肉凍食用。

膠原蛋白有護眼作用，對白內障也有效。

如果一併攝取能提升體內膠原蛋白合成力的維他命C，則更具效果。

水果中含有豐富的維他命C。此外，也包含於花椰菜等蔬菜中。

要避免偏食或暴食，下點工夫攝取容易消化、吸收的食物。

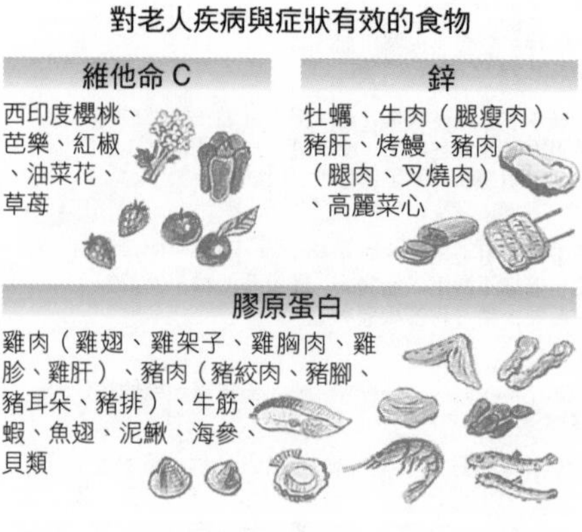

這些成分有效

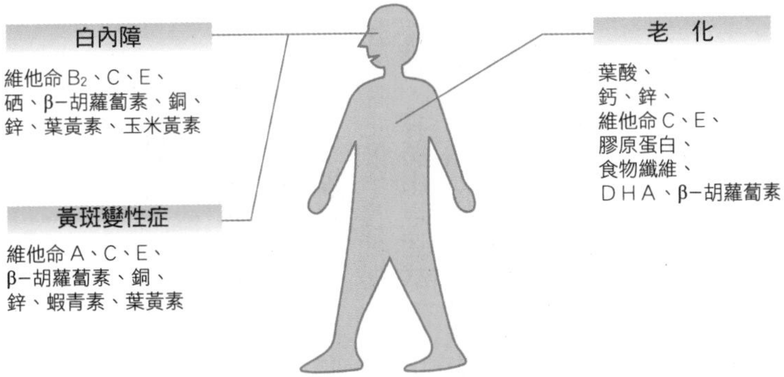

年老後眼睛的調節力減退

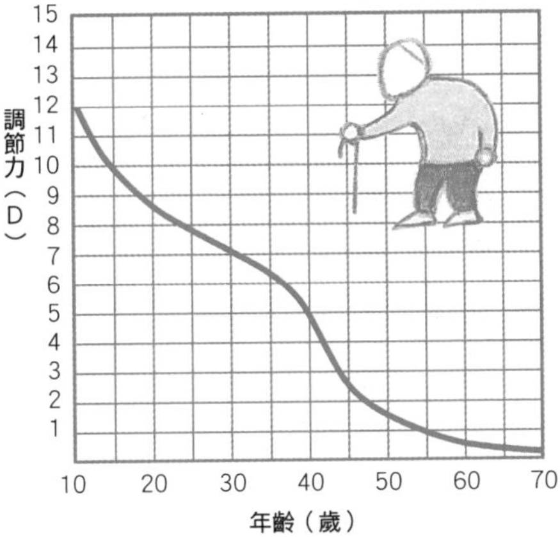

水晶體的混濁部位

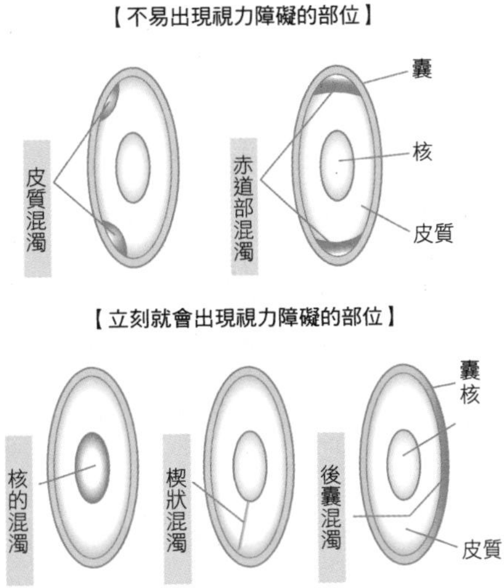

病 名	原 因	症 狀	有效的營養物質
老 化	隨著年老，大腦的神經細胞壞死，其他臟器的功能也衰弱	罹患腦中風、骨質疏鬆症、癡呆等疾病（老年病）	葉酸、鈣、鋅、維他命C、E、膠原蛋白、食物纖維、DHA、β－胡蘿蔔素
白內障	目前不明老人性白內障的原因。可能是遺傳、糖尿病原因所造成的	眼前好像出現飛蚊，看東西時出現雙重影像	維他命 B_2、C、E、硒、β－胡蘿蔔素、銅、鋅、葉黃素、玉米黃素
黃斑變性症	視網膜的黃斑部血液循環不良	出血、視力減退、東西看起來呈歪斜狀	維他命A、C、E、β－胡蘿蔔素、銅、鋅、蝦青素、葉黃素

壓力社會所引起的各種症狀

生存在現代社會中，無可避免的，會承受一些壓力。

工作、人際關係、家庭問題等，因為擔心和過度疲勞而造成壓力蓄積，身體出現症狀。

長期以來的疲勞感無法去除，全身倦怠，肌肉和關節疼痛，或持續出現輕微的發燒，這時，就要懷疑可能是慢性疲勞症候群。

另外，頭痛、肩膀痠痛、斑禿等掉髮症狀，原因也是在於壓力。因此，要避免壓力蓄積。

感覺疲勞時，要適度的休息，藉著運動或興趣等轉換心情，利用適合自己的方法去除壓力所引起的身心疲勞。

攝取足夠的維他命類

疲勞的原因之一是鐵不足，尤其女性要積取的攝取鐵質。

缺鐵是引起肩膀痠痛的原因，而缺鐵性貧血則是引起症狀的誘因之一。

維他命C能夠促進鐵的吸收，故要一併攝取。

此外，維他命C也能夠抑制黑色素的沈著，有效預防黑斑或雀斑。

對於各種形態的頭痛，維他命類也有效果。

例如掉髮的問題，則可攝取能促進頭髮健康的維他命B群。

肝臟中含有豐富的維他命B群及泛酸，能夠預防白髮及掉髮。

對其他疾病與症狀有效的食物

維他命C	泛酸
西印度櫻桃	雞肝
芭樂	豬肝
紅椒	牛肝
油菜花	帶卵鰈魚
草莓	虹鱒

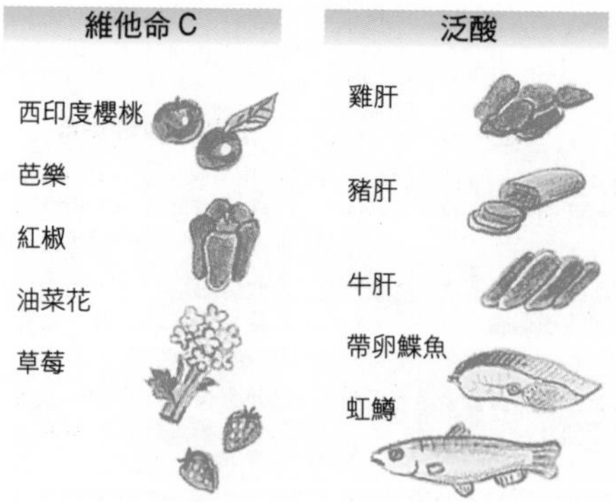

這些成分有效

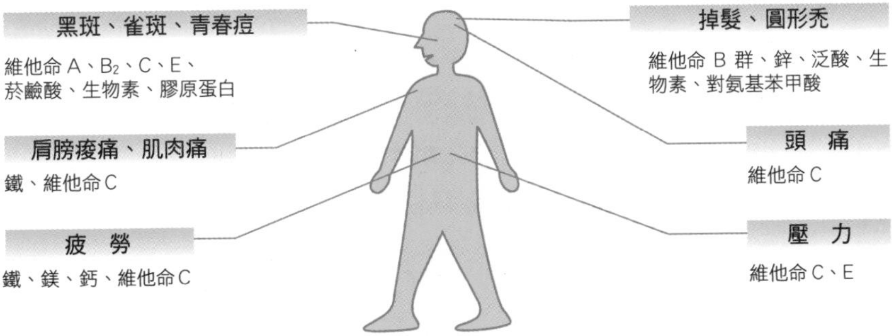

維他命 C 能使鐵的吸收增加 4 倍

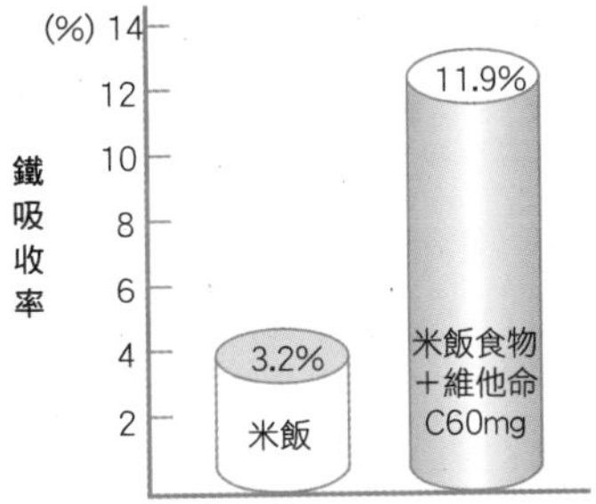

維他命 E 的防晒效果

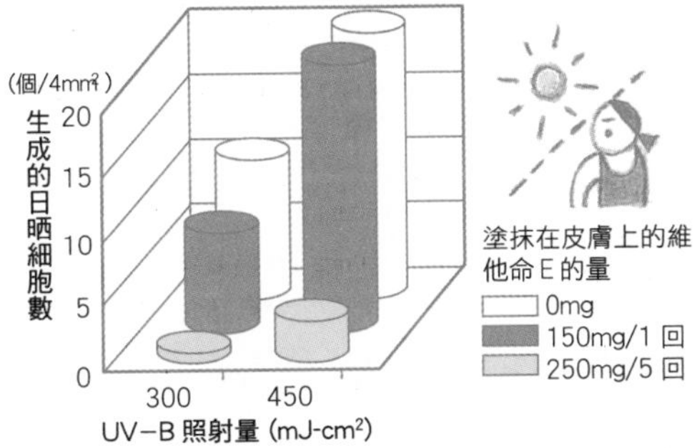

病　名	原　因	症　狀	有效的營養物質
壓　力	煩惱、擔心、過度疲勞等	精神的疲勞、焦躁等不適感、頭痛等身體症狀	維他命 C 、E
疲　勞	運動、勞動等產生的倦怠感等	身體倦怠、無力感等	鐵、鎂、鈣、維他命 C
頭　痛	精神緊張、眼耳鼻等的發炎、腦溢血、髓膜炎等	頭重感、跳痛感、偏頭痛等	維他命 C
肩膀痠痛、肌肉痛	肩膀肌肉中積存疲勞物質，所需的氧及營養素無法充分供給	肩膀倦怠、沉重、緊繃、僵硬	鐵、維他命 C
黑斑、雀斑、青春痘	黑斑、雀斑…黑色素的沉著 青春痘…青春期皮脂過剩分泌	黑斑…淡褐色的色素斑 雀斑…細小的茶褐色黑斑 青春痘…皮脂阻塞毛細孔，細菌附著而引起發炎	維他命 A 、B_2、C、E、菸鹼酸、生物素、膠原蛋白
掉髮、圓形禿	老化、遺傳以及自律神經失調、荷爾蒙異常、壓力 、過度疲勞、營養不足等所造成的	少年禿、老化所引起的掉髮…額部朝枕部的頭髮變軟、掉落 圓形禿…出現 1 ～數個圓形的掉髮現象	維他命 B 群、鋅、泛酸、生物素、對胺基苯甲酸

各類食材別

主要成分與效果．效能

蔬菜類	主要成分	效果．效能
明日葉	胡蘿蔔素　5300μg　維他命K　500μg 維他命 B_2　0.24mg	預防癌症、生活習慣病。
胡蘿蔔	胡蘿蔔素　9100μg　食物纖維　2.7g 鉀　280mg	預防癌症、老化、生活習慣病。
南瓜 （南瓜、果實）	維他命C　43mg　維他命E　5.1mg 胡蘿蔔素　4000μg	預防癌症、感冒、老化。
番茄	胡蘿蔔素　540μg　維他命C　15mg 食物纖維　1g	抗癌、消除疲勞、抑制發炎症狀。
青椒	維他命C　76mg　維他命E　0.8mg 食物纖維　2.3g	美化肌膚、預防動脈硬化。
菠菜	維他命C　35mg　胡蘿蔔素　4200μg 鐵　2.0g	淨化血液、改善貧血，預防生活習慣病、眼疾、更年期障礙。
小油菜	維他命C　39mg　胡蘿蔔素　3100μg 鈣　170mg	預防癌症、骨質疏鬆症。
竹筍（熟）	鉀　520mg　食物纖維　2.8g 維他命C　10mg	消除便秘，預防大腸癌、高血壓、生活習慣病、老化或癡呆。
蓮藕	維他命C　48mg　食物纖維　2.0g 鈣　20mg	滋養強壯、止血，預防癌症、生活習慣病。
小黃瓜	維他命C　14mg　胡蘿蔔素　55μg 鉀　200mg	預防腦梗塞、心肌梗塞，抑制癌症或急性肝炎。
牛蒡（洗過）	食物纖維　5.7g　鉀　320mg 鈣　46mg	預防大腸癌、高血壓、糖尿病、動脈硬化等。
白蘿蔔（根）	維他命C　12mg　食物纖維　1.4g 鈣　24mg	預防消化不良、胃脹、胃炎、胃潰瘍、生活習慣病、癌症。
薑（根）	食物纖維　2.1g　鎂　27mg 鉀　270mg	防癌、消除疲勞、預防四肢冰冷症。
香菇	食物纖維　3.5g　維他命D　2μg 維他命 B_2　0.19mg	預防骨質疏鬆症、腦梗塞、心肌梗塞、高血壓、愛滋病、肝炎、癌症。
蘑菇	維他命 B_2　0.29mg　食物纖維　2.0g 鉀　350mg	預防生活習慣病、大腸癌、肥胖。
蒟蒻	食物纖維　2.2g　鈣　43mg 鐵　0.4mg	消除便秘、防止肥胖、預防糖尿病和高血脂症。
山藥（長山藥）	鉀　430mg　維他命 B_1　0.1mg	增強體力、消除疲勞、預防糖尿病。
芋頭	鉀　640mg　維他命 B_1　0.07mg 維他命C　6mg	消除浮腫、預防高血壓、老化、癡呆，制癌。
甘薯	維他命C　29mg　維他命E　1.6mg 食物纖維　2.3g	防癌、抑制肝臟障礙。

各類食材／主要成分與效果·效能

蔬菜類	主要成分	效果·效能
馬鈴薯	維他命C　35mg　鉀　410mg 維他命 B_1　0.09mg	改善胃潰瘍、十二指腸潰瘍，預防過敏、腎臟病、膀胱炎、疲勞。
西洋芹（葉柄）	鉀　410mg　鈣　39mg 維他命C　7mg	預防癌症、動脈硬化、腦梗塞、心肌梗塞。
食用菊	食物纖維　3.4g　維他命C　11mg 維他命E　4.7mg	對眼睛疲勞有效，抑制焦躁，改善頭痛、失眠，預防血栓。
萵苣	食物纖　1.1g　維鈣維　19mg 他命E　0.3mg	消除便秘、防止老化、保持青春、抑制焦躁、改善失眠。
高麗菜	維他命C　41mg　食物纖維　1.8g 鈣　43mg	對胃潰瘍、十二指腸潰瘍有效，預防胃癌。
玉米	食物纖維　3.0g　維他命C　8mg 維他命 B_1　0.15mg	消除疲勞、防止肥胖、預防動脈硬化、消除便秘。
豆芽菜	維他命C　11mg　食物纖維　1.4g 維他命 B_2　0.06mg	降低膽固醇、消除疲勞、增進食欲、預防動脈硬化和心肌梗塞。
洋蔥	維他命 B_1　0.03mg　維他命C　8mg 食物纖維　1.6g	預防動脈硬化、血栓，促進新陳代謝、防止生活習慣病。
蕪菁（根，連皮）	維他命C　19mg　鈣　24mg 鉀　280mg	幫助消化、整腸、改善宿醉及腹痛。
蔥	鈣　31mg　維他命C　11mg 食物纖維　2.2g	改善血液循環不良、鎮痛、解熱、消除疲勞、安神、改善四肢冰冷症、過敏、生活習慣病。
蒜	鉀　530mg　食物纖維　5.7g 維他命 B_1　0.19mg	改善四肢冰冷症，消除疲勞、神經痛、肩膀痠痛、腰痛、低血壓、動脈硬化，防癌。
綠蘆筍	胡蘿蔔素　63μg　維他命 B_1　0.14mg 維他命 B_2　0.15mg	預防高血壓、血栓，消除疲勞、強化內臟、美化肌膚、改善貧血。
花椰菜	維他命C　120mg　胡蘿蔔素　810μg 食物纖維　4.4g	美肌，預防老化、生活習慣病、胃潰瘍、十二指腸潰瘍，防癌。
荷蘭芹	維他命C　120mg　胡蘿蔔素　7400μg 鈣　290mg	預防生活習慣病、消除疲勞、增進食欲，防止食物中毒、四肢冰冷症、感冒。
艾蒿	鉀　890mg　鈣　180mg 胡蘿蔔素　5300μg	改善婦科疾病、四肢冰冷症、肩膀痠痛、腰痛、神經痛、生活習慣病、癌症、高血壓。
茼蒿	胡蘿蔔素　4500μg　食物纖維　3.2g 維他命E　1.7mg	美化肌膚、預防癌症及老化、整腸、化痰。
紫蘇	胡蘿蔔素　11000μg　鈣　230mg 維他命C　26mg	抑制過敏或發炎症狀、預防食物中毒、抑制肝炎。
鴨兒芹	胡蘿蔔素　3200μg　維他命C　13mg 鈣　47mg	預防感冒、眼睛疲勞、四肢冰冷症，美化肌膚、增進食欲、消除焦躁或失眠。
四季豆	鈣　48mg　胡蘿蔔素　99μg 食物纖維　2.4mg	防止動脈硬化、血栓、脂肪肝、癌症。
秋葵	食物纖維　5g　胡蘿蔔素　670μg 鈣　92mg	消除便秘，預防大腸癌、肌膚乾燥或肥胖，預防生活習慣病。

蔬菜類	主要成分	效果・效能
韭菜	胡蘿蔔素　3500μg　維他命C　19mg 維他命E　2.6mg	增強體力，對疲勞、四肢冰冷症、經痛、肩膀痠痛、腰痛、動脈硬化、高血壓有效。
青江菜	胡蘿蔔素　2000μg　維他命C　24mg 鈣　100mg	預防感冒、治療胃灼熱、制癌。
茄子	食物纖維　2.2g　鉀　220mg 鈣　18mg	去除夏日懶散症、強化肝功能、改善高血壓、食欲不振、口炎、胃炎、關節炎、神經痛。
埃及皇宮菜	胡蘿蔔素　10000μg　鈣　260mg 維他命E　6.6mg	預防癌症、生活習慣病、老化、骨質疏鬆症、糖尿病。
苜宿芽	維他命C　26mg　鈣　54.4mg 鐵　1.6mg　食物纖維　4g	預防關節炎、癌症，降低高血壓、膽固醇，消除便秘、煩躁等。
球莖甘藍	維他命C　60mg　鈣 31mg 磷　42mg　鐵　0.6mg	止咳化痰，醒酒，降火氣，提振精神。
苦瓜	維他命C　42.6mg　鈣　57.4mg 鐵　2.4mg　食物纖維　4.6g	可以清肺熱、肝熱、大腸熱及降心火，解口乾舌燥、眼屎及眼睛血絲。
菱角	維他命C　24.6mg　鈣　48.3mg 鐵　12.4mg　食物纖維　3.8g	可治療感冒積熱、口渴不解。清暑熱。菱肉、莖、葉柄及果柄煎水飲用，有抗癌作用。
茭白筍	蛋白質　1.5g　醣類　4.3g 食物纖維 2.1g　維生素C　7mg	紓解腸胃痼熱、消化滯積、促進新陳代謝、消除口乾舌苦。
空心菜 （蕹菜）	維他命C　30.6mg　鈣　36.3mg 鐵　16.4mg　食物纖維　2.5g	清熱、涼血、潤暢通便、療瘡、解毒。消除便秘、痔瘡便血、小便淋濁、濕疹等症。
豆苗	維他命C　18.5mg　鋅　5.7mg 鐵　6.2mg　食物纖維　2.6g	有助治療咳嗽、胃痛等疾病，有利尿功效。
胡瓜	維他命B群　食物纖維　1.9g 維他命E　0.6mg	利尿解毒、美容、抗癌等作用。
地瓜葉	維他命B群　鈣　65mg 菸鹼酸　2.6mg　食物纖維　3.2g	預防大腸癌、消除便秘、促進血液循環、增加乳汁。

豆類	主要成分	效果・效能
小紅豆（乾）	蛋白質　20.3g　鈣　75mg 維他命B_1　0.45mg	預防肥胖、消除疲勞、改善肩膀痠痛及肌肉痛，消除浮腫及便秘。
菜豆（乾）	鈣　130mg　維他命B_1　0.50mg 食物纖維　19.3g	預防骨質疏鬆症、抑制焦躁或興奮、消除便秘、預防動脈硬化。
毛豆	鈣　58mg　維他命C　27mg 維他命B_1　0.31mg	保護肝臟免受酒精之害。
青豆	食物纖維　7.7g　鋅　1.2mg 胡蘿蔔素　420μg	消除便秘，預防癌症、生活習慣病、癡呆。
大豆（乾）	蛋白質　35.3g　鈣　240mg 維他命B_1　0.83mg	預防骨質疏鬆症、更年期障礙、癌症、動脈硬化、腦梗塞、心肌梗塞、高血壓。
豆腐（傳統豆腐、真空包裝）	鈣　120mg　蛋白質　6.6g 鐵　0.9mg	預防骨質疏鬆症、生活習慣病、癌症、老化、便秘，整腸。

各類食材／主要成分與效果・效能

豆類	主要成分	效果・效能
納豆	鈣 90mg 維他命K 870μg 維他命 B_2 0.56mg	抗菌、整腸，預防動脈硬化、心肌梗塞、腦梗塞、骨質疏鬆症、骨折。
綠豆	菸鹼酸 2.4mg 鈣 155mg 磷 417mg 鐵 6.3mg	清熱解毒、止渴消暑、利尿、美化肌膚。
豌豆	維他命 B_1 1.04mg 菸鹼酸 3.2mg 食物纖維 8.4g	補腎益氣。治療糖尿病、頻尿、腹瀉。抗菌消炎，增強新陳代謝。
蠶豆	菸鹼酸 2.6mg 鈣 51mg 磷 382mg 食物纖維 1.2g	消除疲勞，止腹瀉，增強心臟功能，消除水腫，促進腸胃蠕動。
豇豆	胡蘿蔔素 390μg 維他命 C 19mg 鈣 53mg 磷 63mg	預防糖尿病、頻尿、遺精者及婦女白帶。
豆腐干	蛋白質 6.5g 鈣 130g 鐵 1.0mg	預防骨質疏鬆症、更年期障礙、癌症、動脈硬化、腦梗塞、心肌梗塞、高血壓。

肉類	主要成分	效果・效能
豬肉（一般豬肩肉，帶脂肪）	蛋白質 7.4g 維他命 B_1 0.26mg 維他命 B_2 0.09mg	預防動脈硬化，消除疲勞、宿醉、更年期障礙、自律神經失調症。
雞肉（嫩雞肉、雞胸肉、帶皮雞肉）	蛋白質 39.0g 維他命A 64μg 維他命 B_2 0.18mg	改善食欲不振、肥胖、皺紋、美膚、眼睛疲勞、白內障、飛蚊症。
牛肉（日本牛肩肉，帶脂肪）	蛋白質 8.9g 維他命 B_1 0.04mg 維他命 B_2 0.11mg	增強體力、抵抗力，預防貧血，美膚，改善低血壓。
羊肉（羔羊肉，脊背肉）	蛋白質 5.4g 維他命 B_2 0.07mg 鐵 0.5mg	改善血液循環不良、腹瀉、腹痛、四肢冰冷症、月經不順、經痛、貧血、肥胖。

蛋・牛乳・乳製品	主要成分	效果・效能
雞蛋（全蛋）	蛋白質 12.3g 胡蘿蔔素 150μg 鐵 1.8mg	防止老化、保持頭腦年輕、預防動脈硬化及阿茲海默型癡呆。
牛乳（普通牛乳）	鈣 110mg 蛋白質 3.3g 維他命 B_2 0.15mg	預防骨質疏鬆症、安神、預防便秘、預防阿茲海默症或癌症。
乳酪（加工乾酪）	蛋白質 22.7g 鈣 630mg 維他命A 280mg	預防骨質疏鬆症、動脈硬化、失眠症、精神不安、焦躁等，制癌。
優格（全脂無糖）	鈣 120mg 維他命 B_2 0.14mg 蛋白質 3.6g	預防大腸癌或 0-157，對於便秘及腹瀉有效，預防生活習慣病。

海鮮類	主要成分	效果・效能
沙丁魚（遠東沙腦魚）	蛋白質 19.8g 鈣 70mg 維他命D 10μg	預防動脈硬化、高血壓、心肌梗塞等生活習慣病及骨質疏鬆症。
竹筴魚	蛋白質 20.7g 維他命 B_2 0.20mg 維他命 B_6 0.40mg	減少血中中性脂肪、膽固醇，預防生活習慣病、消除疲勞。
鰹魚	蛋白質 25.8g 維他命D 4μg 菸鹼痠 19mg	預防貧血、健腦。
鯖魚	蛋白質 20.7g 維他命 B_2 0.28mg 維他命 B_{12} 10.6μg	減少壞膽固醇或中性脂肪、消除焦躁。

海鮮類	主要成分	效果．效能
鰤魚（成魚）	蛋白質 21.4g 維他命E 1.0mg 維他命D 8μg	預防動脈硬化、高血壓，防止老化、預防肥胖。
鮪魚 （黑鮪魚，紅肉）	蛋白質 26.4G 維他命A 83μg 維他命D 5μg	排出壞膽固醇，預防高血壓、動脈硬化等生活習慣病。
秋刀魚	蛋白質 18.5g 維他命 B_2 0.26mg 維他命 B_{12} 17.7μg	預防動脈硬化、心肌梗塞、腦梗塞、高血壓，改善四冰冷症、眼睛疲勞，消除壓力。
鯛魚（養殖）	蛋白質 21.7g 維他命E 2.4mg 維他命 B_1 0.34mg	消除疲勞、增進食欲、防止細胞老化。
比目魚（養殖）	蛋白質 21.2g 鈣 23mg 維他命D 18μg	預防高血壓、動脈硬化。
鰈魚	蛋白質 19.6g 鈣 43mg 維他命E 1.5mg	防止眼睛疲勞、視力減退，淨化血管、預防生活習慣病。
霸魚	蛋白質 20g 維他命 B_2 0.35mg 維他命D 7μg	預防生活習慣病、提高記憶力、學習力，預防癡呆、恢復視力。
鱈魚	蛋白質 17.6g 鈣 32mg 維他命 B_1 0.10mg	排出膽固醇，預防高血壓、生活習慣病，減肥。
鮭魚（白鮭魚）	蛋白質 22.3g 維他命D 32μg 維他命 B_{12} 5.9μg	預防癌症、生活習慣病、老化、動脈硬化、美膚。
鯉魚（養殖）	蛋白質 17.7g 維他命E 2.0mg 維他命 B_1 0.46mg	改善膀胱炎、慢性腎炎，去除浮腫、倦怠感、焦躁，改善食欲不振。
烏魚子	蛋白質 24.0g 維他命E 7.1mg 維他命 B_1 0.71mg	防止肥胖、貧血、老化。
小魚（魩仔魚，半乾燥品）	鈣 520mg 維他命A 240μg 維他命D 61μg	預防骨質疏鬆症、安神、強化肝功能、健胃整腸。
鰻魚（養殖）	鈣 130mg 維他命A 2400μg 維他命E 7.4mg	消除夏日懶散症、病毒或細菌，預防癌症、肌膚乾燥、感冒、四肢冰冷症、肩肪痠痛痛、腰痛。
星鰻	維他命A 500μg 鈣 75mg 維他命 B_2 0.14mg	預防感冒、肌膚乾燥、眼睛疲勞、乾眼症、老化。
花枝（槍烏賊）	蛋白質 18.1g 維他命E 2.1mg 維他命 B_1 0.05mg	減少膽固醇或中性脂肪、抗癌。
章魚（小章魚）	蛋白質 14.6g 鐵 2.2mg 維他命E 2.7mg	排出壞膽固醇、強化肝功能、預防視力減退、消除疲勞。
櫻蝦（煮過）	蛋白質 18.2g 鈣 690mg 鎂 92mg	預防骨質疏鬆症、腰痛、動脈硬化或高血壓等生活習慣病。
蝦（青蝦）	蛋白質 18.7g 鈣 56mg 維他命E 1.8mg	促進膽汁痠的分泌、預防動脈硬化等生活習慣病及癌症。
蟹（毛蟹）	蛋白質 15.8g 鈣 61mg 維他命E 2.2mg	預防便秘或動脈硬化、癌症。
蛤仔	鈣 66mg 鐵 3.8mg 維他命 B_2 0.16mg	預防貧血、強化肝功能、預防神經疾病、動脈硬化等生活習慣病。

各類食材／主要成分與效果．效能

海鮮類	主要成分	效果．效能
蜆	鈣　130mg　鐵　5.3mg 維他命 B_{12}　62.4μg	預防貧血，消除疲勞，強化肝功能，改善宿醉、眼睛疲勞、虛弱體質。
文蛤	鈣　130mg　鐵　2.1mg 維他命 B_{12}　28.4μg	預防骨質疏鬆症、焦躁、高血壓，消除疲勞。
牡蠣（養殖）	鈣　88mg　鐵　1.9mg 鋅　13.2mg	改善貧血、強化肝功能，預防動脈硬化、心肌梗塞、腦梗塞及生活習慣病。
魁蛤	蛋白質　13.5g　鐵　5.0mg 維他命 B_{12}　59.2μg	預防貧血。
大扇貝	蛋白質　13.5g　鐵　2.2mg 維他命 B_2　0.29mg	預防高血壓、動脈硬化、腦梗塞、心肌梗塞，對四肢冰冷症、肩膀痠痛、腰痛有效。

海藻類	主要成分	效果．效能
海帶（晒乾）	鈣　710mg　鉀　6100mg 食物纖維　72.1g	降血壓、去除浮腫。
紫菜（甜紫菜、烤紫菜）	胡蘿蔔素　27000μg　鈣　280mg 鐵　11.4mg	美化肌膚，預防癌症、高血壓、骨質疏鬆症、貧血、動脈硬化、心肌梗塞。
羊栖菜（乾）	鈣　1400mg　鐵　55.0mg 食物纖維　43.3g	預防生活習慣病、骨質疏鬆症，對畏寒、肩膀痠痛、腰痛、美容、甲狀腺障礙有效。
海帶芽（晒乾）	鉀　5200mg　鈣　780mg 胡蘿蔔素　7800μ	防止動脈硬化、制癌、預防生活習慣病、防禦細菌或病毒。
海蘊（鹽醃，去除鹽分）	鈣　22mg　鐵　0.7mg 胡蘿蔔素　180μg	預防胃潰瘍、胃炎，消滅癌細胞，治療胃病、癌症、食物中毒。

水果	主要成分	效果．效能
奇異果	維他命C　69mg　鉀　290mg 食物纖維　2.5g	預防肌膚乾燥或便秘、安神、防止動脈硬化和高血壓。
草莓	維他命C　62mg　鉀　170mg 食物纖維　1.4g	美化肌膚，預防癌症、生活習慣病，消除頭痛、神經痛。
西瓜（整顆）	鉀　120mg　胡蘿蔔素　830μg 維他命C　10mg	利尿作用、預防腎臟病、心臟病、膀胱炎、高血壓、動脈硬化、夏日懶散症。
甜瓜（露天栽培）	鉀　350mg　維他命C　25mg 維他命 B_1　0.05mg	消除疲勞、增進食欲、去除浮腫、防止高血壓。
柿子（甜柿）	維他命C　70mg　食物纖維　1.6g 胡蘿蔔素　420μg	消除宿醉。
蘋果	鉀　110mg　食物纖維　1.5g 維他命C　4mg	預防腹瀉、便秘、生活習慣病、異位性皮膚炎。
梨子	鉀　140mg　維他命 B_1　0.02mg 食物纖維　0.9g	改善中暑、消除疲勞、增強體力，對便秘、宿醉有效。
香蕉	鉀　360mg　維他命C　16mg 食物纖維　1.1g	消除焦躁、提高免疫力。
葡萄	鉀　130mg　維他命 B_1　0.04mg 鈣　6mg	補充熱量，預防癌症、生活習慣病。
桃子	鉀　180mg　維他命 E　0.7mg 食物纖維　1.3g	預防便秘、動脈硬化、高血壓，緩和頭痛、神經痛。
柳橙（臍橙）	維他命C　60mg　鉀　180mg 鈣　24mg	預防肥胖、消除便秘、降低膽固醇、預防癌症或生活習慣病。

水果	主要成分	效果・效能
溫州橘	胡蘿蔔素　1000μg　維他命C　32mg 食物纖維　1.0g	防癌、預防感冒、消除疲勞、制癌、減少血中中性脂肪。
葡萄柚	維他命C　36mg　鉀　140mg 維他命 B_1　0.07mg	美化肌膚、消除疲勞、防止老化、防癌、強化肝功能。
檸檬（果汁）	維他命C　50mg　鉀　100mg 維他命 B_1　0.04mg	美肌、緩和宿醉、消除疲勞、預防糖尿病與高血壓。
酪梨	鉀　720mg　維他命E　3.4mg 食物纖維　5.3g	對美容有效、維護肌膚和頭髮的健康、防止老化、消除貧血和便秘。
核桃（炒過）	鈣　85mg　鐵　2.6mg 維他命E　3.6mg	防止動脈硬化與高血壓、健腦、防止老化、消除疲勞、美化肌膚、預防肥胖。
杏仁（乾）	鈣　230mg　鐵　4.7mg 維他命E　31.2mg	預防更年期障礙、自律神經失調症、四肢冰冷症、癌症、動脈硬化、貧血、骨質疏鬆症。
花生（乾）	鉀　740mg　鐵　1.6mg 維他命E　10.9mg	預防月經不順、更年期障礙、老化、生活習慣病、癌症，強化肝功能。
芝麻（乾）	鈣　1200mg　鐵　9.6mg 維他命E　2.4mg	維持血管富於彈性、消除自由基、防癌。
梅	維他命E　3.5mg　鉀　240mg 食物纖維　2.5g	消除疲勞、增進食欲、預防食物中毒、強化肝功能、抑制血液凝固。
栗子（日本栗）	鉀　420mg　維他命C　33mg 食物纖維　4.2g	增強體力、防止老化、防癌。
白果（帶殼）	鉀　700mg　維他命C　23mg 維他命E　2.8mg	預防高血壓，消除浮腫、頻尿、夜尿症、尿失禁。
加州梅（乾）	鐵　1.0mg　胡蘿蔔素　1300μg 食物纖維　7.2g	消除便秘，預防生活習慣病，解決貧血、骨質疏鬆症、肌膚乾燥的煩惱。
鳳梨	維他命C　35.9mg　鋅　10.4mg 鐵　17.2mg　食物纖維　11.5g	具有利尿、解熱、解暑、解酒、降血壓，抗癌等功效。
青木瓜	維他命C　263.6mg　鈣　240.5mg 鐵　2.2mg　食物纖維　6.4g	降尿酸、健胃整腸。促進新陳代謝，幫助入眠與消化機能、養顏美容。

穀物類	主要成分	效果・效能
米（精白米）	醣類　77.1g　維他命 B_1　0.02mg 鋅　0.6mg	活化腦部功能、消除疲勞、安神、預防便秘及大腸癌。
小麥（低筋麵粉）	醣類　75.2g　蛋白質　10.1g 維他命 B_1　0.49mg	防止焦躁、去除便秘、降低膽固醇、預防癌症及生活習慣病。
蕎麥（生）	醣類　54.4g　蛋白質　9.8g 維他命 B_1　0.19mg	強化毛細血管，預防腦血管障礙、心臟病、高血壓、糖尿病、老人癡呆症。
燕麥	菸鹼酸　5.2mg　維他命E　1.05mg 維他命B群	預防動脈硬化、高血壓。對脂肪肝、糖尿病、便秘有療效。
小米	鈣　29mg　磷　240mg　鐵　7.8mg 蛋白質　9.7g	滋養腎氣、健脾胃、清虛熱，增強小腸功能，養心安神。

本書中所提供的資訊與方法並非要取代正統的醫療程序，因個人體質、年齡、性別、特殊病史等各異，若您有任何身體上的不適，我們建議您應請教專業的醫護人員。

營養素全書

監修／中嶋洋子、蒲原聖可
譯者／林碧清
主編／羅煥耿
責任編輯／顏子慎
編輯／李欣芳、陳弘毅
美術編輯／錢亞杰、鄧吟風
出版者／世茂出版有限公司
發行人／簡玉芬
地址／台北縣新店市民生路十九號五樓
電話／（〇二）二二一八三二七七
傳真／（〇二）二二一八三二三九（訂書專線）
（〇二）二二一八七五三九
劃撥／一九九一一八四一
單次郵購總金額未滿五〇〇元（含），請加50元掛號費
酷書網／www.coolbooks.com.tw
登記證／局版臺省業字第五六四號
印前製作／龍虎電腦排版公司
印刷／長紅印製企業有限公司
初版一刷／二〇〇四年六月
五刷／二〇〇八年五月
定價／二四〇元

國家圖書館出版品預行編目資料

營養素全書／中嶋洋子, 蒲原聖可監修; 林碧清譯
-- 初版. -- 臺北縣新店市 : 世茂, 2004 [民 93]
面 ; 公分. -- (生活保健室；C11)

ISBN 957-776-619-6（平裝）

1. 營養 2. 食物治療

411.3 93008993

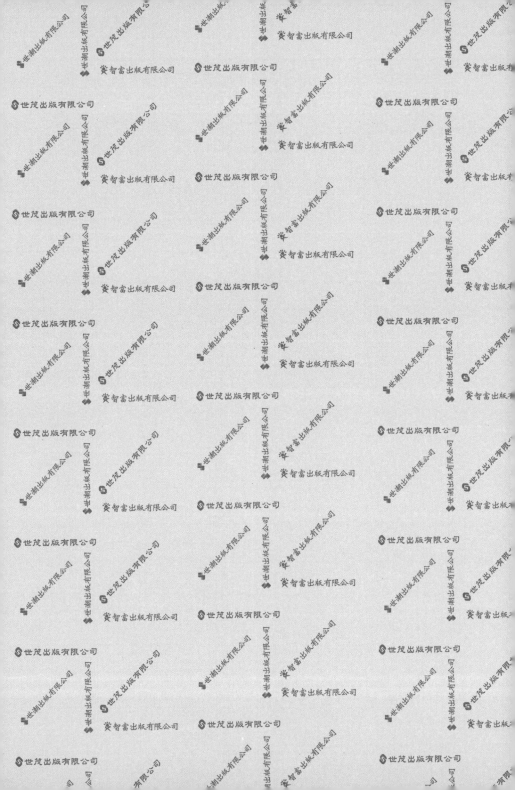